GUIDE ILLUSTRÉ DU BIEN-ÊTRE

HOMÉOPATHIE

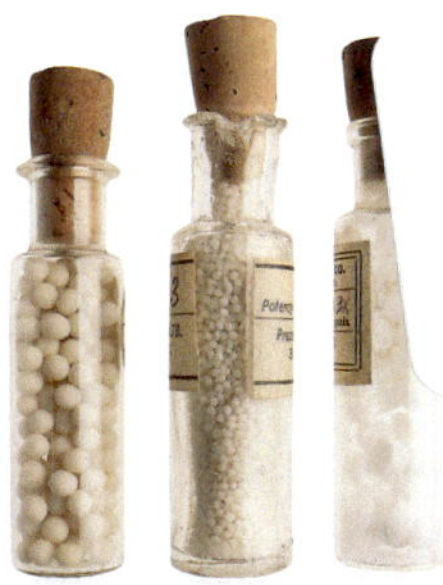

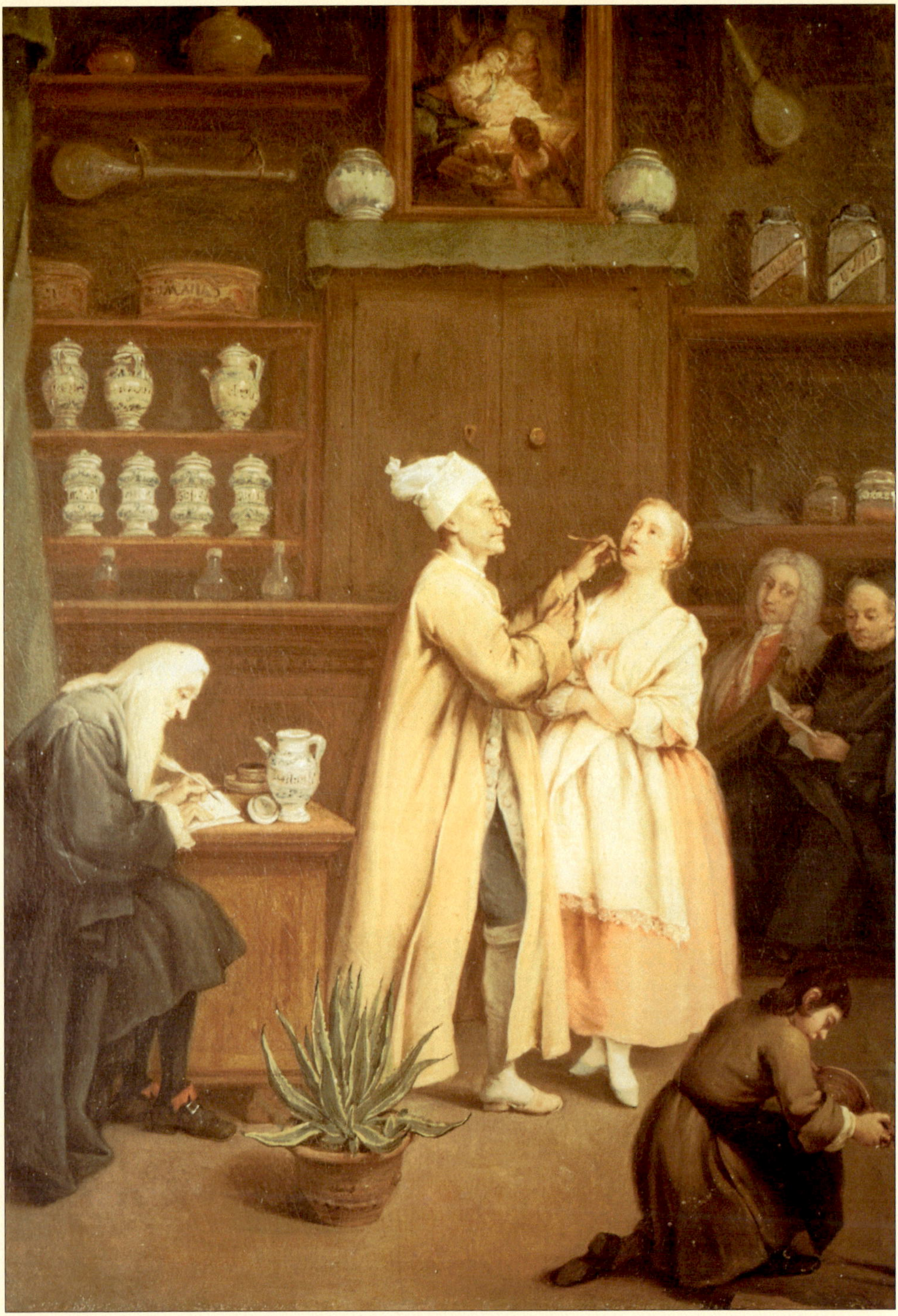

GUIDE ILLUSTRÉ DU BIEN-ÊTRE

HOMÉOPATHIE

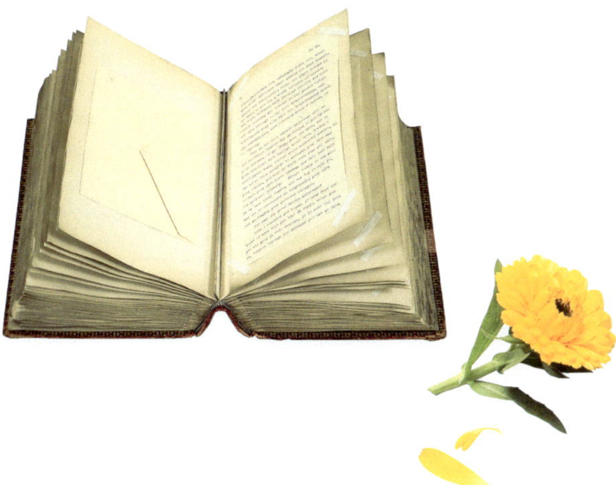

ILANA DANNHEISSER
ET PENNY EDWARDS

ÉDITIONS VÉGA
19, RUE SAINT-SÉVERIN
75005 PARIS

Chez le même éditeur :

Guide illustré du bien-être : réflexologie, Beryl Crane
Guide illustré du bien-être : vitamines et minéraux, Karen Sullivan
Guide illustré du bien-être : phytothérapie, Non Shaw

Note de l'éditeur

Les informations contenues dans ce livre ne sauraient remplacer un avis autorisé. Avant toute automédication, consultez un praticien ou un thérapeute qualifié.

Titre original : *An illustrated elements of* Homeopathy

Traduction : Pascale Pissarevitch

Publié pour la première fois en Grande-Bretagne en 1998 par Element Books Limited, Shaftesbury, Dorset, SP7 8BP

tredaniel-courrier.com
info@guytrdaniel.fr

Imprimé en Chine

ISBN : 2-85829-426-7

Remerciements

Pour l'utilisation des sources iconographiques, l'éditeur adresse ses remerciements à :
A-Z Botanical Collection 48c, 72d, 100c.
Bridgeman Art Library 14b (British Library, Londres) ;
45bg (Musée d'Unterlinden, Colmar).
Bruce Coleman : 18d, 88b (Michael Fogden)
e.t. archive : 2, 10bg, 70b, 119.
Garden picture Library : 16hd, 44c (Vaughan Fleming)
30c (Roger Hyam) ; 69g (Emma Peios) ; 104hd (Sunniva Harte)
105d (David Russell) ; 108c (Kim Blaxland) ; 122d (John Glover).
Hahnemann House Trust : 3, 10hg & bd, 11bg & bd.
Harry Smith collection : 33b, 68g, 90d.
Image Bank : 75b
Natural History Museum : 58hd, 82c, 106c.
NHPA : 54c, 92c.
Robert Harding Picture Library : 95h
Science Photo Library 102b.
Sue Cunningham Photographic : 64bd, 84d.
Zefa UK/Stock Market : 61, 16bg, 23b, 24bg & bd, 39b, 40b, 41hg, 46b, 48b, 59, 63hg, 64b, 67d, 71b, 74c, 80bg, 89h, 90bg, 93b, 98b, 109b.

Sont remerciés spécialement :
Rukshana Chenoy, Jessie Fuller, Simon Holden
Helen Jordan, Pat Knight, Julia Knight
Kay MacMullen, Andrew Milne, Sam Sains,
Steven Sparchett, Bob Sullivan, Jenny Sullivan,
Amelia Whitelaw, Ian Whitelaw
pour leur concours photographique

Remerciements de l'auteur :
À John Morgan et son équipe de Helio Pharmacy, Tunbridge Wells, Kent, pour leur soutien et leur aide précieuse

FRONTISPICE
La Boutique de l'apothicaire, de Pietro Longhi

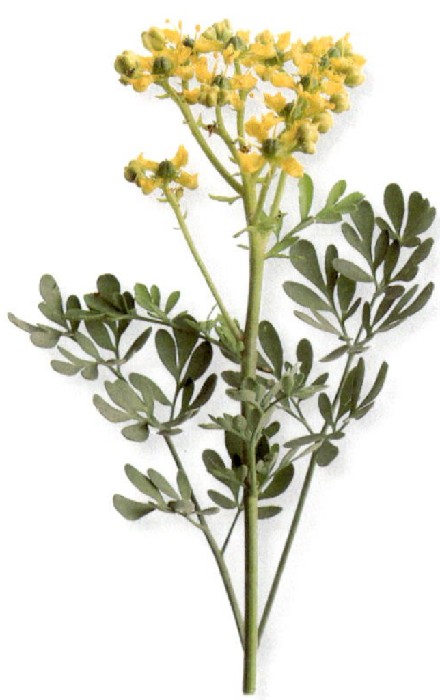

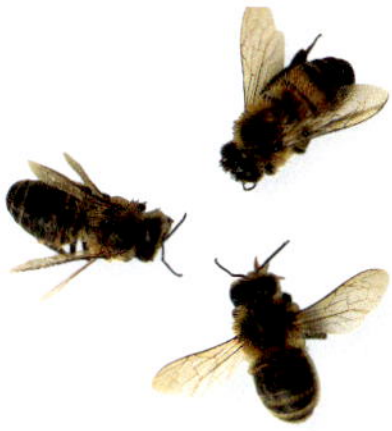

Sommaire

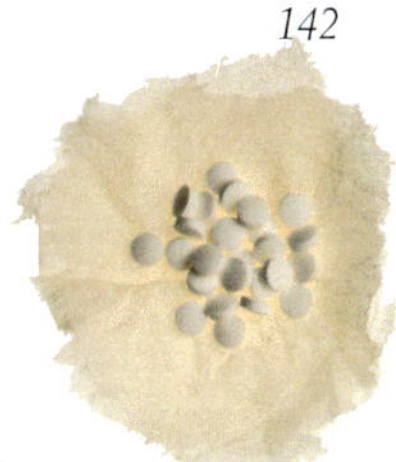

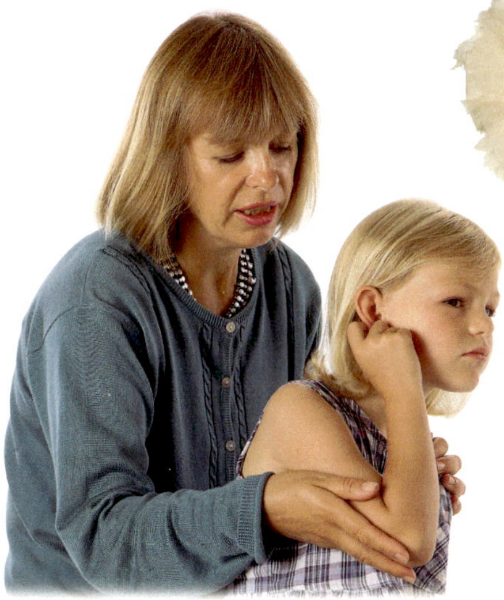

Introduction

LES MÉDECINES DOUCES *ou alternatives doivent leur succès florissant au nouveau regard que nous portons sur notre santé et notre mode de vie : désormais conscients des agressions du quotidien et de leurs effets néfastes, nous cherchons plus activement à préserver et à améliorer notre santé, tout en évitant les médications trop lourdes.*

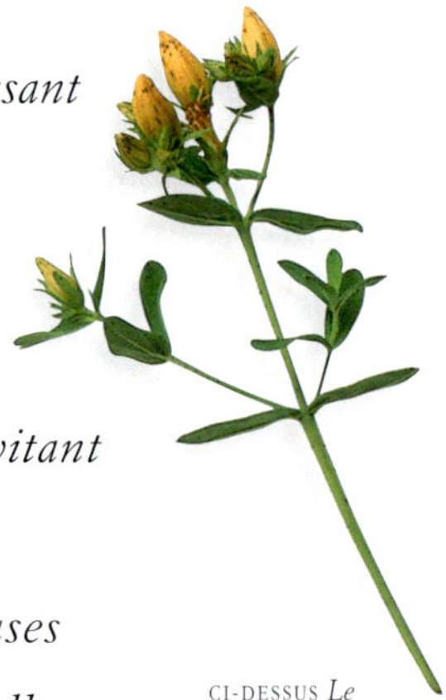

CI-DESSUS *Le millepertuis est une plante médicinale.*

Si la médecine classique élimine les symptômes de nombreuses affections courantes et maladies chroniques, elle s'attaque rarement à la racine du mal et n'élimine pas les risques de rechute. L'homéopathie considère chaque individu dans sa singularité, en tenant compte de sa nature propre, des causes de la maladie et de ses effets spécifiques sur chacun ; elle ne peut certes pas changer le monde qui nous entoure, mais peut du moins nous aider à y vivre mieux.

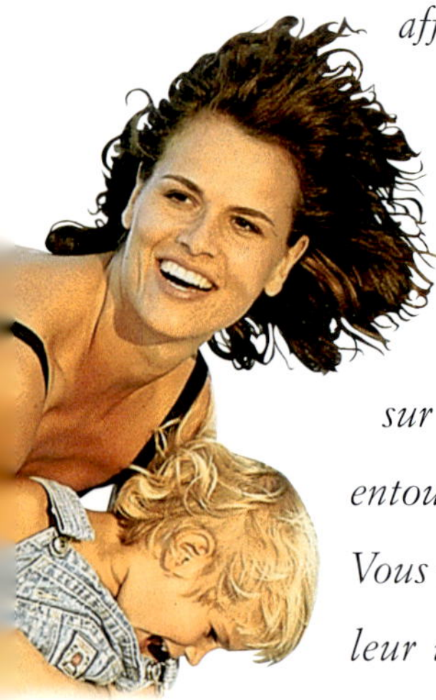

CI-DESSUS *Toute la famille peut profiter des bienfaits de l'homéopathie.*

Vous vous familiariserez rapidement avec les remèdes et leur utilisation. À chaque remède correspond une gamme d'affections diverses, et il peut exister plusieurs remèdes pour la même affection : vous devrez donc apprendre à identifier les symptômes que vous désirez traiter et différencier les divers remèdes présentés dans ce livre.

Les résultats obtenus vous récompenseront largement de l'effort que cet apprentissage vous aura demandé.

CI-DESSOUS *Les remèdes homéopathiques se présentent sous différentes formes, poudres ou granules.*

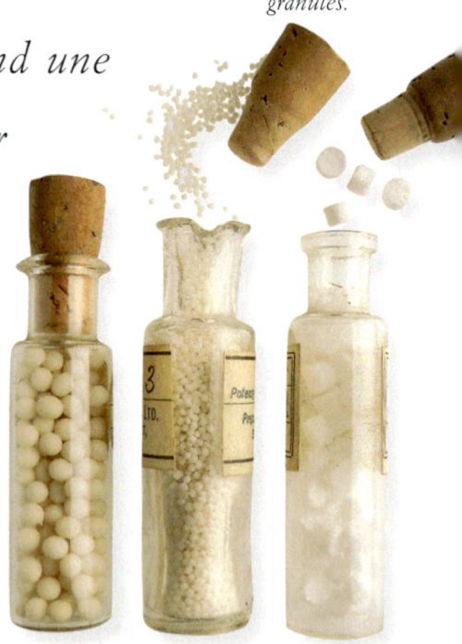

Comment utiliser cet ouvrage ?

Ce livre est conçu pour vous aider à traiter par l'homéopathie les affections bénignes les plus courantes. N'essayez pas de soigner des maladies ou des lésions graves, des affections chroniques ou plus profondes, qui requièrent les soins d'un médecin qualifié, qu'il soit homéopathe ou non. Avant d'avoir recours à l'homéopathie, vous devez assimiler les principes de base de la prescription et savoir identifier le remède approprié. Ces principes sont exposés dans la première partie de l'ouvrage. La description des remèdes ou Matière médicale est suivie par le Répertoire alphabétique des symptômes.

Le choix du remède dépendra du « tableau symptomatologique » propre à chacun (voir p. 15).

CI-DESSOUS **La première partie de l'ouvrage permet au lecteur de se familiariser avec les principes de base de l'homéopathie, la prescription et le mode de préparation des remèdes.**

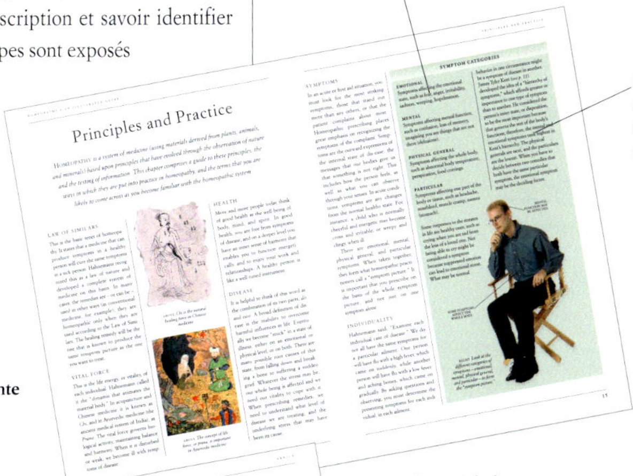

L'homéopathie distingue plusieurs catégories de symptômes.

CI-DESSOUS **Les remèdes utilisés dans les traitements homéopathiques sont décrits en détail dans la Matière médicale, qui constitue la partie la plus importante de l'ouvrage** (*voir* p. 28).

Les remèdes sont répertoriés par ordre alphabétique dans la Matière médicale.

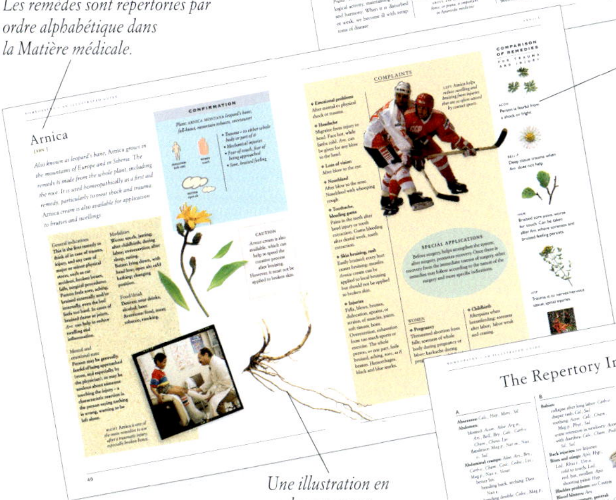

Le remède décrit est comparé à d'autres remèdes aux propriétés similaires.

Une illustration en couleurs permet d'identifier l'origine du remède.

Une liste fournie et détaillée permet de trouver le remède approprié à chaque cas.

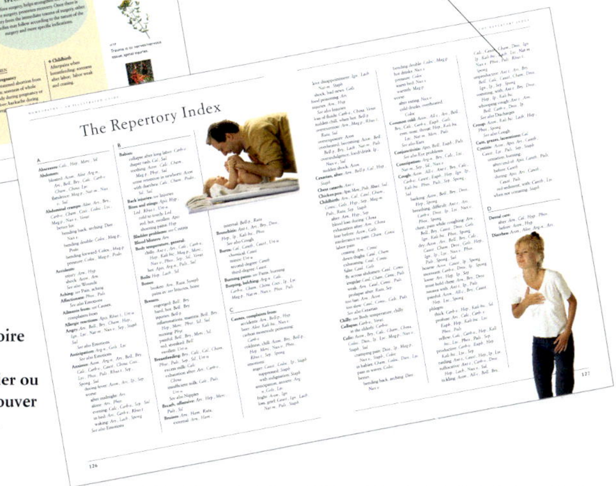

À DROITE **En consultant le Répertoire thérapeutique, vous pourrez rechercher un symptôme particulier ou une partie du corps affectée, et trouver le remède approprié** (*voir* p. 124).

Qu'est-ce que l'homéopathie ?

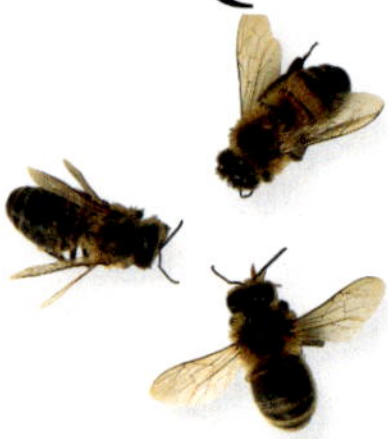

CI-DESSUS *L'abeille nous apporte les bienfaits du règne animal.*

L'HOMÉOPATHIE *est une forme de soins permettant de traiter en douceur, mais avec efficacité, de nombreux troubles, affections et maladies. Dans son principe, le traitement s'intéresse à l'individu dans sa totalité autant qu'à la maladie dont il souffre. Les médicaments ou remèdes utilisés en homéopathie sont obtenus par la dilution infinitésimale d'un extrait naturel minéral, végétal ou animal.*

Le mot « homéopathie » vient du grec *homoios*, qui signifie similaire, et de *patheia*, affection, ce qui donne littéralement « affection similaire » : pour traiter une maladie, on utilise la substance qui, administrée à une personne saine, provoquerait des symptômes analogues. La médecine classique ou allopathie repose sur le principe opposé : on combat une maladie au moyen de fortes doses de substances médicamenteuses provoquant des effets inverses.

Si l'on définit la santé comme un état de bien-être, autant physique que psychique, la maladie correspond à son contraire, c'est-à-dire à un état de « mal-aise ». L'énergie ou vitalité qui est en chacun de nous permet à notre corps de poursuivre sa croissance, de réparer les tissus endommagés, de réagir aux agressions extérieures, et globalement de nous sentir bien. Lorsque survient un événement entraînant une tension anormale, nous présentons certains symptômes : l'expression de notre « mal-aise ». Un traitement homéopathique approprié stimule l'énergie naturelle réparatrice de l'organisme, qui retrouve son fonctionnement et son équilibre habituels.

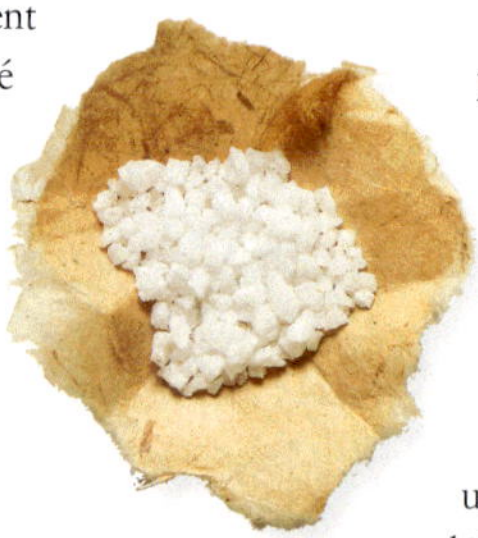

CI-DESSUS *L'homéopathie utilise de nombreux minéraux, tels que le bichromate de potassium.*

Les remèdes homéopathiques permettent à notre corps de guérir sans subir les agressions de certains médicaments allopathiques. À long terme, ils améliorent notre état de santé et nous rendent ainsi moins vulnérables à d'éventuelles maladies.

Vous apprendrez ici à traiter les affections et lésions bénignes n'entraînant aucune complication ni menace sérieuse.

Consultez un homéopathe professionnel dans les cas suivants :

- L'automédication reste inefficace et vos troubles se répètent.
- Vous être soumis à un stress intense et vos défenses immunitaires sont affaiblies.
- Vous souffrez de nombreux troubles.
- Vous sentez que votre équilibre physique et affectif est menacé.
- Vous avez un grave problème de santé.

On distingue trois grands types d'affections :

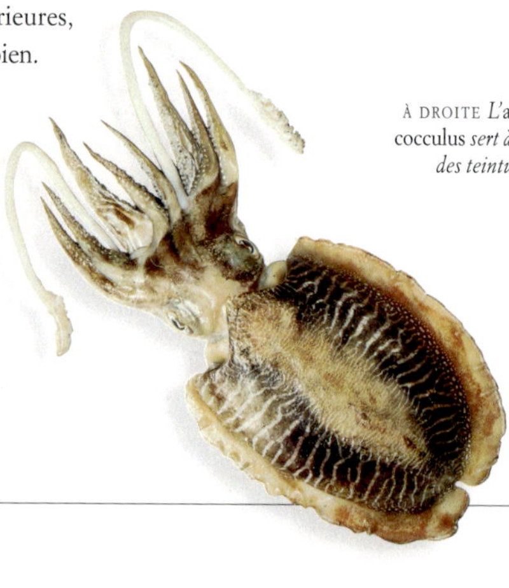

À DROITE *La seiche est l'un des nombreux animaux marins employés en homéopathie.*

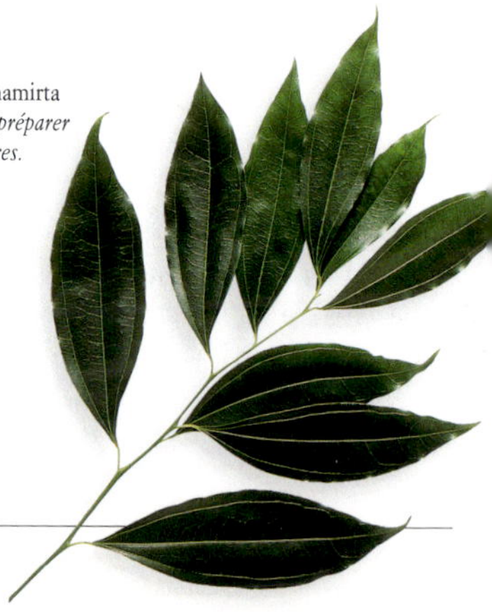

À DROITE *L'anamirta* cocculus *sert à préparer des teintures.*

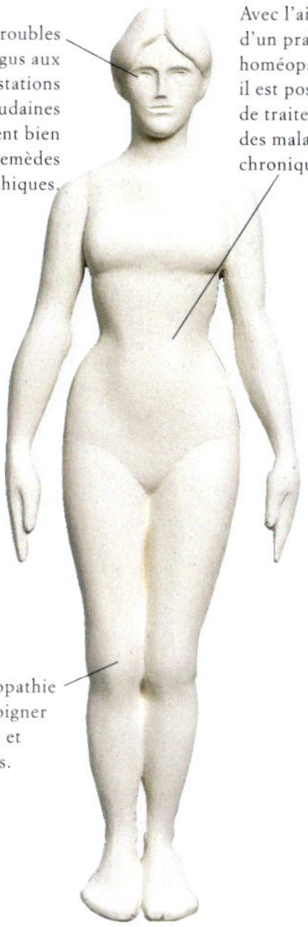

CI-DESSUS *Cet ouvrage vous apprendra à traiter les lésions bénignes.*

LÉSIONS ACCIDENTELLES

Une agression externe endommage les tissus localement. Bien qu'en bonne santé, vous souffrez d'une indisposition passagère. Un traitement homéopathique vous rétablira rapidement et vous fera retrouver votre tonus.
Exemples : *Brûlures, contusions, coupures et écorchures, piqûres d'insectes, plaies par perforation, foulures et entorses, fractures, douleurs persistantes suite à une intervention chirurgicale.*

AFFECTIONS AIGUËS

En bonne santé, vous n'avez aucun problème majeur, mais vous souffrez de temps à autre d'un refroidissement ou d'une grippe. Ce genre d'affection survient rapidement et disparaît généralement d'elle-même au bout d'un certain temps. Il peut s'agir d'un rhume, d'une petite infection ou d'un déséquilibre temporaire dû au surmenage, à un voyage ou à un excès de nourriture. Les symptômes les plus courants tels que fièvre, écoulement nasal, toux, sont les réactions naturelles de notre système immunitaire et, plutôt que de les combattre, le traitement homéopathique stimule ces fonctions, accélérant la guérison.
Exemples : *Infections bactériennes et virales telles que rhumes, toux, bronchites, angines, cystites, otites, grippes, maladies infantiles et diverses affections d'origine différente : fatigue, coups de soleil, nausées dues aux voyages ou aux excès d'alcool, anxiété avant les examens.*

MALADIES CHRONIQUES

Les maladies chroniques – qui peuvent avoir une ou plusieurs causes profondes – se développent généralement sur un terrain affaibli, et se manifestent par des troubles récurrents (par exemple les affections aiguës mentionnées plus haut) ou s'aggravent régulièrement. Ces maladies peuvent être diagnostiquées, mais il arrive souvent que le patient se sente tout simplement mal, alors que les examens d'usage n'ont détecté aucune anomalie. L'homéopathie peut traiter en profondeur des problèmes persistants se manifestant tant par des symptômes psychiques que physiques. Ces cas extrêmes, plus complexes, nécessitent un traitement de fond (d'une durée de plusieurs mois ou plusieurs années, selon la gravité des symptômes ou les antécédents médicaux du patient) qui sera prescrit par un homéopathe.
Exemples : *Syndrome prémenstruel et autres troubles menstruels ou hormonaux, mononucléose infectieuse, arthrite et rhumatismes, dépression, déficiences immunitaires, hyperactivité, troubles du comportement ou difficultés d'apprentissage chez les enfants.*

AVERTISSEMENT

Évaluez toujours la gravité de l'affection ou de la lésion. Vous ne devez jamais substituer l'homéopathie aux soins médicaux nécessaires, mais vous pouvez administrer certains remèdes en attendant l'arrivée du médecin ou de l'ambulance. Les infections graves, comme la méningite ou la pneumonie, peuvent aussi être traitées par homéopathie, mais il faut consulter un homéopathe professionnel et faire immédiatement appel à un médecin.

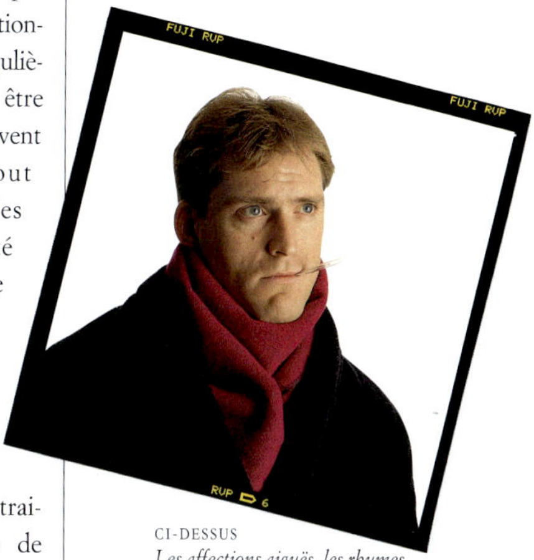

CI-DESSUS
Les affections aiguës, les rhumes notamment, peuvent être traitées par l'homéopathie.

Les origines de l'homéopathie

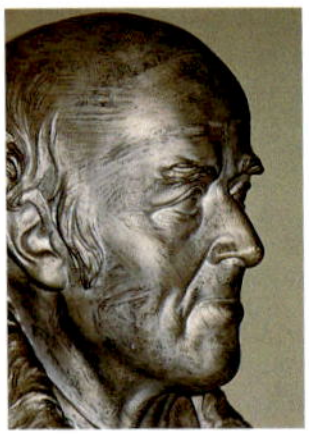

CI-DESSUS *Samuel Hahnemann (1755-1843), fondateur de l'homéopathie.*

L'HOMÉOPATHIE *telle qu'elle se pratique aujourd'hui trouve ses fondements dans les travaux de Samuel Hahnemann, qui publia ses thèses il y a 200 ans. Cependant, les principes naturels qui sous-tendent ce système avaient déjà été définis par Hippocrate au Ve siècle av. J.-C., ainsi qu'en Égypte ancienne. Par ailleurs, les anciens systèmes de la médecine orientale, médecine ayurvédique ou chinoise, s'apparentent à l'homéopathie par une approche globale de l'individu et par la notion de « force vitale ».*

Samuel Hahnemann (1755-1843), né à Meissen, en Saxe, devint médecin en 1779, à une époque où les traitements préconisés par la médecine classique consistaient essentiellement en saignées, purges, vomitifs et administration de doses massives de substances chimiques comme le mercure et l'arsenic. Hahnemann s'aperçut très vite que ces méthodes étaient aussi dangereuses qu'inefficaces. Déçu, il cessa d'exercer et critiqua ouvertement ces pratiques. Il se mit à faire des traductions pour gagner sa vie.

En traduisant *La Materia medica* de William Cullen, il découvrit que le quinquina, tiré de l'écorce d'un arbre d'Amérique du Sud, était préconisé dans le traitement de la malaria en raison de son amertume. Hahnemann constata que d'autres substances amères ne soignaient pas la malaria, et décida d'essayer le quinquina sur lui-même. Il ressentit alors des symptômes semblables à ceux de la maladie (fièvres intermittentes) sans tomber malade. Lorsqu'il cessa de prendre du quinquina, les symptômes disparurent. Ce fut sa première « expérimentation ».

Hahnemann connaissait également les deux grands principes thérapeutiques énoncés par Hippocrate 2 000 ans auparavant : la loi des « semblables » et celle des « contraires ». En d'autres termes, on peut traiter une maladie par un remède provoquant des symptômes soit similaires, soit opposés à ceux de la maladie. L'expérimentation lui fournit le chaînon manquant : un remède capable de provoquer certains symptômes sur une personne en bonne santé soignera des symptômes analogues sur un malade. La « loi de similitude », du latin *similia similibus curentur* (« traitons le semblable par le semblable »), était née.

Hahnemann renouvela ses expériences avec d'autres substances sur son entourage, parents, amis ou étudiants. Ils notèrent rigoureusement les symptômes apparaissant dès la première prise, en prenant soin d'écarter tous les symptômes préexistants. C'est ainsi que fut découverte l'action des remèdes.

Pour atténuer leur toxicité à l'état naturel, il fallait diluer la plupart de ces substances (le mercure par exemple). À un certain degré de dilution, elles perdaient leur nocivité mais

470-400 AV. J.-C.

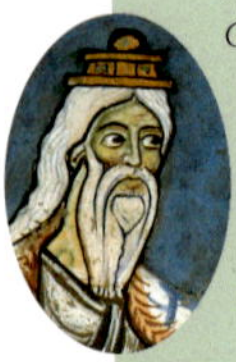

HIPPOCRATE
Grèce. Le père de la médecine ; conçoit les deux méthodes thérapeutiques des semblables et des contraires.

1493-1542

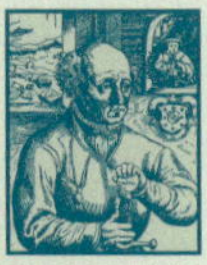

PARACELSE
Suisse. Theophrastus Bombastus von Hohenheim. Biochimiste, physiologiste, pathologiste ; établit les fondements de la médecine moderne et pressent les principes essentiels de l'homéopathie.

1755-1843

SAMUEL HAHNEMANN
Allemagne. Fondateur de l'homéopathie moderne.

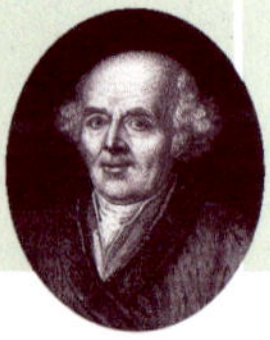

1800-1880

CONSTANTINE HERING *États-Unis.* Établit la « Loi des soins », auteur du *Hering's Guiding Symptoms.*

également leurs propriétés curatives. Après de nouvelles expériences, Hahnemann améliora le procédé : à chaque stade de dilution, il entreprit de secouer les récipients contre une surface dure et élastique ; ce procédé permit non seulement de neutraliser le caractère toxique de la solution, mais aussi de la rendre plus efficace. Il devint inutile d'absorber des doses importantes grâce aux effets conjugués de la dilution, qui élimine le poison, et de l'agitation des récipients, qui transmet à la solution les propriétés des substances. Hahnemann baptisa ce double processus « dynamisation ».

Les fréquentes communications qu'il publia sur ses découvertes furent tournées en dérision par ses contemporains, partisans d'une doctrine fermement établie. Pourtant, il eut aussi des patients convaincus et enthousiastes. Tout au long de sa carrière, Hahnemann consigna de façon exhaustive l'ensemble des principes et des pratiques de l'homéopathie dans l'*Organon de l'art de guérir*. La sixième et dernière édition de cet ouvrage fondamental et novateur reste aujourd'hui un outil de référence auprès des homéopathes.

LES GRANDS NOMS DE L'HOMÉOPATHIE

FREDERICK QUIN
1799-1879, Grande-Bretagne
Élève d'Hahnemann, il introduit l'homéopathie en Grande-Bretagne et fonde la British Homeopathic Society, ainsi que l'Hôpital homéopathique de Londres (1849).

CONSTANTINE HERING
1800-1880, États-Unis
Formé à la médecine classique, il se tourne vers l'homéopathie et découvre de nombreux remèdes ; il introduit l'homéopathie aux États-Unis où il contribue à la fondation du Hahnemann Medical College ; auteur du *Hering's Guiding Symptoms* en 10 volumes.

DR JAMES TYLER KENT
1849-1916, États-Unis
Pratique la médecine classique avant de découvrir et d'adopter l'homéopathie ; élabore le *Répertoire des symptômes* (1877), liste systématique de tous les symptômes associés aux substances qui les provoquent ; un outil de référence pour les praticiens d'aujourd'hui ; introduit les très hautes dilutions et la notion de prescription constitutionnelle.

DR JAMES COMPTON BURNETT
1849-1900, Grande-Bretagne
Diplômé de médecine à Vienne (1869) et à Glasgow (1872), il excellait dans l'étude et la pratique de l'anatomie. Converti à l'homéopathie après une longue période de doute et de scepticisme, il étudie et développe la thérapeutique homéopathique ; il introduit de nouveaux remèdes, recourt à l'organothérapie (utilisation de remèdes homéopathiques pour le traitement d'affections pathologiques touchant des organes spécifiques), aux nosodes, aujourd'hui appelés biothérapies (remèdes préparés à partir de tissus prélevés sur des patients souffrant d'affections spécifiques), et traite les effets secondaires de la vaccination.

TIMOTHY F. ALLEN
XIXe siècle, États-Unis
A recueilli toutes les connaissances de l'époque en toxicologie dans son *Encyclopédie de matière médicale* (1874).

DR JOHN C. CLARKE
1853-1932, États-Unis
Auteur d'un *Dictionnaire pratique de matière médicale* (1900) qui recensait tous les remèdes connus.

DR EDWARD BACH
1886-1936, Grande-Bretagne
Bactériologiste et homéopathe ; créateur des remèdes à base d'essences florales qui portent son nom.

1799-1879

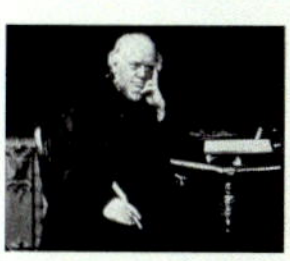

FREDERICK QUIN
Grande-Bretagne. Introduit l'homéopathie en Angleterre.

1849-1916

JAMES TYLER KENT
États-Unis. Auteur du répertoire Kent *(répertoire thérapeutique.)*

1849-1900

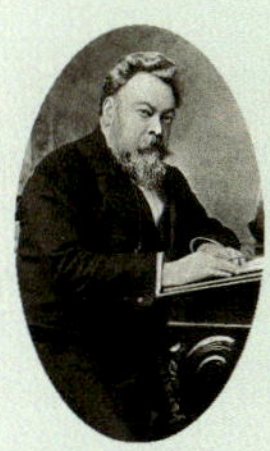

DR JAMES COMPTON BURNETT *Grande-Bretagne.* Fait la synthèse de différentes approches.

1886-1936

DR EDWARD BACH
Grande-Bretagne. Créateur des remèdes floraux.

L'homéopathie dans le monde

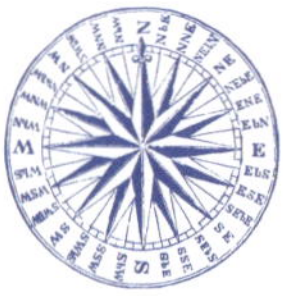

CI-DESSUS *Les voyages internationaux ont contribué à faire connaître l'homéopathie.*

DEPUIS UNE TRENTAINE D'ANNÉES, *l'homéopathie connaît un réel développement dans le monde entier. La prise de conscience environnementale et le choix d'un mode de vie tourné vers le bien-être du corps et de l'esprit vont de pair avec le succès croissant des médecines douces et des méthodes de soins holistiques. Pour beaucoup, voyager à travers le monde n'a plus rien d'exceptionnel, ce qui contribue à véhiculer de nouvelles idées à un rythme toujours plus rapide. Voici la situation actuelle de l'homéopathie dans les différentes parties du monde.*

AUSTRALIE ET NOUVELLE-ZÉLANDE

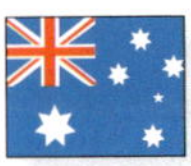

L'homéopathie est bien implantée et se développe rapidement. Les associations d'homéopathes professionnels agréées par le gouvernement dispensent des formations et peuvent bénéficier d'un financement fédéral.

CANADA

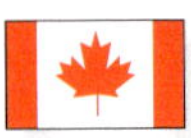

L'homéopathie figure dans la « section des médecines complémentaires » de l'ordre des médecins canadiens. Les remèdes homéopathiques sont disponibles dans la plupart des pharmacies.

RÉPUBLIQUE TCHÈQUE

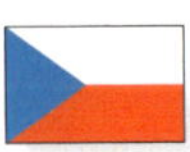

L'homéopathie est agréée par l'ordre des médecins depuis 1990.

FRANCE

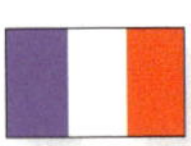

Environ 36 % de la population ferait appel à l'homéopathie. Cette discipline est enseignée dans certaines facultés de médecine, stomatologie, pharmacie, ainsi que dans les écoles vétérinaires et de sages-femmes.

CI-DESSOUS *L'homéopathie connaît une popularité croissante à travers le monde, en tant qu'alternative thérapeutique sans danger.*

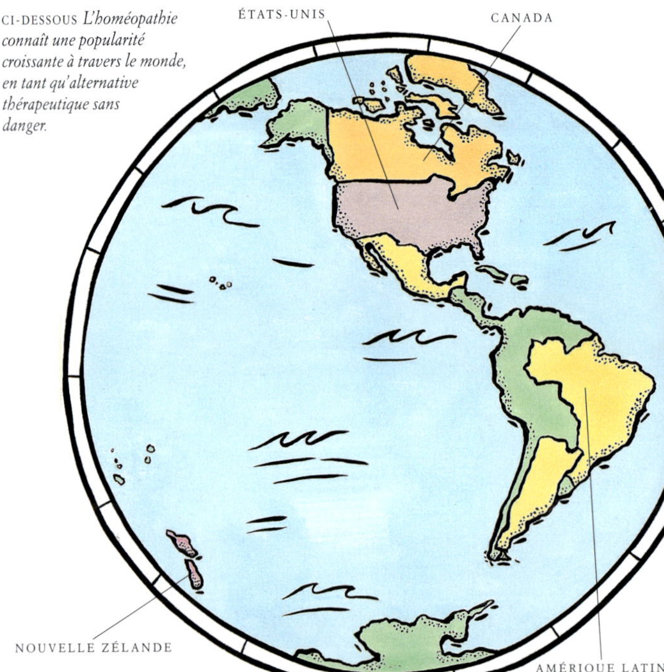

GRANDE-BRETAGNE

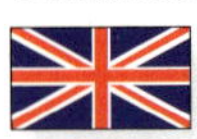

Il existe en Grande-Bretagne 5 hôpitaux homéopathiques, la Société des homéopathes recense plus de 500 membres agréés, sans compter les centaines de praticiens habilités. L'homéopathie est reconnue et utilisée par la famille royale depuis le XIXe siècle. De nombreux médecins généralistes reçoivent une formation complémentaire en homéopathie et orientent leurs patients en conséquence.

GRÈCE

George Vithoulkas, reconnu pour sa contribution essentielle à l'homéopathie moderne, y a fondé une clinique et une école. Les écrits et l'enseignement de ce médecin ont eu une influence considérable sur de nombreux praticiens et enseignants dans le monde entier.

PAYS-BAS

L'homéopathie connaît un succès croissant et y est pratiquée à un niveau de compétence élevé.

HONGRIE

En 1994, la Société homéopathique hongroise regroupait plus de 300 membres.

ISRAËL

L'homéopathie y est pratiquée dans beaucoup de petites cliniques et certains grands hôpitaux.

ÉTATS-UNIS

On assiste à un véritable engouement pour l'homéopathie. Entre 1 000 et 2 000 médecins pratiquent l'homéopathie, et il existe environ 1 000 praticiens des médecines naturelles, ainsi que des vétérinaires, des dentistes et des kinésithérapeutes qui utilisent l'homéopathie. Il existe plus de 15 instituts de formation, 9 laboratoires homéopathiques, 6 organisations, et 5 instances délivrant des diplômes à travers le pays.

ALLEMAGNE

10 % des médecins sont spécialisés en homéopathie. 3 000 praticiens des médecines naturelles pratiquent l'homéopathie, et environ 98 % des pharmacies délivrent des remèdes homéopathiques (ceci est dû en grande partie à l'essor de cette discipline en Allemagne de l'Ouest avant la réunification).

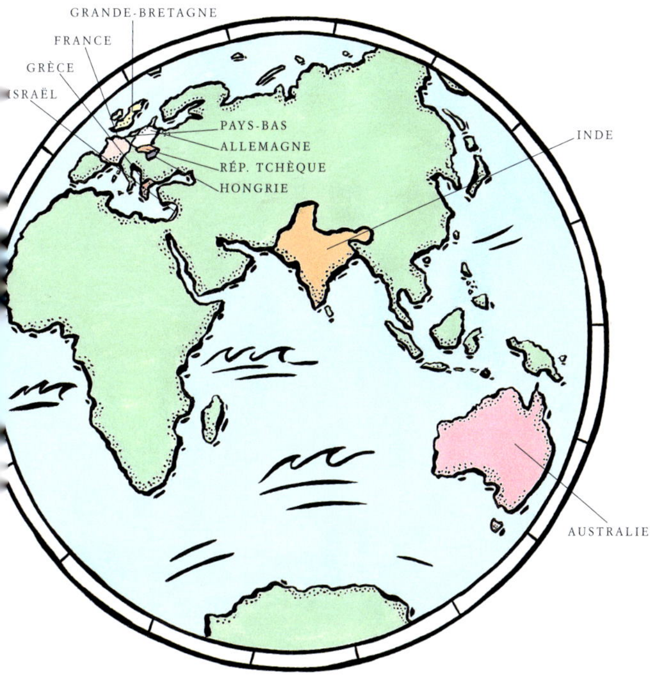

INDE

L'homéopathie est reconnue comme une spécialité médicale autonome, avec environ 300 000 homéopathes à part entière, 100 000 médecins pratiquant l'homéopathie et plus de 120 écoles.

UN RAYONNEMENT MONDIAL

L'homéopathie suscite un intérêt grandissant dans les pays scandinaves, en Pologne, en Russie, au Japon et en Afrique du Sud.

AMÉRIQUE LATINE

Plusieurs milliers d'homéopathes exercent en Amérique latine, notamment au Mexique, en Argentine et au Brésil, à un haut niveau de compétence. Il existe deux écoles au Mexique, dont l'une compte plus de 800 étudiants.
Les remèdes homéopathiques sont disponibles dans de nombreuses pharmacies.

Principes et pratique

L'HOMÉOPATHIE *constitue un système de soins (utilisant des extraits végétaux, animaux et minéraux) dont les principes sont basés sur l'observation de la nature et sur l'expérimentation. Ce chapitre vous présente ces principes, leur application pratique, ainsi que les termes d'usage les plus fréquents.*

LOI DE SIMILITUDE

C'est le fondement de l'homéopathie : une substance capable de produire certains symptômes sur une personne saine guérira des symptômes analogues sur un malade. Sur ce principe érigé en loi naturelle, Hahnemann fonda un système global. Dans de nombreux cas, les remèdes sont, ou peuvent être, utilisés différemment (notamment en médecine classique) ; ils ne sont homéopathiques qu'employés conformément à la loi de similitude. Le remède approprié est celui qui présente le même tableau symptomatologique que celui de l'affection à traiter.

FORCE VITALE

C'est l'énergie ou la force vitale qui habite chaque individu. Hahnemann la qualifie de « dynamique animant le corps matériel ». *Chi* en acupuncture et dans la médecine chinoise traditionnelle, *Prana* en médecine ayurvédique (médecine hindoue traditionnelle), cette force vitale régit l'activité biologique et maintient équilibre et harmonie. Lorsqu'elle se trouve altérée ou affaiblie, nous présentons les symptômes d'une maladie.

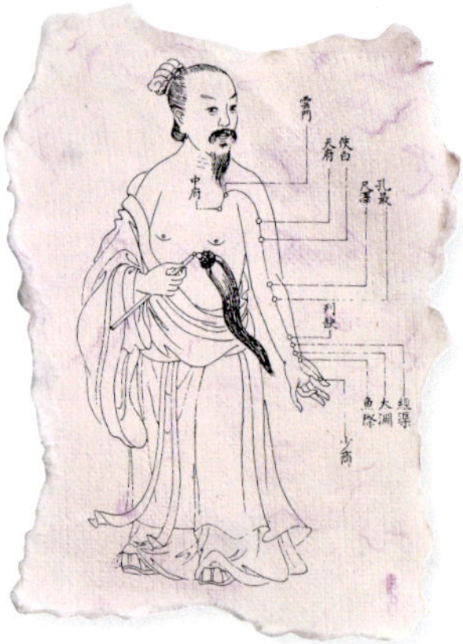

CI-DESSUS *En médecine chinoise, le* Chi *est l'énergie vitale.*

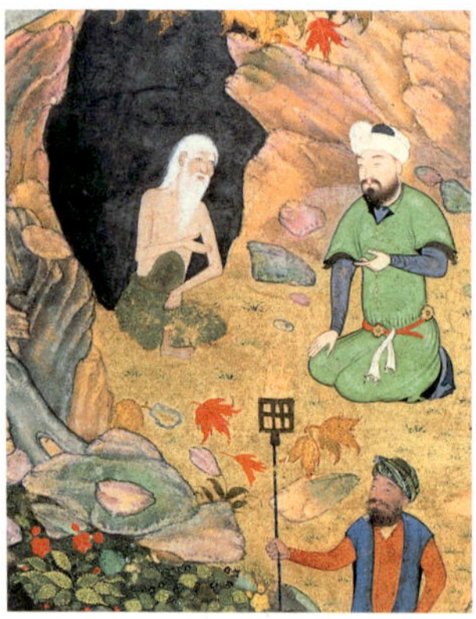

CI-DESSUS *La notion de force vitale, ou* Prana, *est essentielle dans la médecine ayurvédique.*

SANTÉ

Aujourd'hui, la santé se conçoit de plus en plus en termes de bien-être physique et psychique. Outre l'absence de tout symptôme d'affection, l'individu sain possède à un certain degré une harmonie intérieure lui permettant de tirer profit de son énergie, de s'épanouir dans son travail et parmi son entourage, un peu à la manière d'un instrument bien accordé.

MALADIE

On peut définir la maladie, au sens large, comme l'incapacité à surmonter les différentes influences négatives. Nous nous retrouvons « prisonniers » d'un état de trouble émotionnel ou physique, ou les deux, dont les causes profondes peuvent varier, allant d'une chute responsable d'une fracture à une contrariété soudaine. Quelle qu'en soit la raison, tout notre être est affecté et a besoin d'énergie pour se rétablir. Pour prescrire un remède, il faut savoir à quel niveau traiter l'affection, et en connaître les causes profondes.

SYMPTÔMES

Dans une situation de crise ou d'urgence, vous devez rechercher les symptômes les plus visibles, ceux dont le patient se plaint le plus ou les plus caractéristiques. La prescription homéopathique accorde une place prépondérante à la reconnaissance des symptômes, car ils sont la manifestation extérieure d'une affection, le signe d'un dys-fonctionnement de l'organisme. Une sensation ou un certain état d'esprit est tout aussi révélateur à ce sujet. Dans un cas aigu, tout changement par rapport à l'état normal est significatif. Par exemple, un enfant habituellement gai et plein de vitalité peut devenir irritable et grincheux, ou pleurer et s'accrocher à vos bras lorsqu'il est malade.

Les symptômes peuvent être d'ordre émotionnel, mental, physique et affecter l'état général, ou concerner un problème local. Pris dans leur ensemble, ils forment ce que le praticien appelle un « tableau symptomatologique ». Une prescription doit impérativement se baser sur un tableau complet, et non sur un symptôme isolé.

INDIVIDUALISATION

« Examinez chaque cas particulier d'une maladie », préconisait Hahnemann. Nous ne ressentons pas tous les mêmes symptômes pour une affection donnée. Selon les individus, une grippe peut être accompagnée d'une forte fièvre, ou au contraire d'un peu de fièvre et de courbatures évoluant progressivement. Par le questionnement et l'observation, vous devez déterminer les symptômes propres à chacun pour chaque affection.

CATÉGORIES DE SYMPTÔMES

ÉMOTIONNELS
Symptômes d'ordre émotionnel : peur, colère, irritabilité, tristesse, chagrin ou désespoir.

PSYCHIQUES
Symptômes affectant les fonctions mentales : confusion, troubles de la mémoire, hallucinations.

PHYSIQUES GÉNÉRAUX
Symptômes affectant tout le corps : température anormale, transpiration, fringales.

LOCAUX
Symptômes touchant une partie du corps ou des tissus, tels que migraines, saignements de nez, crampes, nausées (pour l'estomac).

dans certaines conditions peut être le symptôme d'une maladie en d'autres circonstances. James Tyler Kent (*voir* p. 11) a développé la notion de « hiérarchie des symptômes », où les symptômes n'ont pas tous la même importance. Il considère que l'état d'esprit d'un individu, ou sa disposition, est essentielle car elle gouverne toutes les autres fonctions du corps ; ainsi, les symptômes psychiques occupent le sommet de la hiérarchie de Kent.
Les symptômes physiques généraux viennent ensuite, suivis des symptômes locaux. Lorsque vous devez choisir entre deux remèdes qui présentent les mêmes symptômes locaux, le symptôme émotionnel doit être le facteur décisif.

Certaines réactions aux agressions extérieures sont normales, comme de pleurer la perte d'un être aimé. C'est l'incapacité à pleurer qui peut être considérée comme un symptôme, car une émotion réprimée peut conduire à un stress émotionnel. Ce qui peut paraître un comportement normal

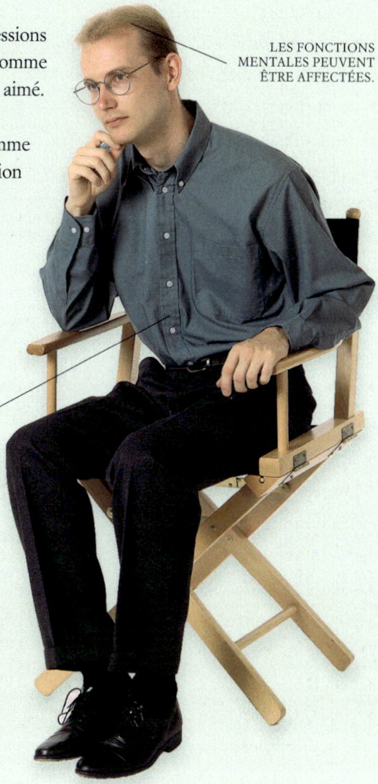
LES FONCTIONS MENTALES PEUVENT ÊTRE AFFECTÉES.
CERTAINS SYMPTÔMES AFFECTENT TOUT LE CORPS.

À DROITE *Examinez les différentes catégories de symptômes – émotionnels, psychiques, physiques généraux et locaux – pour dresser un « tableau symptomatologique ».*

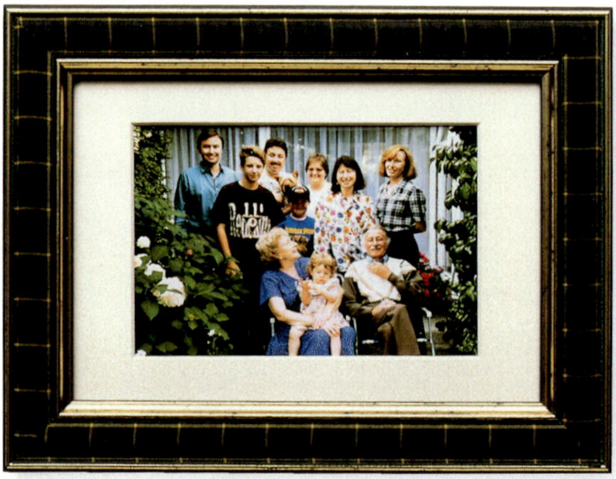

CI-DESSUS *Un homéopathe interrogera son patient sur ses antécédents familiaux avant de prescrire un remède.*

TERRAIN

Notre manière de réagir aux influences extérieures et notre temps de réaction varient d'un individu à l'autre. Affaiblis, nous sommes plus vulnérables à une infection. Chaque individu a ses points faibles : tendance à l'otite, aux troubles digestifs, présence de ganglions. Si nous sommes sensibles ou vulnérables à un facteur déclenchant particulier, que ce soit le froid ou la pression exercée par un supérieur hiérarchique, celui-ci peut nous affecter à tous les niveaux ; et peut provoquer stress ou maladie. Les rechutes fréquentes révèlent parfois une fragilité constitutionnelle qui doit être traitée par un homéopathe.

CI-DESSOUS *Les soucis professionnels peuvent être à l'origine de la maladie.*

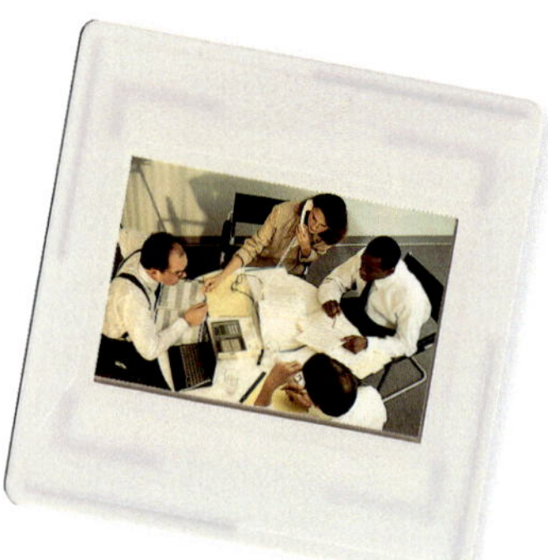

CONSTITUTION

Hahnemann affirmait que les maladies chroniques trouvaient leur origine dans la constitution d'un individu, ses caractéristiques physiques, émotionnelles et intellectuelles. La constitution est déterminée à la fois par l'hérédité et les influences extérieures. Lors d'une prescription de fond, l'homéopathe mène une enquête approfondie sur l'histoire personnelle du patient afin de découvrir quelles sont ses réactions types. Ce traitement de fond joue un rôle préventif, corrige les déséquilibres éventuels, et permet de rester en bonne santé en préservant les défenses immunitaires.

EXPÉRIMENTATIONS

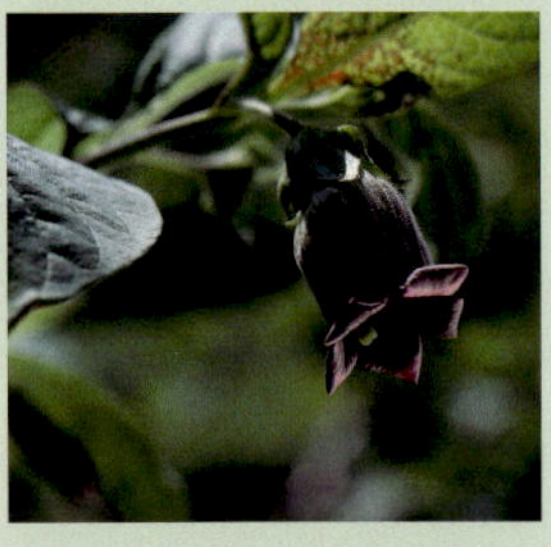

CI-DESSUS *La belladone fut l'une des premières substances qu'expérimenta Hahnemann.*

On teste un remède sur une personne saine (pas d'expériences sur les animaux), pour connaître ses propriétés curatives sur un malade. Hahnemann a perfectionné cette méthode en élaborant des procédures très strictes, consignées rigoureusement dans l'*Organon de l'art de guérir* (*voir* p. 11). La majorité des premières expérimentations concernait des substances déjà connues pour leurs propriétés médicinales, comme la belladone. Les émules d'Hahnemann poursuivirent leurs expériences sur d'autres substances ; c'est ainsi que l'éventail des remèdes possibles n'a cessé de s'élargir. De nos jours, la recherche homéopathique vise tout particulièrement à élaborer de nouveaux remèdes à partir de substances qui n'ont jamais été testées auparavant. Parmi les plus récentes, expérimentées conformément aux protocoles d'expérimentation établis par Hahnemann, on peut citer l'hydrogène du tableau périodique, le scorpion dans le règne animal, et le colza *Brassica* pour les végétaux.

DOSE MINIMALE

Il s'agit d'une règle essentielle : pour tout remède, la dose prescrite doit se limiter à amorcer chez le patient une réaction curative, et varie selon la gravité de la maladie. Vous trouverez des instructions détaillées dans la section Posologie (*voir* p. 22). Ce point est extrêmement important, car si vous prenez un remède en trop grande quantité, vous risquez de présenter de nouveaux symptômes (comme lors d'une expérimentation) et de contrarier l'effet bénéfique du médicament !

REMÈDE UNIQUE

La prescription homéopathique classique se limite généralement à un seul remède à la fois, même en prises répétées. De cette façon, vous percevrez plus facilement une amélioration. En l'absence de réaction positive, ou si le tableau des symptômes se modifie, vous devrez peut-être essayer un nouveau remède.

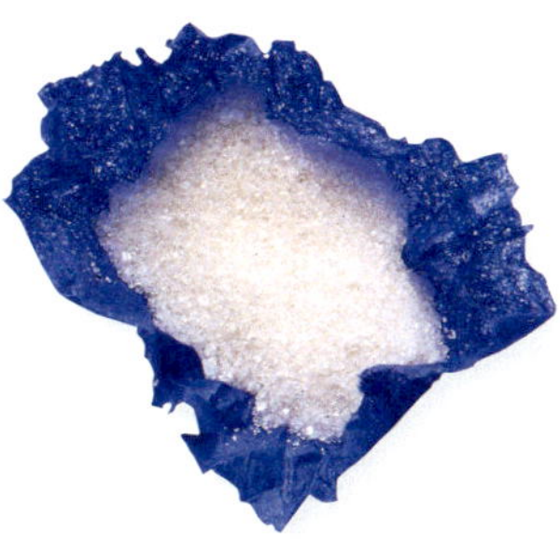

CI-DESSUS *En ne prenant qu'un remède à la fois, vous percevrez plus facilement les améliorations.*

À DROITE *Tout remède doit être soigneusement dosé, une dose trop forte pouvant provoquer de nouveaux symptômes.*

MATIÈRE MÉDICALE

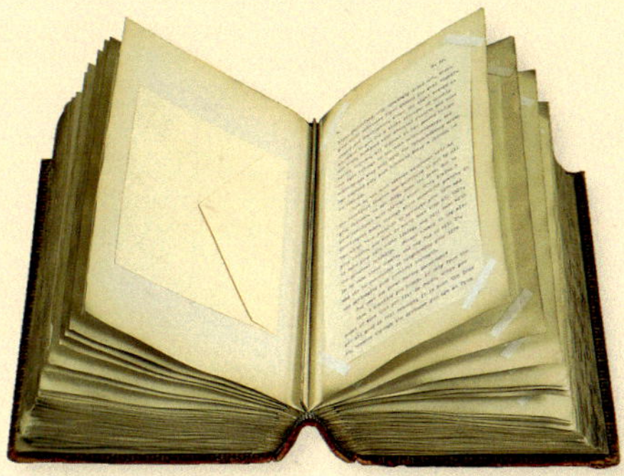

CI-DESSUS *Les différents ouvrages de Matière médicale recensent les remèdes expérimentés au cours des siècles.*

Les informations sur les remèdes, contenues dans les ouvrages de Matière médicale, sont tirées d'expérimentations, et classées selon l'ordre des symptômes : psychiques / émotionnels, physiques généraux et locaux, de la tête aux pieds. Il existe différentes versions de Matière médicale écrites par des homéopathes qui y ont consigné leurs propres résultats d'expériences cliniques. Si plusieurs remèdes sont indiqués pour l'affection à traiter, reportez-vous au chapitre Matière médicale pour trouver un descriptif complet de chaque remède. Vous pourrez alors sélectionner celui qui correspond le mieux à votre propre tableau clinique.

RÉPERTOIRE THÉRAPEUTIQUE

C'est la liste des symptômes, le principal outil de l'homéopathe. À partir des expérimentations, on a constaté que les substances produisaient différents symptômes. Kent (*voir* p. 11) a organisé ces informations de manière à ce qu'on puisse, pour tel ou tel symptôme, rechercher les remèdes susceptibles de produire ce même symptôme, et aider ainsi à le guérir.

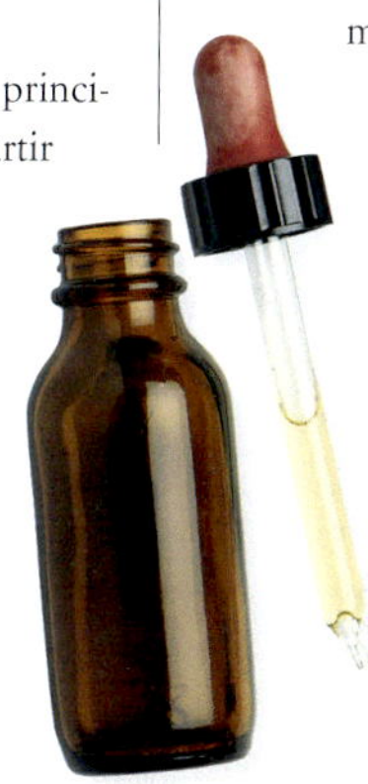

Le répertoire présente également les remèdes dont les propriétés curatives sur un symptôme particulier ont été prouvées cliniquement. Le répertoire de Kent est systématiquement organisé en fonction de la hiérarchie des symptômes (*voir* p. 11). C'est le plus largement utilisé aujourd'hui, mais d'autres versions peuvent également être consultées.

Préparation et recherche des remèdes

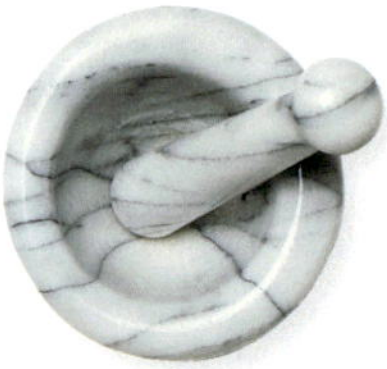

CI-DESSUS *Les substances non solubles sont broyées avec du lactose pour obtenir une teinture.*

LES SUBSTANCES *utilisées en homéopathie sont des extraits naturels végétaux, animaux et minéraux. Beaucoup sont connues pour leurs puissants effets, toxiques à haute dose. Citons par exemple la belladone pour les plantes, l'arsenic et le mercure pour les minéraux, le venin d'araignées et de serpents venimeux pour le règne animal.*

Il existe deux principaux modes de préparation des remèdes homéopathiques, le premier pour les plantes, le second pour les minéraux et les autres substances non végétales. Les plantes sont macérées et trempées dans une solution d'eau et d'alcool, qui devient la « teinture mère ».

Par la suite, on mélange une goutte de cette teinture à 99 gouttes d'une solution d'alcool et d'eau. Le flacon est ensuite vigoureusement agité. On obtient ainsi une première dilution centésimale, ou 1re CH (CH : centésimale Hahnemanienne). L'opération est ensuite renouvelée en mélangeant une goutte de 1re CH à 99 gouttes de solution alcoolisée et en agitant, pour obtenir la 2e CH. Chaque dilution / agitation permet de passer à la puissance supérieure. Les substances non végétales sont broyées avec du lactose (c'est ce qu'on appelle la trituration) ; puis, en respectant les mêmes proportions de un pour cent, on procède à nouveau par dissolution en milieu aqueux jusqu'à la 3e CH. Les étapes ultérieures sont les mêmes que pour les substances végétales.

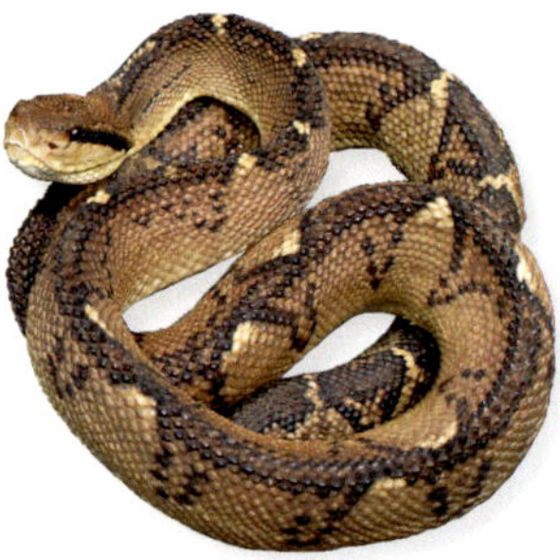

CI-DESSUS *Le venin de ce* Lachesis mutus, *de la famille des crotales, permet de fabriquer certains remèdes.*

Lorsqu'une substance est diluée à 1/10, on l'appelle dilution décimale, notée par les lettres « DH » (6e x ou DH, 12e x ou DH etc.).

DILUTION ET DYNAMISATION DES REMÈDES

Toute substance destinée à préparer un remède homéopathique doit être diluée dans une solution et fortement secouée. Ce procédé est appelé « dynamisation ». Plus une solution est dynamisée, plus elle est efficace.

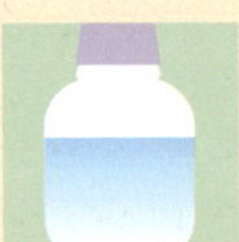

La teinture mère est préparée à partir de la substance matérielle d'origine.

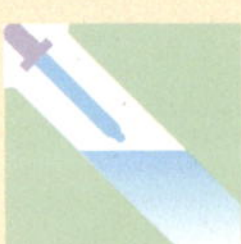

On mélange une goutte de teinture à 99 gouttes d'une solution alcoolisée.

Le remède est agité vigoureusement. On obtient alors la 1re CH.

La dilution obtenue, ou 1re CH, est diluée à son tour jusqu'à obtenir le degré désiré.

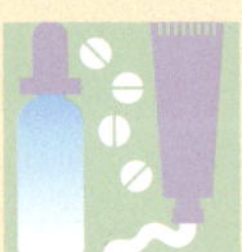

Les solutions dynamisées sont ensuite fixées sur des granules, des poudres, des crèmes ou des onguents.

DYNAMISATION

Pour ôter toute toxicité à une substance sans perdre ses propriétés curatives, les homéopathes ont recours au procédé de dynamisation, une méthode de dilution élaborée par Hahnemann. Celui-ci découvrit qu'il pouvait ainsi non seulement neutraliser les poisons, mais aussi renforcer d'une certaine manière les effets bénéfiques d'une substance. Des expérimentations ultérieures lui ont permis de découvrir que d'autres substances, complètement inertes sous leur forme naturelle (comme le sel, la silice et *Lycopodium*) développaient des propriétés curatives lorsqu'elles étaient soumises à ce procédé.

Les effets de la dynamisation illustrent un principe chimique connu, la loi d'Arndt-Schultz : le dosage d'une substance modifie ses effets ; massif, il peut être létal, alors qu'un dosage moyen inhibe certaines réactions (une propriété exploitée en médecine allopathique) et qu'une faible concentration va au contraire les stimuler (c'est l'application homéopathique). C'est le cas pour l'iode, le brome, le chlorure mercurique ou l'acide arsénieux qui, à de très faibles concentrations, stimulent la croissance de la levure, arrêtent son développement à une concentration moyenne, et à haute dose la tuent.

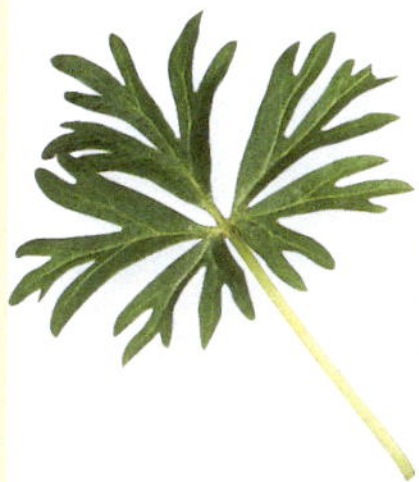

À GAUCHE *Un refroidissement causé par un vent froid peut être traité par* Aconitum.

RECHERCHE D'UN REMÈDE

Nous connaissons à présent le principe de base de l'homéopathie : une substance capable de produire les symptômes d'une maladie chez une personne en bonne santé guérira des symptômes analogues chez un malade. Chaque remède employé possède des propriétés connues – les symptômes qu'il provoque sont regroupés dans un « tableau des symptômes ». Lors d'un traitement, vous devez d'abord connaître les symptômes de la maladie, puis trouver le remède qui produit des symptômes analogues. Le remède homéopathique le plus indiqué sera celui dont la pathogénésie se rapproche le plus de l'ensemble de symptômes présentés par le malade.

La recherche du remède approprié s'apparente à un travail d'enquête. Vous devez tout d'abord observer les changements survenus dans le comportement et les sensations du malade. Faites appel à votre sens de l'observation : que pouvez-vous voir, écouter, sentir, toucher ? Constatez-vous, par exemple, une forte poussée de fièvre, le visage est congestionné, l'expression anxieuse, les mains sont froides, la toux est aboyante ? Comment se sent la personne ? Brûlante, souffrant de maux de gorge et d'une terrible migraine, assoiffée de boissons fraîches ? Si elle vous dit : « Je vais mourir » alors que vous savez qu'il s'agit d'un simple refroidissement, vous essaierez alors de découvrir s'il existe un lien entre l'apparition des symptômes et une circonstance particulière. Vous vous apercevrez par exemple que le malade a attrapé froid quelques heures auparavant, en marchant dehors par temps froid et sec, ou qu'il a subi un choc ou une frayeur. L'ensemble de ces informations serviront à dresser un tableau de symptômes.

CI-DESSOUS *Trouver le bon remède, même pour un simple refroidissement, tient souvent de l'enquête de détective.*

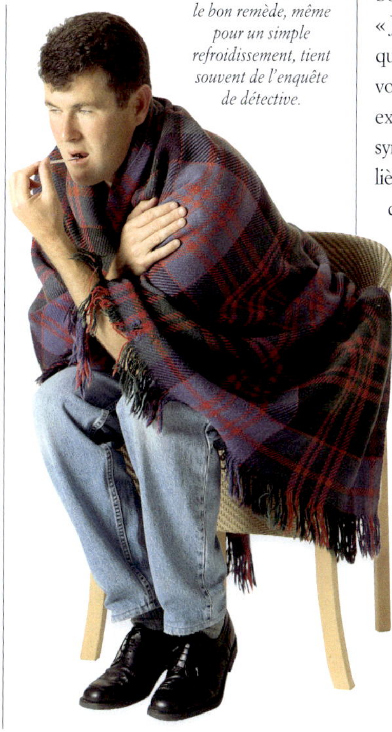

Vous chercherez alors quels sont les remèdes correspondants : brusque poussée de fièvre, gorge sèche, toux grasse, envie de boissons fraîches, peur de la mort : voici la pathogénésie d'*Aconitum*, souvent causée par un vent glacial. Administré à une dose appropriée, le remède *Aconitum* contribuera à un prompt rétablissement.

La prescription d'un remède

L'EFFICACITÉ DU TRAITEMENT *dépend de la prescription : les symptômes de la maladie doivent correspondre à ceux du remède, ce qui exige une bonne connaissance des uns et des autres. Il arrive que chez certaines personnes, les symptômes restent très discrets, et qu'une indication importante passe inaperçue.*

Voici la marche à suivre pour vous permettre d'identifier le remède le plus approprié à votre cas.

IDENTIFICATION DES SYMPTÔMES

Une prescription efficace passe par la reconnaissance des principaux symptômes de la maladie qui permettent de différencier une pathogénésie d'une autre. Nous ne ressentons pas tous les mêmes choses lorsque nous tombons malades. Si certains symptômes sont parfaitement reconnaissables, il faut parfois user de son sens de l'observation pour en déceler d'autres. Si vous soignez quelqu'un, vous devez poser les bonnes questions et savoir observer.

• DÉBUT DES SYMPTÔMES : Comment ont-ils commencé à se manifester, de manière progressive ou subite ?
• LES CAUSES : Y a-t-il eu un facteur déclenchant, physique ou psychique ? Par exemple, un refroidissement ou une émotion forte.
• PSYCHISME : Quel est votre humeur ? Vient-elle de se modifier ? Un exemple significatif : celui d'un enfant indépendant qui sollicite votre attention de façon inhabituelle.
• LOCALISATION : Où avez-vous mal ? À la tête, au nez, à la gorge, aux oreilles, à l'estomac, aux intestins ?

CINQ ÉTAPES ESSENTIELLES

Voici les cinq étapes à respecter lors de la prescription d'un remède :

• Examen
• Correspondance des symptômes
• Choix du remède
• Choix des dosages, posologie
• Évaluation des résultats

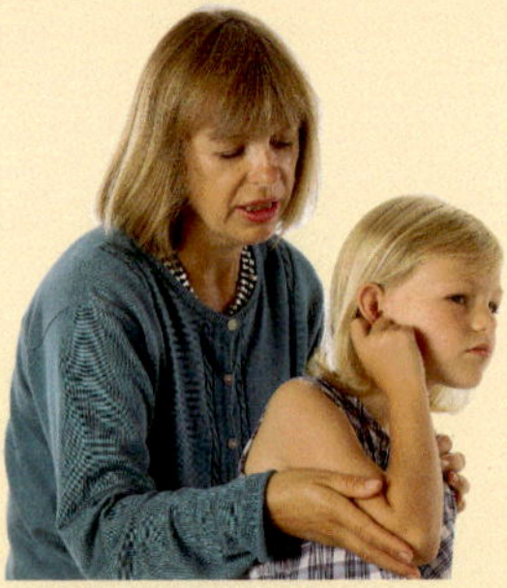

CI-DESSUS *Certains symptômes physiques, comme une douleur aux oreilles, sont aisément identifiables.*

• SENSATIONS : La douleur fait penser à : un étau, une meurtrissure, une brûlure ?
• DOULEUR : Aiguë, lancinante, persistante ? Que faire pour la soulager ? Appliquer du chaud ou du froid, desserrer les vêtements, se plier en deux, appliquer une pression ?
• MODALITÉS : Qu'est-ce qui vous soulage ou aggrave votre état, le moment de la journée, la température, un mouvement, une position, une pression, un contact, un courant d'air, une boisson ou un aliment ?
• TOUX : Est-elle sèche, grasse, légère, douloureuse ? Où et quand votre toux est-elle la plus forte ? La moins forte ? À l'air libre, dans une pièce chauffée, en avalant une boisson chaude ou froide ?
• SÉCRÉTIONS : Odeur et couleur : neutre ou irritante ? Jaune, verte, claire ?
• APPÉTIT : Quel type d'aliments préférez-vous : sucré, acide, épicé, salé ?
• SOIF : Avez-vous plus ou moins soif que d'habitude ? De boissons chaudes ou fraîches ? En quelle quantité ? Laquelle en particulier ?
• TEMPÉRATURE : Avez-vous chaud ou froid ? Cette sensation correspond-elle à la température de votre peau au toucher ? Varie-t-elle d'un endroit à l'autre ? Visage brûlant, et pieds et mains glacés, par exemple ?
• CHANGEMENTS MANIFESTES : Y a-t-il d'autres signes visibles : rougeur, zone enflée ou éruption cutanée ?
• AUTRES SYMPTÔMES : Deux ou plusieurs symptômes simultanés, migraine et sueurs froides, par exemple ?

Quels sont les symptômes les plus importants et les plus manifestes ?

2 CORRESPONDANCE DES SYMPTÔMES

Nommer une maladie est une manière commode d'identifier un ensemble de symptômes.

Recensez les symptômes constatés, et reportez-vous au Répertoire thérapeutique (*voir* p. 126-133).

Pour utiliser le répertoire, vous devez formuler les symptômes tels qu'ils sont consignés dans la liste. Un exemple : vous souffrez d'une forte fièvre sans avoir particulièrement soif. Cherchez à « Fièvre, absence de soif ». La fièvre constitue le symptôme principal, « absence de soif » est une caractéristique qui permet de différencier les remèdes. Basez-vous en priorité sur les symptômes dont vous êtes certain.

Les symptômes sont classés par ordre alphabétique, par type d'affection ou par partie du corps (ex. : furoncle, gorge).

Le Répertoire est un guide général, vous y trouverez les symptômes les plus courants ; il recense les remèdes les plus appropriés, mais vous devez consulter la Matière médicale où vous trouverez une description exhaustive du médicament qui pourra confirmer ou infirmer votre choix.

Pour chaque symptôme, dressez la liste de tous les remèdes indiqués.

3 CHOIX DU REMÈDE

Après avoir noté tous les remèdes indiqués pour chaque symptôme, trouvez celui qui correspond au plus grand nombre possible de symptômes. Il peut en exister plusieurs. Si vous en avez trop, c'est sans doute parce que votre sélection n'est pas assez précise. Dans ce cas, reprenez les symptômes un à un en évaluant leur importance. Faites une nouvelle sélection, à la fois moins exhaustive et plus précise. Par exemple, « migraine » est trop vague – et renvoie à trop de remèdes. Essayez d'y ajouter une caractéristique, comme « soulagée en appliquant du froid ». Plus le symptôme est précis et manifeste, plus vous aurez de chance de trouver un remède qui s'avère efficace.

À ce stade, vous ne devez plus hésiter entre plus de deux ou trois remèdes. Lisez la description de chacun d'eux dans la Matière médicale. Même si vous ne ressentez pas tous les symptômes décrits, il est important de retrouver la majorité de ceux que vous présentez. On peut comparer le tableau des symptômes à un puzzle, dont vos propres symptômes constitueraient seulement une des pièces : vous ne les avez pas forcément tous, mais ceux que vous présentez doivent s'y trouver. Si l'un des remèdes de votre liste s'impose, c'est le plus indiqué, votre recherche est terminée. Dans le cas contraire, reprenez votre liste de symptômes pour vérifier que vous n'avez rien oublié d'important. La lecture des descriptifs vous aidera à déterminer les types de symptômes à identifier.

Il peut vous arriver de trouver plusieurs solutions satisfaisantes, vous devrez alors faire un choix. Reprenez les symptômes, cette fois-ci en les comparant les uns aux autres. La section « comparatif des remèdes » vous donnera une idée des principales indications de chacun et vous aidera à trancher définitivement.

Dilutions

Dans le cas de prescriptions précises, il est préférable d'employer les dilutions les plus basses, 6 CH, 12 CH ou 30 CH. Si ces dilutions sont efficaces mais qu'elles doivent être prises de façon répétée, et si vous êtes sûr de la pathogénésie, vous pouvez utiliser la 200 CH.

UN REMÈDE À LA FOIS

Soyez optimiste : Si le remède n'entraîne aucune amélioration, vous pouvez toujours en essayer un autre sur votre liste ! Mais surtout, ne donnez qu'un seul remède à la fois.

À DROITE *« Migraine » est un symptôme trop général pour exploiter le répertoire thérapeutique. Soyez plus précis dans la description de vos symptômes.*

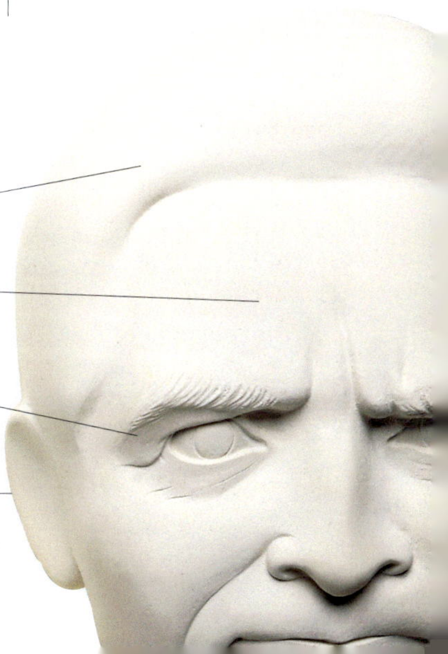

4 POSOLOGIE

N'oubliez pas que le « dosage minimal » est l'un des principes de base de la prescription homéopathique : on n'administre que la quantité strictement nécessaire à l'amorce d'une réaction curative. Le dosage dépendra de la gravité et de l'urgence de la situation : plus le cas est grave et urgent, plus fréquentes seront les prises (*voir* Dilution, en 3).

Très grave, urgent

En cas de crise soudaine et intense, accompagnée de douleur intense.

Donner une dose toutes les 5 à 30 minutes ; cesser dès qu'une amélioration se produit ; recommencer au besoin. Changer de remède si le tableau de symptômes évolue.

• EXEMPLE : *En cas de foulure sérieuse ou de fracture de la cheville, votre corps réagira de façon violente et immédiate par une douleur intense, une cheville enflée et meurtrie. Pour ce genre de traumatisme, prenez aussitôt* Arnica *toutes les 5 à 10 minutes jusqu'à ce que vous vous sentiez mieux. Votre cheville ne guérira pas miraculeusement, mais vous sentirez une amélioration notable une fois le premier choc apaisé. Vous aurez besoin de consulter un médecin orthopédiste* (voir *Lésions, p. 130).*

Grave

En cas de crise aiguë, mais moins intense. Donner une dose toutes les 1 à 2 heures et consulter un médecin.

• EXEMPLE : *En cas d'intoxication alimentaire avec vomissements et diarrhées plusieurs heures après le repas. Ces symptômes sont traités par* Arsenicum, *à administrer toutes les 1 à 2 heures, jusqu'à l'atténuation des symptômes.*

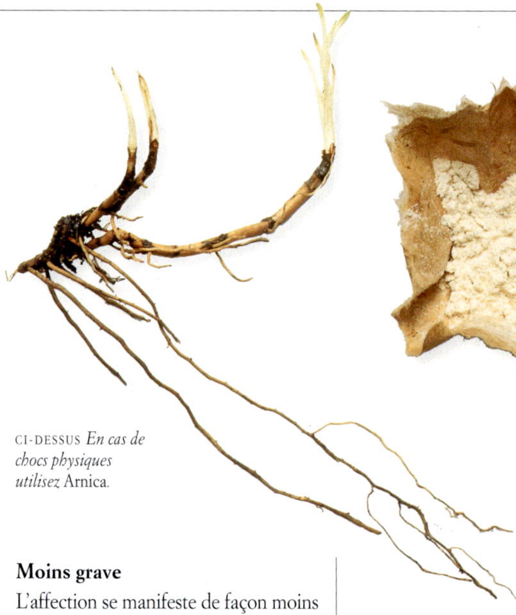

CI-DESSUS *En cas de chocs physiques utilisez* Arnica.

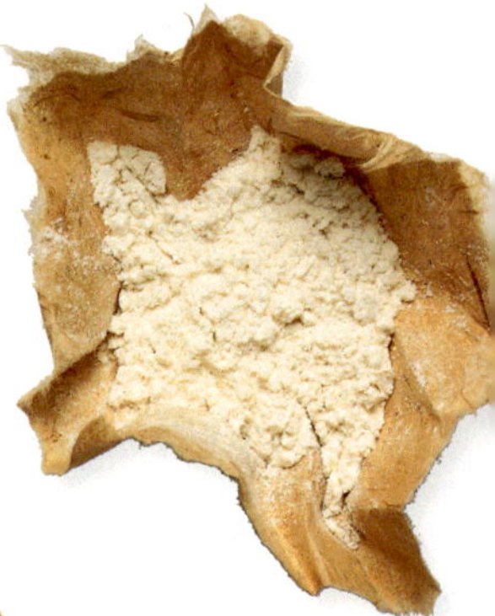

CI-DESSUS Arsenicum album *est recommandé en cas d'intoxication alimentaire.*

Moins grave

L'affection se manifeste de façon moins subite et évolue progressivement.

Une dose toutes les 4 à 8 heures, ou 3 à 4 fois par jour.

• EXEMPLE : *C'est le cas couramment observé pour la plupart des refroidissements, grippes, maladies infantiles, maux de dents, et cicatrisation d'une lésion.*

Accouchement

Un accouchement se déroule plus ou moins rapidement, mais les remèdes homéopathiques peuvent faciliter considérablement le travail. Suivez les règles de base énoncées ci-dessous pour déterminer la fréquence des prises.

Règles élémentaires

• Évaluez l'urgence de la situation : plus la crise est intense, plus les prises doivent être rapprochées.

• Espacez les prises lorsque vous constatez une amélioration.

• Cessez complètement les prises lorsque l'amélioration est définitive.

• Recommencez si nécessaire, en cas de rechute par exemple.

IMPORTANT

En situation d'urgence, faites toujours appel à un médecin ou contacter les urgences de l'hôpital le plus proche.

CONSEIL

Si vous ne constatez aucune amélioration après six prises, il vaut mieux essayer un autre remède.

Intervention chirurgicale

La posologie habituelle recommande une prise la veille, une autre dans la matinée de l'opération, et une après, suivant la nature de l'intervention. Reportez-vous au Répertoire et à la Matière médicale pour trouver le remède approprié et des informations sur son usage pré- et postopératoire.

5 ÉVALUATION DES RÉSULTATS

Comment savoir si le remède agit ? Comment repérer une réaction positive ?

Si vous vous soignez, vous saurez s'il y a une amélioration. La douleur et autres symptômes s'atténuent, vous vous sentez plus léger, de meilleure humeur, ou vous vous endormez, une réaction assez courante. Le sommeil est généralement réparateur (sauf si vous avez subi une commotion cérébrale). Si vous commencez à vous sentir mieux, « en harmonie », même si les symptômes physiques persistent, c'est que le remède fait son effet. Une amélioration du moral est souvent perceptible avant les signes de rétablissement physique, ce qui prouve que la guérison commence de l'intérieur.

Si le traitement s'adresse à quelqu'un d'autre, vous devrez faire preuve d'un sens aigu de l'observation : Comment vous paraît le malade ? Le changement d'humeur, dans un sens ou un autre, est généralement un premier signe : gaieté, anxiété, détente, vitalité, apaisement, et ainsi de suite. Intéressez-vous aux autres symptômes : la douleur est-elle moins forte ? La fièvre a-t-elle diminué ? Si vous soignez un très jeune enfant incapable de répondre à vos questions, basez-vous sur son humeur et son comportement. Tout signe de bien-être signale une réaction positive.

Que faire lorsque le remède, efficace à la première prise, n'a plus aucun effet par la suite ? De deux choses l'une : le tableau symptomatologique a changé, et vous devez en essayer un autre ; si ce n'est pas le cas, poursuivez avec le même remède à la dilution supérieure. Vérifiez à nouveau les symptômes et relevez toute modification.

LES DANGERS D'UNE PRESCRIPTION EXCESSIVE

Pour une action efficace, il est important de suivre la posologie du remède. L'homéopathie repose sur le principe du dosage minimal : vous devez vous limiter à la quantité strictement nécessaire à l'amorce d'un processus de guérison. Le plus est parfois l'ennemi du bien : si vous prenez un remède trop souvent, il peut cesser d'agir. Lisez attentivement les règles élémentaires de prescription avant de commencer un traitement.

CI-DESSOUS *Lorsque le remède commence à agir, vous pouvez tomber dans un profond sommeil.*

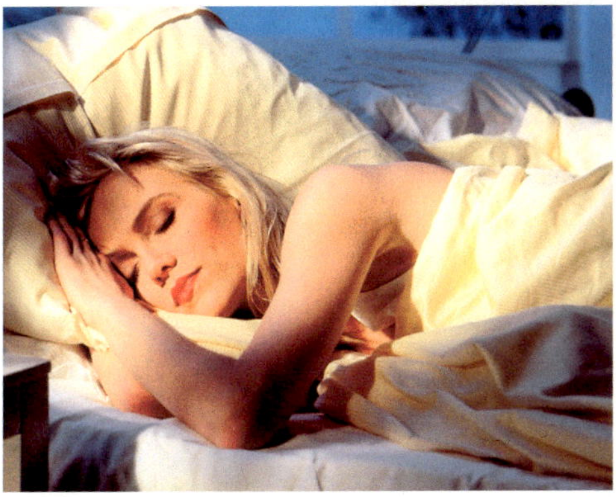

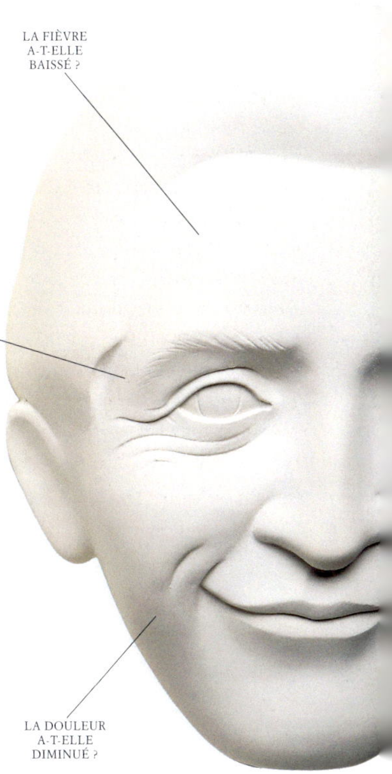

CI-DESSUS *Vous sentez que votre état psychique s'améliore.*

La consultation d'un praticien

SI VOUS SOUHAITEZ *vous faire suivre par un homéopathe professionnel, vous vous apercevrez que sa démarche est analogue à celle que vous suivez pour traiter vous-même une crise aiguë. Ces quelques indications vous permettront simplement de savoir à quel moment vous rendre chez l'homéopathe et comment se déroule la consultation.*

Qu'attendez-vous d'un traitement homéopathique ? Une pilule miracle ? Une guérison instantanée ? Ou un traitement fastidieux et prolongé ? Tout cela est possible, mais la réalité n'est pas aussi simple. La rapidité de votre « guérison » dépend de tout un ensemble de facteurs.

Tout traitement homéopathique de fond repose sur le tableau complet des symptômes d'un individu particulier. Ce qui nécessite une connaissance approfondie de son état de santé, de ses antécédents médicaux, de son portrait génétique, et de ses symptômes caractéristiques, tant physiques (généraux et locaux) que psychiques. La première consultation peut durer jusqu'à deux heures, au cours desquelles l'homéopathe fait votre connaissance et dresse votre portrait clinique. Les questions qu'il vous posera pourront vous sembler bizarres, voire incongrues. Le choix d'un remède sera le fruit d'une analyse détaillée de vos réactions physiques et psychiques à toutes sortes d'influences extérieures, que vous soyez en bonne ou en mauvaise santé.

Certains homéopathes parleront de la constitution en termes de « type » homéopathique. Cette notion associe un ensemble de symptômes et de réactions à un certain nombre de portraits types présentant des caractéristiques émotionnelles, psychiques, physiques, générales et particulières, bien déterminées. Par exemple, un sujet de type *Calcarea carbonica* est plutôt blond, timoré, avec un léger embonpoint, et manque de confiance en lui ; il transpire de la tête en dormant, adore les œufs à la coque. Ce type est associé par expérience clinique à un remède

QUAND CONSULTER UN HOMÉOPATHE PROFESSIONNEL ?

- Vous sentez que votre équilibre physique et psychique est menacé.
- Vous devez rééquilibrer votre système immunitaire après une affection aiguë.
- L'automédication reste inefficace et vos troubles se répètent.
- Vous ressentez un stress général et vos défenses immunitaires sont affaiblies.
- Vous souffrez de nombreux troubles.
- Vous avez un grave problème de santé.
- Pour rester en bonne santé.

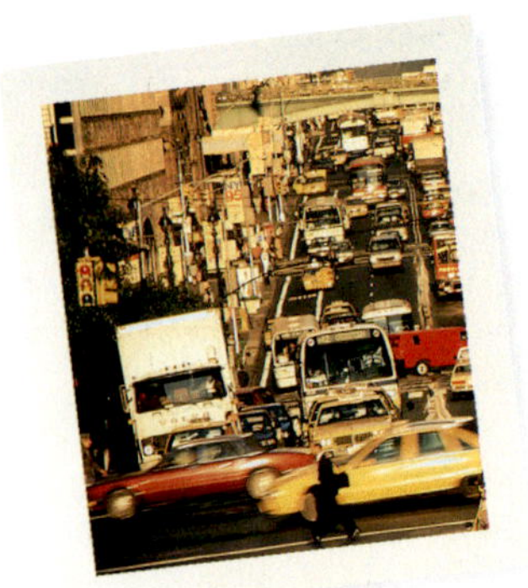

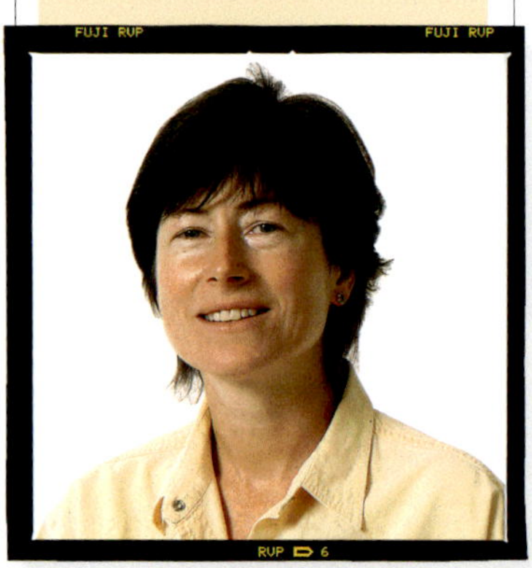

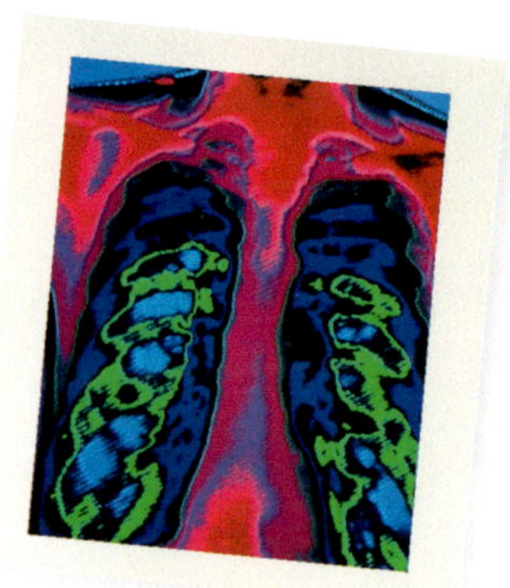

CI-DESSUS, À GAUCHE, ET À DROITE
Un homéopathe dresse un tableau complet de vos symptômes avant de prescrire un traitement : histoire personnelle, mode de vie, état de santé général.

précis. Cette approche peut présenter un intérêt pour la compréhension objective d'un ensemble de caractéristiques ; mais en raison de la complexité inhérente à la prescription constitutionnelle, le remède constitutionnel diffère bien souvent de celui désigné simplement par le « type ».

Les remèdes présentés dans cet ouvrage peuvent tous être qualifiés de remèdes « ponctuels », et la plupart d'entre eux sont également utilisés en traitement constitutionnel ; la description des symptômes, en particulier psychiques et émotionnels, physiques généraux, et la section « modalités » vous donneront une idée du « type » correspondant à chaque remède. Lorsque vous consultez votre homéopathe pour un traitement de fond lié au terrain ou à vos prédispositions (*voir* Principes et pratique, p. 14-15), celui-ci établira un rapport entre le remède ponctuel que vous aurez choisi pour une affection particulière et votre portrait constitutionnel.

Néanmoins, compte tenu de la grande diversité de la nature humaine et de ses nuances infinies, il est conseillé de consulter un homéopathe qualifié pour s'assurer que le remède choisi est le plus indiqué.

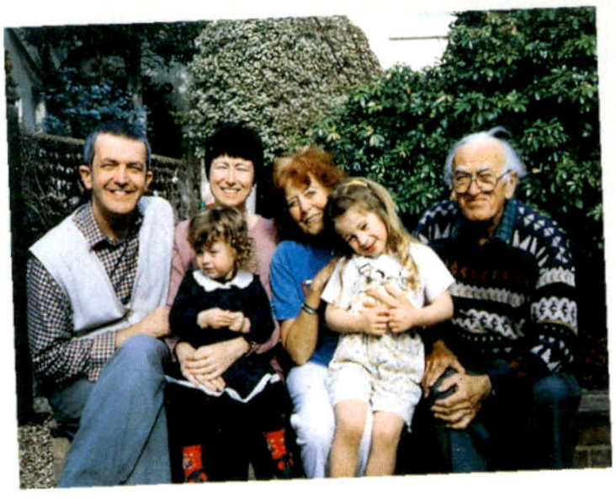

LE TYPE SEPIA

Sepia est couramment prescrit aux femmes souffrant de troubles survenant lors de changements hormonaux.

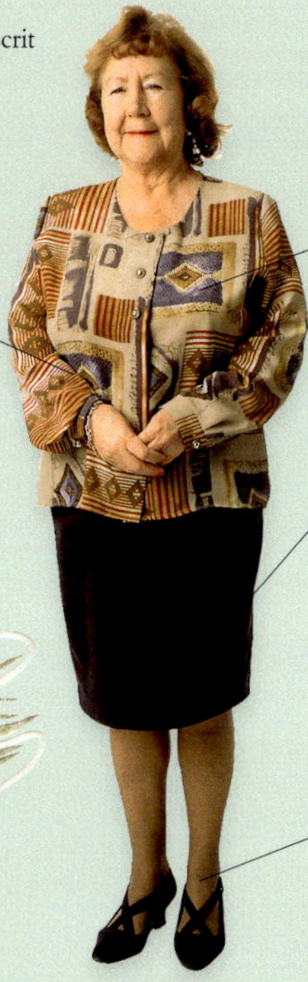
ÉVENTUELLEMENT, INDIFFÉRENCE ENVERS LES PROCHES
DOULEURS PERSISTANTES CARACTÉRISÉES
RÉAGIT POSITIVEMENT AUX EFFORTS PHYSIQUES VIGOUREUX
GRANDE SENSIBILITÉ AU FROID

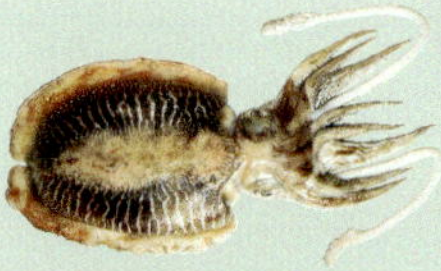

CI-DESSUS Sepia *est préparé à partir de l'encre de seiche.*

Un homéopathe classique prescrira un remède soigneusement sélectionné en fonction de votre nature et de vos symptômes. Après avoir pris ce remède, en une ou plusieurs prises, soyez attentifs aux changements de votre état. Vous serez appelé à une consultation ultérieure pour faire le point sur les résultats. Il se peut que certains symptômes se soient amplifiés ou aggravés sous l'effet d'un remède constitutionnel. Cette « aggravation », généralement de courte durée, peut être interprétée comme le résultat normal d'une « première offensive » du médicament ; si elle se prolonge, contactez votre homéopathe. L'aggravation des symptômes est généralement le signe que le remède est bien indiqué, et vous vous sentirez mieux par la suite. C'est donc un mal attendu et nécessaire !

L'action bénéfique d'un remède ne se mesure pas uniquement à la disparition des symptômes, mais aussi à votre état général de santé physique, psychique ou émotionnelle. Suivant la complexité de votre histoire médicale, le processus de guérison peut prendre un certain laps de temps. La fréquence de vos visites dépendra de l'ancienneté et de la nature de vos problèmes.

Une formation approfondie enseigne aux homéopathes la philosophie et la pratique de leur spécialité, parallèlement à leurs études de médecine. La réglementation varie selon les pays. Partout la profession est strictement réglementée, et l'obtention d'un diplôme exige de longues heures d'étude et des examens rigoureux.

Formations et méthodes peuvent être sujets à variations. Si, pour une raison quelconque, vous doutez des qualifications d'un médecin ou d'un homéopathe professionnel, il est toujours préférable de vous renseigner.

LE TYPE LYCOPODIUM

Le type *Lycopodium* est généralement mince et de tempérament nerveux.

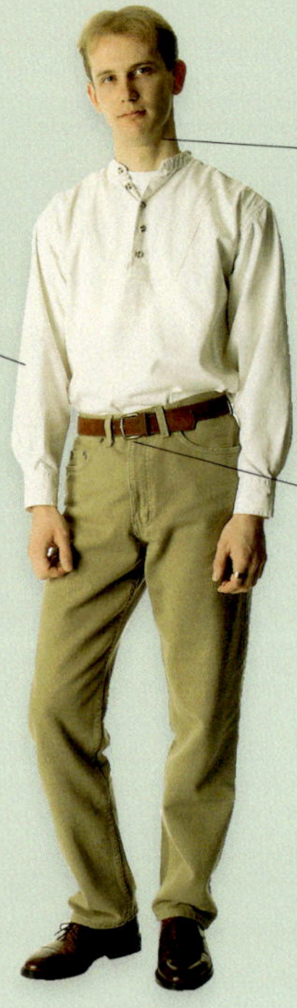
ASSURÉ EN APPARENCE, IL MANQUE POURTANT DE CONFIANCE EN LUI
LES DOULEURS SURVIENNENT PRESQUE TOUJOURS DU CÔTÉ DROIT
FLATULENCES ET LOURDEUR APRÈS UN REPAS MÊME LÉGER

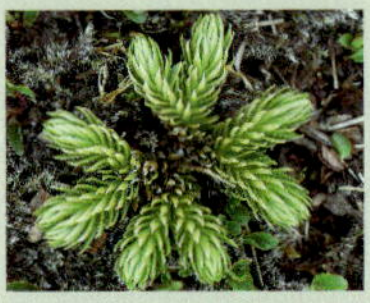

CI-DESSUS *Le remède* Lyc. *est préparé à partir des spores sèches d'une plante appelée « lycopode » ou « pied-de-loup ».*

L'HOMÉOPATHIE ASSOCIÉE À D'AUTRES THÉRAPIES

Tous ceux qui souhaitent être en meilleure santé disposent d'un éventail sans cesse plus large de thérapies : massages, acuponcture, psychothérapie, aromathérapie, herbes médicinales chinoises, diététique et autres médecines douces. Rien ne vous interdit de combiner ces pratiques ; cependant, s'il se peut que certaines thérapies soient complémentaires, d'autres en revanche risquent d'être incompatibles. L'homéopathie est une forme de thérapie « énergétique », au sens où les remèdes agissent sur l'énergie vitale. Massages, psychothérapie, diététique, physiothérapie, ostéopathie, peuvent être associés ; cependant, les substances employées en herboristerie ou en aromathérapie sont susceptibles de contrarier l'action des remèdes homéopathiques.

Acuponcture et réflexologie stimulent également l'énergie vitale, mais leurs fondements diffèrent quelque peu de celui de l'homéopathie. Si l'on fait appel à plusieurs thérapies énergétiques en même temps, il devient difficile de savoir laquelle a joué son rôle, ce qui peut contrarier l'effet du traitement de fond. Si une méthode vous apporte satisfaction, mieux vaut vous y tenir.

AVERTISSEMENT

En cas de crise aiguë à la suite d'un traitement de fond prescrit par votre homéopathe, n'ayez pas recours à l'automédication sans le consulter

COMPATIBILITÉ AVEC LES MÉDICAMENTS ALLOPATHIQUES

Si vous suivez un traitement médical classique, consultez votre médecin et votre homéopathe avant tout changement. L'homéopathie peut souvent agir de pair avec la médecine allopathique.

CI-DESSOUS *Ne combinez pas médecine classique et remèdes homéopathiques sans consulter à la fois votre médecin et votre homéopathe.*

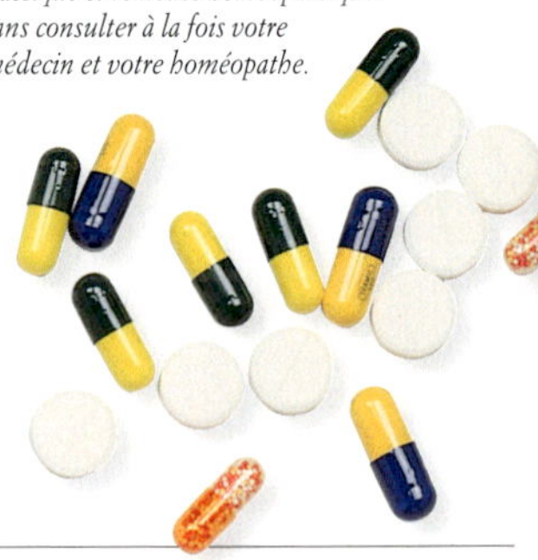

ÉTUDE DE CAS

Lors d'une première consultation, l'homéopathe procède à une étude de cas. Un tableau constitutionnel complet réunit les principales caractéristiques physiques et psychiques. Il se peut que vous consultiez pour une affection précise, une migraine peut-être, mais toute autre information peut se révéler également significative : votre état général habituel et vos réactions envers votre environnement par exemple. L'homéopathe vous demandera d'évoquer les difficultés que vous rencontrez. Voici quelques questions qu'il est susceptible de vous poser :

- Quelles sont les difficultés, les problèmes quotidiens de stress que vous rencontrez dans votre entourage familial et professionnel, ou dans vos relations, et quelles sont vos réactions face au stress : craintes, anxiété, soucis ?
- Quels sont les événements douloureux qui ont marqué votre passé ; dans quelle mesure peuvent-ils coïncider avec l'apparition d'un problème physique ?
- Éprouvez-vous certaines défaillances d'ordre psychique : confusion, difficultés de concentration, pertes de mémoire ?
- Parties du corps particulièrement vulnérables et sensibles, tendance à la migraine, ganglions, asthme, constipation, troubles menstruels : Quand ces problèmes apparaissent-ils et selon quelle fréquence ? Quelles sont les douleurs et autres sensations que vous éprouvez alors ?
- Quelle est votre température habituelle, êtes-vous anormalement sensible à la chaleur ou au froid ? Transpirez-vous peu ou beaucoup, à quels endroits en particulier ?

Localisation	Sensation	Date : 6/7/98
		Jacqueline Blanc
		2, rue du Poteau
		75018 Paris - tél. 01 45 38 58 93
		Née le 12.03.1960
TÊTE	DOULEUR	Comme si on m'enfonçait un clou à la base du crâne
TÊTE	TENSION	Front comme dans un étau
ESTOMAC	LOURDEUR	J'ai l'impression d'avoir constamment une pierre au creux de l'estomac
GORGE	SERRÉE	J'ai toujours envie d'avaler ma salive, comme si j'avais quelque chose de coincé dans la gorge, et que je ne pouvais pas m'en débarrasser.
AFFECTIF	TRAUMATISME	J'ai perdu mon frère dans un accident de voiture l'année dernière. Je n'arrête pas de pleurer et de penser à lui. C'était mon frère préféré, nous étions très proches. Je n'ai pas pu lui dire au revoir.

Observation	Rubriques	
	SOUPIRS	
	SANGLOTS	

- Troubles du sommeil ; y a-t-il un rêve ou un cauchemar que vous faites souvent ?
- Comment réagissez-vous à un changement d'environnement (lorsque vous êtes au bord de la mer, au soleil, dans une pièce fermée ; ou à certaines heures de la journée, à une saison de l'année (modalités) ?)
- Vos aliments et vos boissons préférés ? Ceux que vous détestez ?
- Traitement médical en cours ou passé : posologie, période, indication ?
- Antécédents familiaux – maladies connues des parents, grands-parents, frères et sœurs, etc.
- Votre vitalité habituelle et votre état général.

La Matière médicale

LA MATIÈRE MÉDICALE *est un abrégé des principaux remèdes employés en homéopathie. Le meilleur moyen de trouver l'entrée que vous recherchez est de consulter le Répertoire thérapeutique* (voir *p. 126-133). La Matière médicale offre une description détaillée des remèdes et vous permet de retrouver les symptômes spécifiques que vous désirez traiter.*

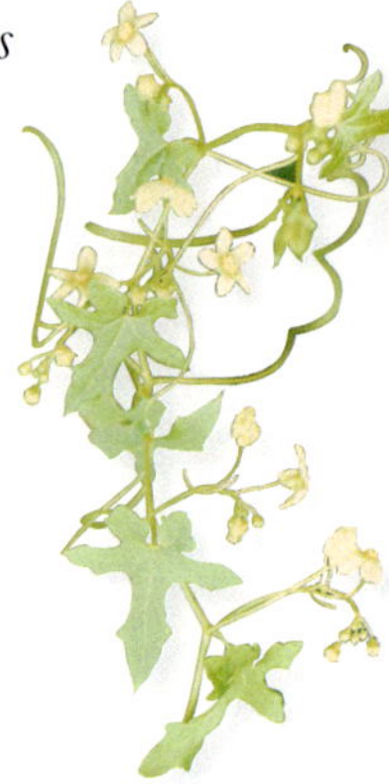

CI-DESSUS *De nombreux remèdes sont tirés de plantes communes comme la bryone.*

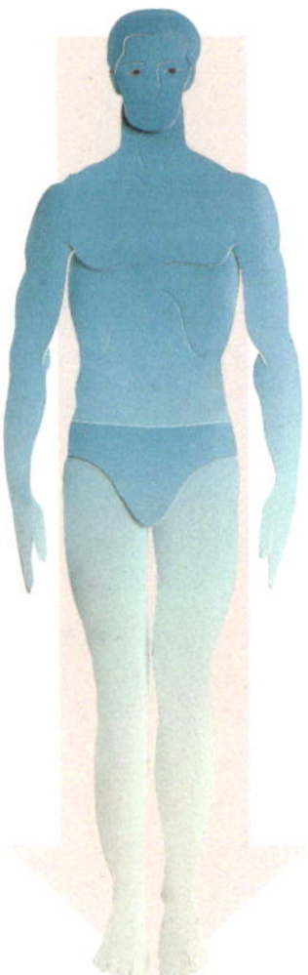

CI-DESSUS *Le processus de guérison débute par la partie supérieure du corps.*

Comparons le tableau descriptif de chaque remède (voir *p. 29) à une maison : certaines sont vastes, d'autres plus petites, mais chacune présente des caractéristiques particulières, ses propres « détails architecturaux ». La maison « tableau de symptômes » comprend différentes pièces, chacune représentant un état ou une affection spécifique que vous pouvez traiter par ce remède. Chaque pièce a ses particularités, mais celles-ci reflètent le caractère général de la maison : par exemple, la pièce « refroidissement commun » d'*Arsenicum *peut paraître à première vue tout à fait semblable à celle de* Natrum muriaticum *; pourtant, ces pièces restent conformes à leurs maisons respectives, sensiblement différentes. En vous familiarisant avec la Matière médicale, vous développerez une approche globale des remèdes et de leurs tableaux de symptômes. Dans un premier temps, ce chapitre détaillé explique les informations fournies pour chaque remède et énumère les symptômes physiques et psychiques qu'il traite. Il permet aussi de comparer entre eux des médicaments qui semblent soigner les mêmes symptômes.*

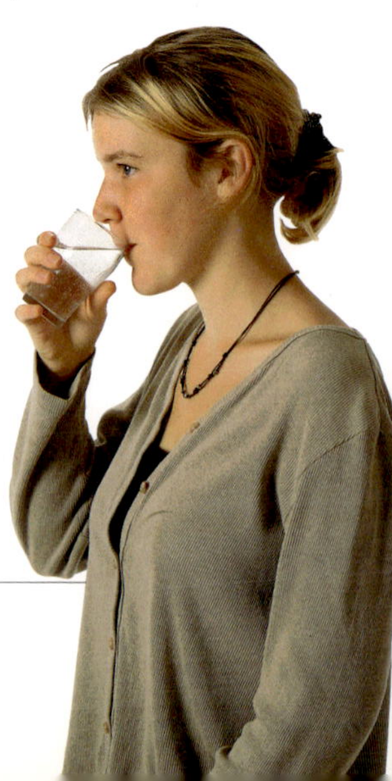

À DROITE *L'aversion ou le goût pour certaines boissons figurent dans les tableaux symptomatologiques.*

Comment utiliser la Matière médicale ?

Lorsque le Répertoire thérapeutique vous a orienté vers un remède particulier, la Matière médicale fournit, sous l'entrée correspondante, le descriptif complet du remède, introduit par un bref historique.

Figurent ensuite les indications générales, l'état psychique correspondant, ainsi que les modalités, et l'aversion ou l'attirance éprouvée pour certains aliments ou boissons.

À l'aide de symboles facilement compréhensibles, un récapitulatif rappelle les caractéristiques essentielles du remède. Un tableau de symptômes énumère les états spécifiques qui y réagissent le mieux.

Dans l'encadré Comparatif des remèdes, vous trouverez une étude comparative indiquant des symptômes approchants traités par d'autres remèdes.

Nom du remède
C'est la dénomination employée par les homéopathes et les pharmaciens. L'abréviation entre crochets est celle qui figure dans le Répertoire thérapeutique. Une introduction indique l'origine du remède, son mode de préparation homéopathique, ainsi que les symptômes qu'il traite.

Récapitulatif
Le tableau récapitulatif reprend les symptômes clés qui confirmeront votre décision dans un cas donné. Grâce à des symboles clairs, vous reconnaîtrez au premier coup d'œil les symptômes importants et les modalités.

Tableau des symptômes
Descriptif détaillé des symptômes. Il est peu probable que vos symptômes répondent à la description dans ses moindres détails, mais si vous constatez de fortes ressemblances sur un ou deux symptômes, vous êtes sur la bonne piste. L'énumération se fait toujours dans le même sens, de la tête aux pieds.

Indications générales
Ce sont les indications les plus courantes, un examen des principales caractéristiques du remède qui vous dira si vous êtes « à la bonne adresse ».

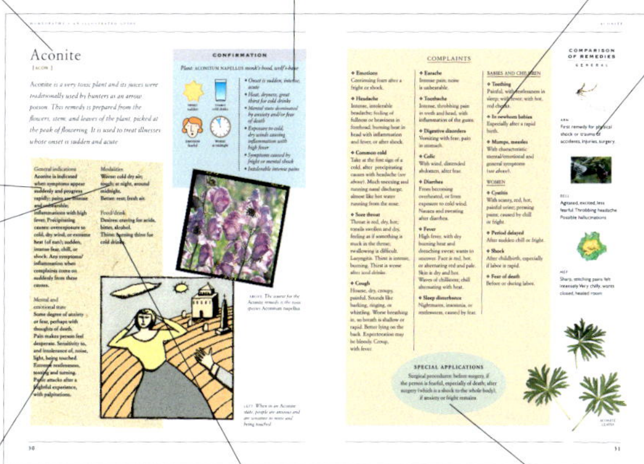

Comparatif des remèdes
Renvoit à d'autres remèdes voisins, qui pourraient vous sembler plus appropriés ; cette rubrique vous aidera à déterminer si cette « maison » est la bonne. En cas de doute, consultez la description complète d'un ou de plusieurs de ces remèdes.

Modalités
Ce sont les conditions entraînant une amélioration ou une aggravation des symptômes chez le malade. Consultez les modalités en même temps que les indications générales. Cette liste ne signifie pas que toutes les modalités sont valables pour vous.

État psychique
Cette rubrique vous renseigne sur « le caractère intime » du patient, une composante essentielle de la maladie. Si vos dispositions mentales et émotionnelles n'ont rien à voir avec cette description, il y a de fortes chances pour que vous vous soyez trompé d'adresse !

Aliments/boissons
Une forte envie, ou au contraire une aversion, pour un aliment ou une boisson en particulier, sont des indications qui vous aideront à déterminer si le remède est bien indiqué. Ces symptômes ne se manifestent pas toujours.

Applications spécifiques
Cette fenêtre apparaît pour certains remèdes : elle récapitule les usages spécifiques ou les circonstances dans lesquelles ils sont indiqués (intervention chirurgicale, voyage, etc.).

Aconitum

[ACON.]

L'aconit est une plante très toxique dont la sève était traditionnellement utilisée par les chasseurs pour empoisonner leurs flèches. Le remède, préparé à partir de la partie aérienne de la plante récoltée en période de floraison, est indiqué pour traiter les premiers symptômes des affections aiguës qui se déclarent brutalement.

RÉCAPITULATIF

Végétal : ACONITUM NAPELLUS *aconit tue-loup, char de Vénus*

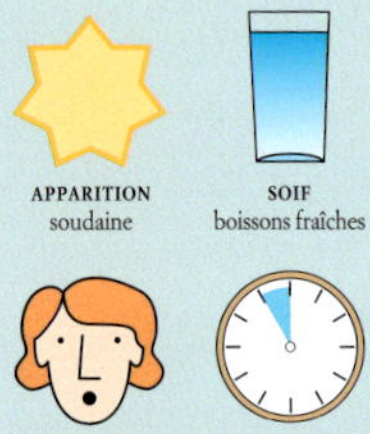

- *Apparition brutale, symptômes intenses, aigus*
- *État fébrile, dessèchement, soif de boissons fraîches*
- *Exposition à un vent froid et sec entraînant une inflammation aiguë avec forte fièvre*
- *Symptômes causés par le froid ou un choc psychique*
- *Douleurs intenses, insoutenables*

Indications générales

Apparition soudaine et progression rapide des symptômes ; douleurs intenses, intolérables ; inflammations accompagnées d'une forte fièvre. Causes de déclenchement : exposition prolongée à un vent froid et sec, ou au soleil ; frayeur intense et soudaine, émotion forte. Tout symptôme ou inflammation survenant brusquement en ces circonstances.

État psychique

Peur ou anxiété, éventuellement angoisse de la mort. Douleur inspirant le désespoir. Hypersensibilité et intolérance au bruit, à la lumière, au contact. Nervosité, sommeil agité. Accès de panique, palpitations après une peur soudaine.

Modalités

Aggravation : air froid et sec ; contact ; de nuit, aux environs de minuit. Amélioration : repos ; air frais.

Aliments / boissons

Envies : mets acides, amers, alcools. Boissons : grande soif de boissons fraîches.

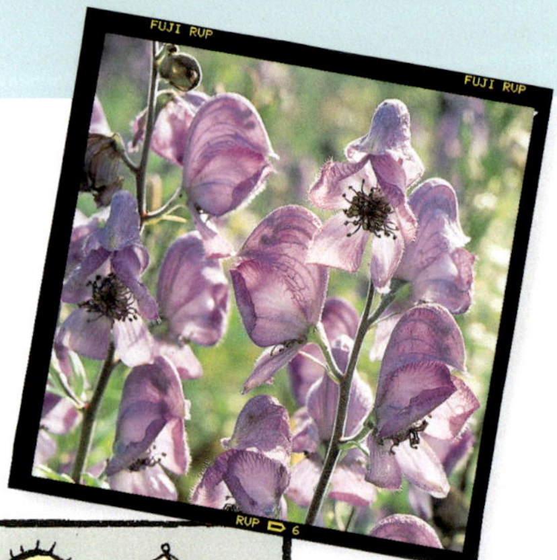

CI-DESSUS *Le remède est extrait de la plante vénéneuse* Aconitum napellus.

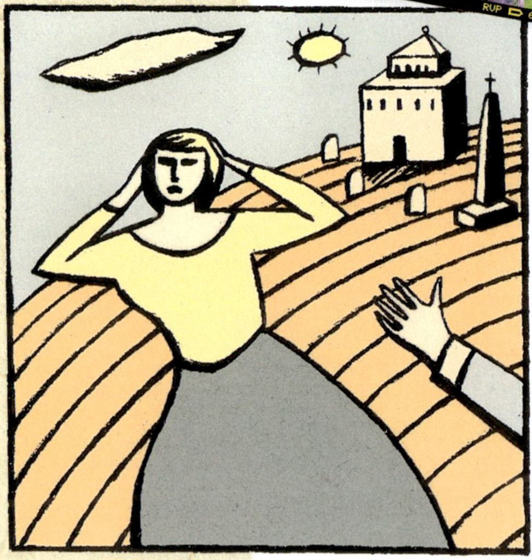

À GAUCHE Aconitum napellus *est associé à un état d'anxiété, à une intolérance au bruit et aux contacts.*

SYMPTÔMES

❖ **Émotions**
Peur persistante après une frayeur ou un choc.

❖ **Maux de tête**
Migraines particulièrement intenses, intolérables ; front lourd ou oppressé ; sensation de chaleur brûlante dans le crâne accompagnant une inflammation et un état fébrile, ou causée par un choc.

❖ **Rhume**
À prendre dès les premiers signes, notamment la migraine (*voir* plus haut), déclenchés par les causes décrites. Éternuements, écoulement nasal très liquide, brûlant.

❖ **Mal de gorge**
Gorge rouge, sèche, brûlante ; amygdales sèches et enflées, sensation de boule dans la gorge ; déglutition pénible. Laryngite. Soif intense, brûlante, qui augmente après une boisson glacée.

❖ **Toux**
Toux rauque et sèche, douloureuse, rappelant le croup. Comme un aboiement, un tintement, un sifflement. Difficultés respiratoires, souffle rapide, haletant, amélioration en position allongée sur le dos. Les expectorations peuvent contenir du sang. Croup, accompagné de fièvre.

❖ **Douleurs d'oreilles**
Douleur aiguë ; intolérance au bruit.

❖ **Mal de dents**
Douleurs intenses, lancinantes, dans les dents et la tête, avec inflammation des gencives.

❖ **Troubles digestifs**
Vomissements, angoisse ; douleurs d'estomac.

❖ **Colique**
Flatulences, distension de l'abdomen, causées par la peur.

❖ **Diarrhée**
Due à une exposition prolongée au soleil ou à un vent froid. Nausée et transpiration après chaque diarrhée.

❖ **État fébrile**
Forte fièvre, chaleur sèche et brûlante, et sueur abondante ; envie de se découvrir. Visage rouge, brûlant, ou rouge et pâle en alternance. Peau sèche et brûlante. Vagues de frissons. Alternance de chaud et froid.

❖ **Troubles du sommeil**
Cauchemars, insomnies ou nervosité, causés par l'angoisse.

ENFANTS ET NOURRISSONS

❖ **Poussée dentaire**
Douloureuse, avec un sommeil agité ; joues rouges et brûlantes.

❖ **Nouveau-nés**
Particulièrement après un accouchement rapide.

❖ **Rougeoles, oreillons**
Symptômes psychiques et physiques caractéristiques (*voir* plus haut).

FEMMES

❖ **Cystite**
Urines peu abondantes, rouges, brûlantes ; douleurs aiguës ; provoquée par le froid et la peur.

❖ **Règles retardées**
Suite à un refroidissement brutal ou à une frayeur.

❖ **État de choc**
Après un accouchement, surtout s'il est rapide.

❖ **Peur de la mort**
Avant ou pendant le travail.

APPLICATIONS SPÉCIFIQUES

Interventions chirurgicales : avant l'opération, si le patient a peur, tout spécialement de la mort ; après l'intervention (qui représente un traumatisme pour tout l'organisme) si l'anxiété ou la frayeur persiste.

COMPARATIF DES REMÈDES

GÉNÉRAL

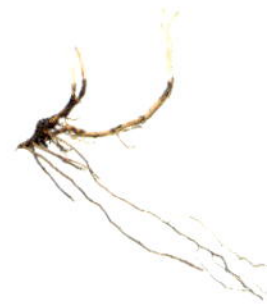

ARN.
Principal remède après un choc physique, un accident, une lésion, une intervention chirurgicale.

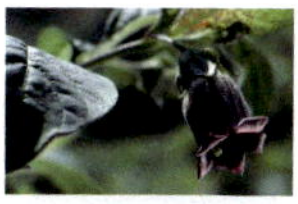

BELL.
Agitation, excitation, moins d'angoisse. Migraine lancinante. Parfois, hallucinations.

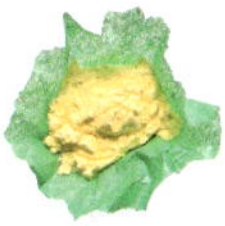

HEP.
Douleurs aiguës, intenses, piquantes ; grande sensibilité au froid ; envie d'une pièce close et chauffée.

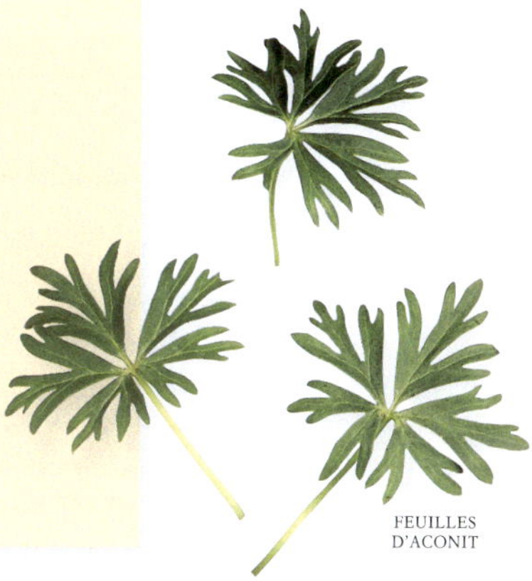

FEUILLES D'ACONIT

Allium cepa

[ALL-C.]

Préparé à partir de l'oignon, Allium cepa *est employé depuis longtemps en médecine traditionnelle pour ses propriétés curatives. Le bulbe frais est récolté en été, puis haché et broyé. La teinture s'obtient en mélangeant la préparation à une solution d'eau et d'alcool. Ce remède est indiqué pour les rhumes et les rhumes des foins.*

Indications générales
Agit sur les muqueuses de l'appareil respiratoire supérieur. Rhumes provoqués par un temps froid et humide. Œil larmoyant comme en hachant des oignons.

État psychique
Aucun symptôme notable.

Modalités
Aggravation : pièce chauffée ; temps froid et humide ; en soirée.
Amélioration : boissons fraîches dans une pièce chauffée ; pièce fraîche ; plein air.

Aliments / boissons
Envies : crudités (oignons en particuliers).

SYMPTÔMES

❖ Rhumes
Écoulement nasal abondant, liquide, âcre, irritant les narines et la lèvre supérieure ; parfois d'un seul côté. Migraine et front congestionné ; éternuements violents le matin au lever.

❖ Toux
Toux sèche et pénible, aggravée par l'air froid ; gorge douloureuse et larynx irrité.

❖ Affection de l'œil
Inflammation : brûlures, larmoiements, écoulement fluide non irritant.

❖ Rhume des foins
Mêmes symptômes que le rhume (*voir* ci-dessus) ; aggravé à la fin de l'été.

RÉCAPITULATIF

Végétal : ALLIUM CEPA *oignon commun*

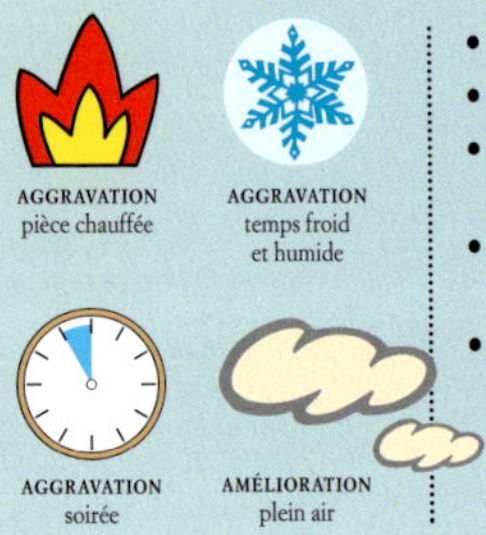

- *Rhumes et rhumes des foins*
- *Œil rouge, larmoyant*
- *Écoulement nasal fluide et non irritant*
- *Troubles provoqués par les temps froids et humides*
- *Aggravé par la chaleur et en soirée*

COMPARATIF DES REMÈDES

GÉNÉRAL

ACON.
Inflammations des yeux après exposition à un vent froid et sec. Les yeux sont rouges et secs.

ARS.
Écoulement nasal peu abondant et brûlant, irritant la lèvre supérieure. En général nervosité ; soif, mais par petites quantités.

EUPH.
Écoulement nasal fluide, yeux brûlants, irrités, larmoyants. Éternuements en salves.

GELS.
Apparition progressive des symptômes. Écoulement nasal liquide, âcre et brûlant, avec un nez pourtant congestionné et sec. Rhumes ou grippe par temps doux et humide.

NAT-M.
Début de rhume avec éternuements fréquents. Écoulement nasal liquide et peu abondant, ou filant, comme du blanc d'œuf, suivi de congestion nasale. Sécheresse en alternance avec un mucus abondant. Parfois gerçures autour de la bouche et du nez.

PULS.
Fréquents éternuements, écoulement nasal de mucus jaune verdâtre. Symptômes changeants. Le malade se plaint et réclame l'attention.

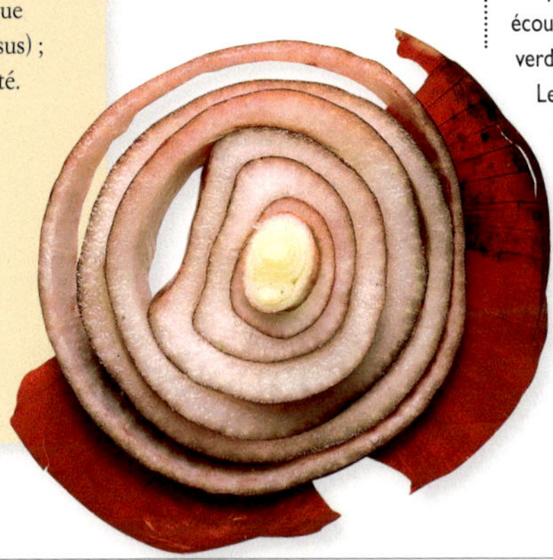

À GAUCHE Allium cepa *est extrait de l'oignon rouge commun.*

Aloe

[ALOE]

Remède traditionnel utilisé pendant l'Antiquité gréco-romaine contre les douleurs et les maladies de l'abdomen, cette plante est employée en homéopathie pour traiter la diarrhée, les hémorroïdes et l'indigestion. La teinture s'obtient à partir du jus des feuilles.

Indications générales
Agit sur les intestins et le rectum. Douleurs brûlantes. Symptômes de dysenterie.

Modalités
Aggravation : tôt le matin ; temps chaud ; ingestion de nourriture et de boissons. Amélioration : air frais en extérieur ; eau froide ; temps froid.

Aliments / boissons
Aucune envie ou aversion marquée.

SYMPTÔMES

❖ **Indigestion**
Abdomen chaud, lourd, ballonné. Flatulences très douloureuses, diarrhée (*voir* ci-dessous).

❖ **Diarrhée**
Envie pressante, selles liquides, émises en jets. Une sensation de faiblesse accompagne les gaz, comme si l'on perdait le contrôle des intestins. Incertitude entre selles et gaz. Selles liquides ou mi-solides, contenant du mucus, douloureuses. Envie impérieuse immédiatement après avoir mangé ou bu (notamment de la bière) ; tôt le matin. Selles et miction simultanées. Selles impossibles sans miction et vice versa.

❖ **Hémorroïdes**
Formation en grappes de raisin, douleur cuisante, soulagée par l'eau froide.

RÉCAPITULATIF

Végétal : ALOE SUCCOTRINA *aloès*

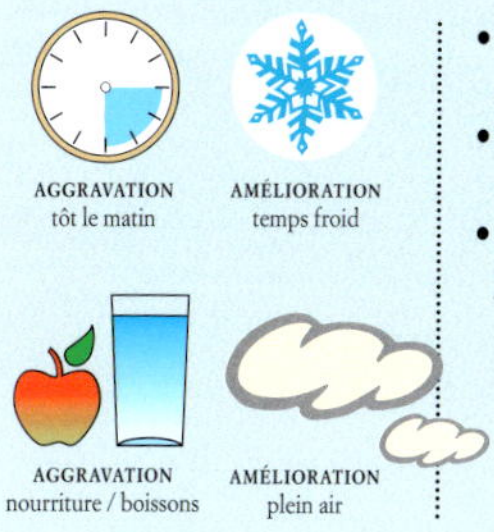

- *Selles peu consistantes émises en jets*
- *Aggravées après avoir mangé ou bu*
- *Amélioration par temps froid*

COMPARATIF DES REMÈDES

DIARRHÉE

ACON.
Diarrhée soudaine, après exposition à un vent sec et froid, ou suite à un choc, une frayeur. Les selles peuvent être verdâtres, d'une consistance rappelant un hachis d'herbes. Diarrhées liquides chez les enfants par grande chaleur. Indiqué également en cas de dysenterie.

ARS.
Remède spécialement indiqué en cas d'intoxication alimentaire. Le malade a des frissons, mais la diarrhée produit des douleurs brûlantes améliorées par la chaleur. Les douleurs cuisantes dans l'estomac, les intestins, le rectum, peuvent être soulagées en enveloppant le patient chaudement, ou par des applications chaudes. Écoulements brûlants peu abondants. État agité, anxieux, épuisement – disproportionné avec la maladie. Soif brûlante, mais par petites gorgées de boissons fraîches. Surexcitation.

PODO.
Selles bruyantes, émises en jets. Diarrhées accompagnant les poussées dentaires chez les nourrissons et les enfants.

CI-DESSOUS *L'aloès est une plante grasse tropicale originaire du continent africain.*

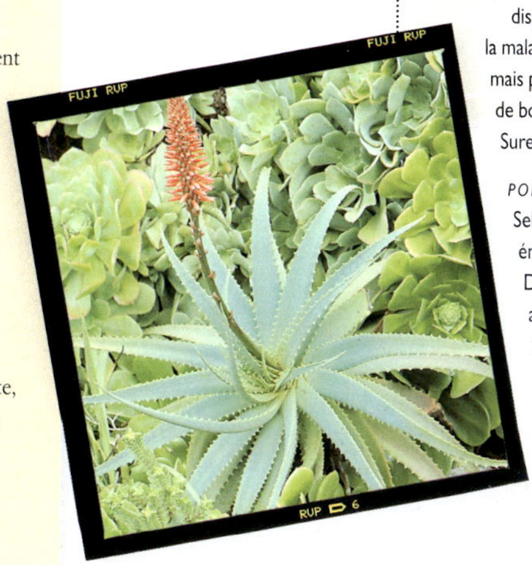

Antimonium tartaricum

[ANT-T.]

Remède préparé en chauffant de l'oxyde d'antimoine et du tartrate d'acide de potassium ; la teinture s'obtient par dissolution des cristaux formés ; utilisé pour le traitement des affections de poitrine, y compris la coqueluche. Connu en médecine traditionnelle pour ses propriétés expectorantes et émétiques.

RÉCAPITULATIF

Minéral : TARTUS EMETICUS *antimoniotartrate acide de potassium*

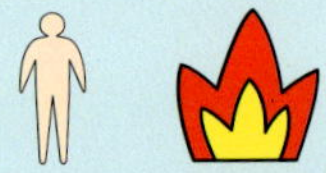

AMÉLIORATION position debout

AGGRAVATION pièce chaude et humide

- *Inflammation pulmonaire, avec état de grande faiblesse*
- *Expectoration difficile*
- *Vomissements*
- *Poitrine crépitante*

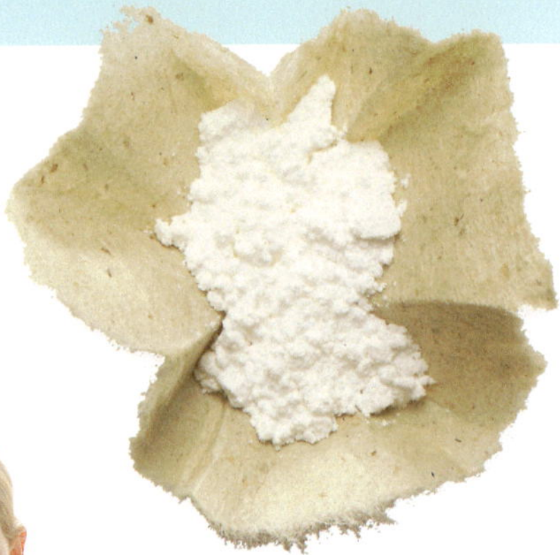

CI-DESSUS *L'origine d'*Antimonium tartaricum *est l'antimoniotartrate acide de potassium, une substance très toxique.*

Indications générales

Agit sur les muqueuses des bronches et des poumons. Indiqué en cas de faiblesse progressive, graduelle. Accumulation de sécrétions bronchiques abondantes, épaisses, crépitantes, que le malade expectore difficilement. Sueurs froides et grande somnolence.

État psychique

En raison de son abattement, le patient est apathique ou facilement contrarié, et préfère la solitude. L'enfant se plaint dès qu'on le touche.

Modalités

Aggravation : pièce chauffée ; humidité. Amélioration : position debout ; expectoration (toujours difficile).

Aliments / boissons

Envies : mets acides, particulièrement les pommes, qui aggravent l'état ; eau fraîche – souvent et par petites quantités.

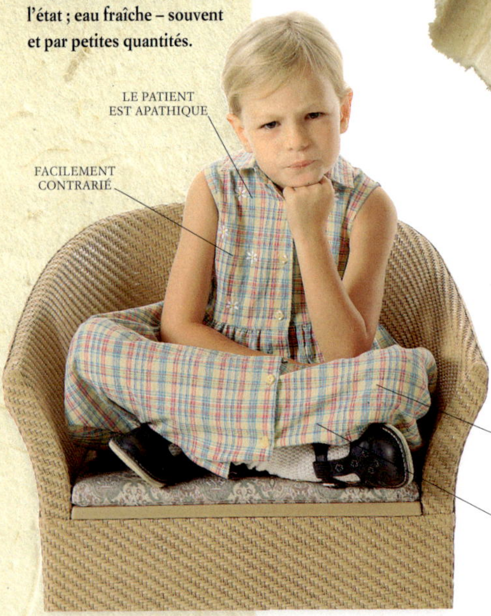
LE PATIENT EST APATHIQUE
FACILEMENT CONTRARIÉ
GÉMIT LORSQU'ON LE TOUCHE
BESOIN DE SOLITUDE

À DROITE *Le besoin de solitude et la réticence au contact sont des symptômes caractéristiques d'*Antimonium tartaricum.

SYMPTÔMES

❖ **Coqueluche, toux**
Toux rauque, crépitante. Souffle court, suffocation. Bronches encombrées, mais l'état de faiblesse rend l'expectoration difficile. Toux suivie de vomissements. Toux convulsive chez l'enfant. Gorge douloureuse, chatouillements provoquant la toux ; déglutition difficile ou impossible. État fébrile, pâleur, visage cyanosé, sensation de froid, sueur abondante.

❖ **Nausée**
Accompagnée de faiblesse et de sueurs froides.

❖ **État fébrile**
Transpiration abondante, sueurs froides.

NOURRISSONS

❖ **Respiration**
Difficultés respiratoires chez le nouveau-né.

❖ **Coqueluche**
(*Voir* ci-dessus.)

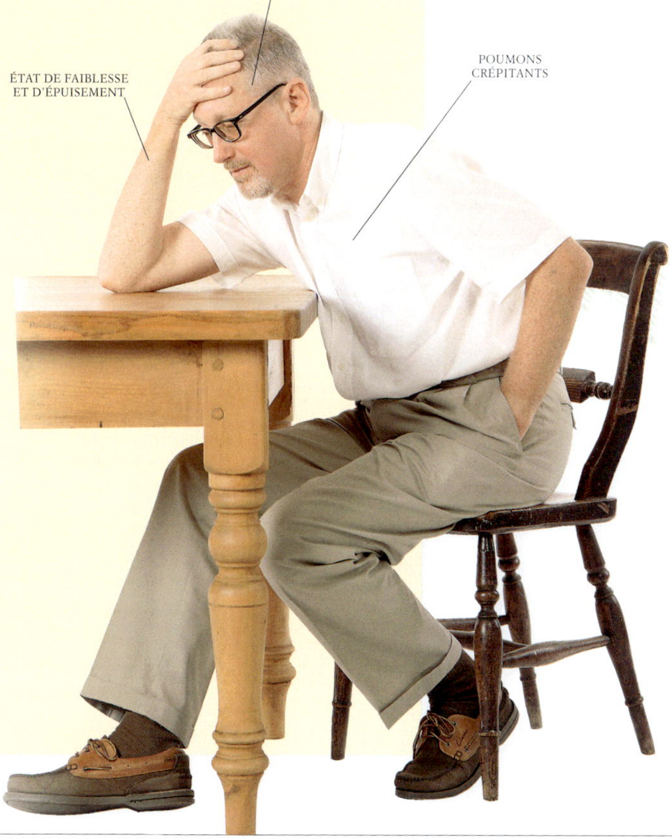

COMPARATIF DES REMÈDES

GÉNÉRAL

DROS.
Sensation de constriction, poitrine oppressée plutôt qu'encombrée de glaires. Toux d'irritation du larynx. Violentes quintes de toux suffocante ou aboyante. Toux convulsive chez l'enfant. Gorge douloureuse. Toux douloureuse, obligeant le malade à se tenir les côtes. Humeur agitée ou irritable. Coqueluche avec saignements de nez et sueurs froides. Aggravation des symptômes aux environs de minuit ou sous l'effet de la chaleur. Amélioration en plein air.

HEP.
Toux aboyante et suffocante. Aggravation très nette sous l'effet du froid – air, boisson, le moindre courant d'air. Toux précédée d'une douleur très pénible. Râle de poitrine, glaires très abondantes et jaunes, difficultés d'expectoration. Grande susceptibilité, hypersensibilité à toute influence extérieure. Ce remède est caractérisé par des douleurs aiguës et intenses.

IP.
Toux accompagnée de nausée ; ou encore suivie de vomissements, sans nausée. Absence de soif ; les boissons fraîches soulagent la toux. Toux suffocante, incessante et violente avec une expectoration difficile, pouvant entraîner nausées et saignements de nez.

SPONG.
Extrême sécheresse des muqueuses. Toux sèche, douloureuse, rauque. Absence de mucus, d'expectoration ou de glaires. Sommeil interrompu par une sensation d'anxiété et d'asphyxie. Les aliments et les boissons sucrées irritent la gorge, les boissons chaudes soulagent. Les symptômes se manifestent par temps froid et humide. Si *Acon.* reste sans effet, essayer *Spongia*, particulièrement en cas de croup.

À GAUCHE *Apathie et léthargie : symptômes clés d'*Antimonium tartaricum.

Apis mellifica

[APIS]

Depuis des siècles, l'abeille est source de nombreux remèdes, notamment dans le traitement des ulcères, brûlures et inflammations cutanées. Le médicament homéopathique se prépare à partir de l'abeille entière, dard inclus. On l'emploie pour soigner piqûres et morsures, allergies et inflammations.

RÉCAPITULATIF

Animal : APIS MELLIFICA *abeille*

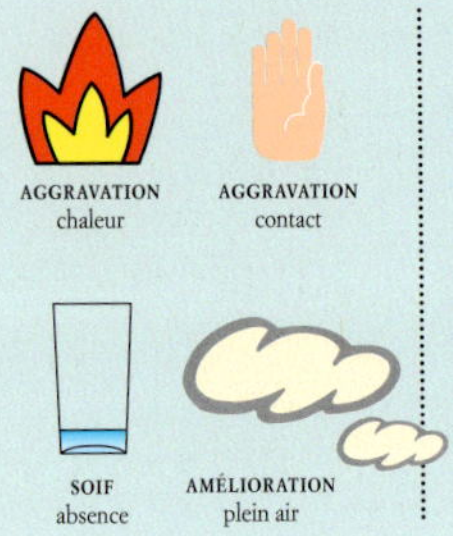

- *Sensation de chaleur, œdèmes rouges luisants*
- *Absence de soif*
- *Piqûres et morsures, allergies, inflammations*
- *Douleurs cuisantes et sensations de picotement, soulagées par le froid, aggravées par la chaleur*

Indications générales

Douleurs cuisantes et sensations de picotements sont caractéristiques. Les symptômes se concentrent sur le côté droit, ou apparaissent à droite pour se déplacer vers la gauche. Les parties du corps affectées sont enflées, d'un rouge luisant ; les symptômes évoluent rapidement. Le malade est agité et sensible au toucher. Sensation de chaleur, mais absence de soif. Allergies.

État psychique

Humeur craintive, plaintive, irritable, agitée, jalouse, susceptible. L'enfant refuse de se laisser toucher.

Modalités

Aggravation : la chaleur sous toutes ses formes – bain, atmosphère, température, feu, boissons, chaleur du lit ; contact ou pression. Amélioration : air frais, bains froids.

Aliments / boissons

Aversions : eau et boissons.

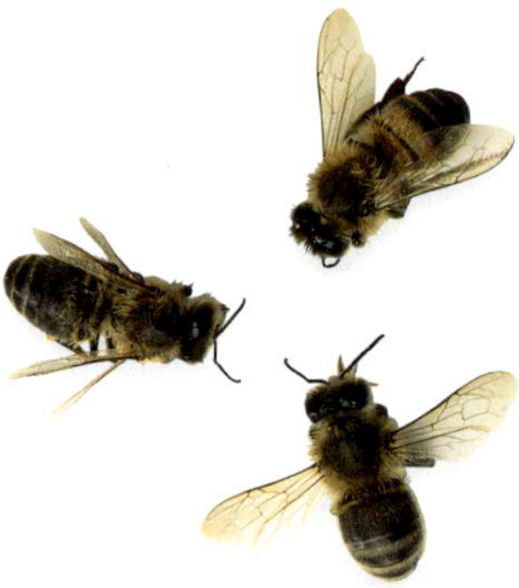

CI-DESSUS Apis mellifica *est extrait de l'abeille entière, dard inclus.*

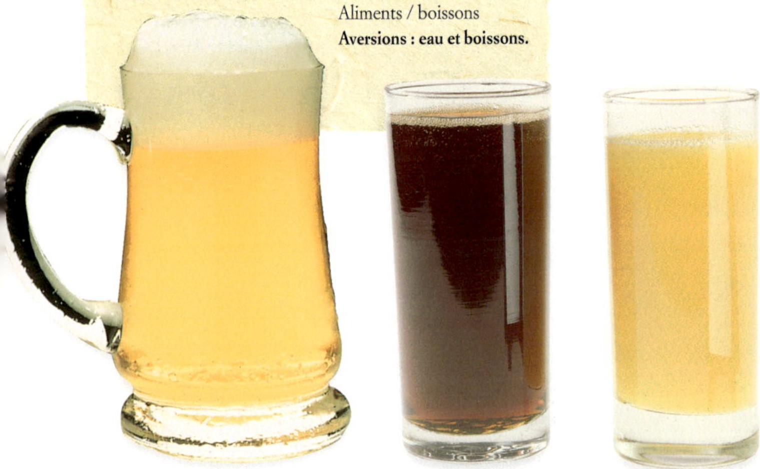

BIÈRE COCA-COLA JUS DE FRUIT

À GAUCHE *La pathogénésie du remède* Apis *comporte notamment l'aversion pour toutes sortes de boissons dont l'eau, les jus de fruit, les boissons alcoolisées, les sodas.*

SYMPTÔMES

❖ Émotions
Peur persistante après une frayeur ou un choc.

❖ Affections de l'œil
Pourtour de l'œil rouge et gonflé ; conjonctive rouge vif, enflée. Douleurs cuisantes, larmes brûlantes.

❖ Douleurs d'oreilles
Oreille externe rouge, enflammée, douloureuse ; douleurs perçantes. Les deux oreilles sont rouges et enflées.

❖ Amygdalite
Gorge enflée à l'intérieur et à l'extérieur. Amygdales enflées, brûlantes, rouges ou violacées, avec une déglutition très douloureuse. Les boissons froides ont un effet apaisant.

❖ Cystite
Rétention d'urine. Douleurs cuisantes après avoir uriné. Urine peu abondante et foncée.

❖ Zona
Ganglions enflés avec élancements. De grosses vésicules apparaissent par temps froid. Aggravé par la chaleur, amélioration par des applications froides.

❖ Urticaire, allergies
Toute réaction allergique se manifestant par un gonflement, une peau rouge, luisante, très sensible, douloureuse et/ou sèche, chaude et enflée. Éruption de plaques rouges (urticaire) qui démangent ou sont douloureuses. Visage rouge, chaud, enflé, bouffi ; ou bien cireux, pâle, enflé.

❖ Piqûres d'insectes
Effet produit par toute piqûre d'insecte laissant une plaque brûlante, rouge et luisante sur la peau. Démangeaisons, brûlures, ou douleurs cuisantes calmées par des applications froides et aggravées par la chaleur.

❖ Douleurs articulaires
Sensation de meurtrissure aux articulations, qui sont rouges, luisantes et brûlantes ; douleurs cuisantes ; aggravation sous l'effet de la chaleur.

❖ État fébrile
Chaleur brûlante ; alternance de poussées de chaleur et de frissons ; absence de soif pendant la fièvre, soif avec les frissons ; envie de se découvrir ; certaines parties du corps sont chaudes, d'autres froides.

ENFANTS

❖ Rougeole
Éruption lente. Symptômes psychiques, cutanés et fébrilité d'*Apis*.

❖ Oreillons
Symptômes psychiques et physiques généraux d'*Apis*.

HOMMES

❖ Prostate
Hypertrophie de la prostate, douleurs urinaires.

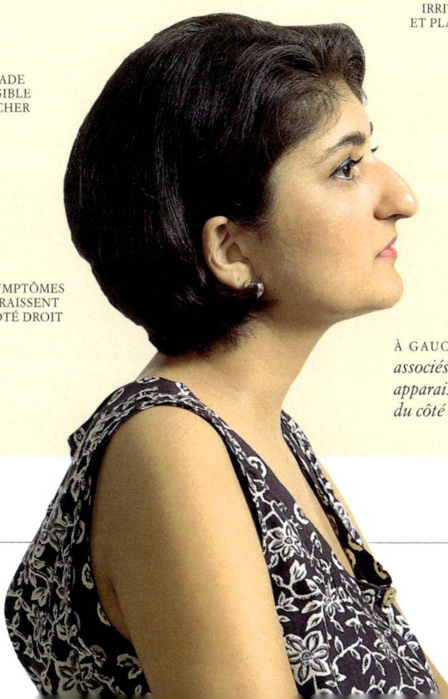
HUMEUR IRRITABLE ET PLAINTIVE
LE MALADE EST SENSIBLE AU TOUCHER
AVERSION POUR LES BOISSONS ET POUR L'EAU
LES SYMPTÔMES APPARAISSENT DU CÔTÉ DROIT

À GAUCHE *Les symptômes associés à ce remède apparaissent généralement du côté droit.*

COMPARATIF DES REMÈDES

GÉNÉRAL

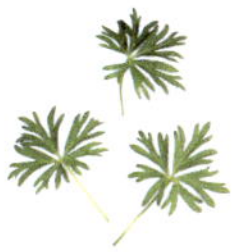

ACON.
Inflammations après exposition à un vent froid et sec, ou symptômes provoqués par un choc.

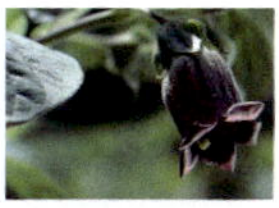

BELL.
Douleurs lancinantes plutôt que douleurs cuisantes d'*Apis*. Pupilles dilatées et brillantes ; symptômes psychiques violents. Envie de citron.

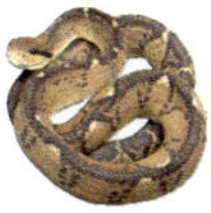

LACH.
Latéralité gauche, pas de gonflement, plus indiqué pour les écoulements, colorations (gorge, peau) rouges ou violacées.

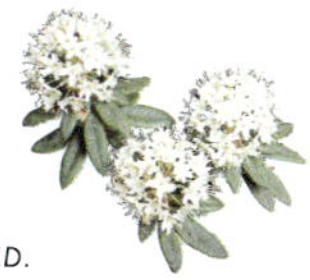

LED.
Piqûres, lésions avec sensation de froid, mais améliorées par des applications froides.

Argentum nitricum

[ARG-N.]

Préparé à partir de cristaux purs de nitrate d'argent. Arg-n. *s'emploie pour traiter la nervosité et s'adresse tout particulièrement aux personnes sujettes à l'anxiété en période d'examens ou au trac. Autrefois utilisé pour cautériser les plaies.*

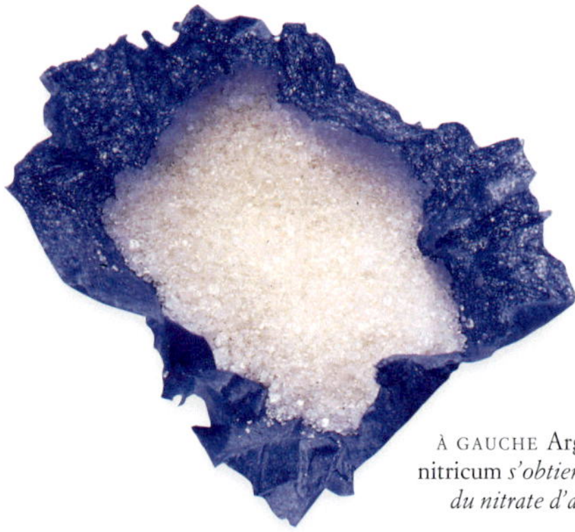

À GAUCHE Argentum nitricum *s'obtient à partir du nitrate d'argent.*

Indications générales

Surmenage intellectuel, études intensives, avec anxiété avant une échéance particulière : examens, intervention en public. Accompagné de tremblements, de faiblesse et de nervosité. Le malade est agité et impulsif, impatient, fébrile dans ses gestes et son élocution. Éventuellement, désir de sucreries, suivi aussitôt de diarrhée présentant l'aspect d'épinards hachés. Tempéraments généralement sanguins, mal à l'aise dans une pièce bondée et surchauffée, plus calmes en plein air.

État psychique

Le patient est impulsif, pressé, nerveux, anxieux ; il appréhende les épreuves ; redoute le pire ; peur de la foule, des grands bâtiments ; claustrophobie.

Modalités

Aggravation : anxiété avant des examens ou une intervention en public ; surmenage ; nourriture et alcool ; les sucreries provoquent la diarrhée.
Amélioration : compagnie ; fraîcheur (air et eau) ; brise sur le visage.

Aliments / boissons

Envies : sel, mets salés, sucre (qui aggravent l'état) ; boissons fraîches.
Aversion : sucreries, fromage.

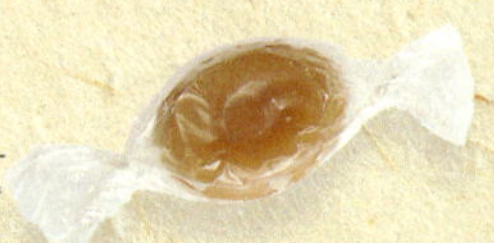

À DROITE *La pathogénésie d'*Arg-n. *est caractérisée par une forte réaction aux sucreries.*

RÉCAPITULATIF

Minéral : NITRATE D'ARGENT

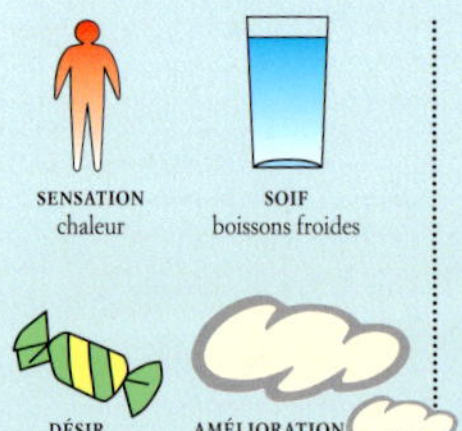

- *Anxiétés diverses, en particulier avant des événements importants ; nervosité, impatience, comportement impulsif*
- *Envies de sucre / sucreries, causant aussitôt une distension de l'abdomen, la diarrhée, des flatulences et des renvois sonores*
- *Tempéraments sanguins avec un besoin marqué d'air frais*

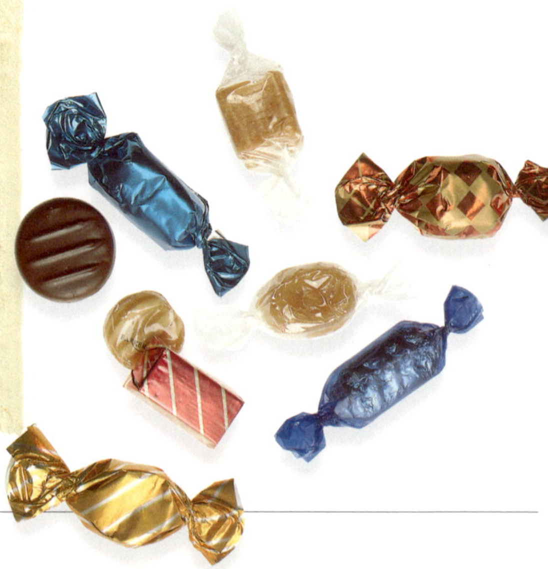

SYMPTÔMES

❖ Troubles émotionnels
Forte appréhension avant les examens, épreuves et présentations en public. Hyperactivité chez l'enfant.

❖ Maux de tête
Céphalées nerveuses, sensation d'avoir la tête dans un étau. Maux de tête suivis de vomissements. Migraines.

❖ Affections de l'œil
Les yeux sont fatigués et douloureux (après un travail intense), soulagés par une pression, ou en fermant les paupières. Conjonctivite aiguë : le coin de l'œil est rouge et enflé, écoulements abondants et purulents.

❖ Maux de gorge
Douleur : sensation d'avoir une écharde dans la gorge. Laryngite avant de parler en public.

❖ Troubles de la digestion
Perte d'appétit ; ou bon appétit, mais aucun aliment ne convient.

❖ Ulcères à l'estomac
Douleur localisée en un point, qui irradie dans toutes les directions ; l'ulcère est aggravé par l'ingestion d'aliments froids ; l'ingestion de nourriture atténue la nausée mais augmente la douleur d'estomac.

❖ Flatulences
Distension de l'abdomen avec flatulences et renvois sonores et explosifs, vers le haut et vers le bas.

❖ Diarrhée, constipation
Diarrhée provoquée par les émotions, les sucreries ; alternance de diarrhée et de constipation (irritabilité des intestins).

❖ Tremblements, faiblesse
Tremblement des mains ; faiblesse dans les bras et dans les jambes ; contractures dans les mollets. Accompagne les troubles émotionnels ou autres symptômes.

ENFANTS

❖ Hyperactivité
L'enfant est extrêmement impulsif, agit sans réfléchir. Ce comportement précède souvent un événement important ou un examen.

CI-DESSOUS *Un symptôme clé d'*Arg-n. *: le trac avant une apparition en public.*

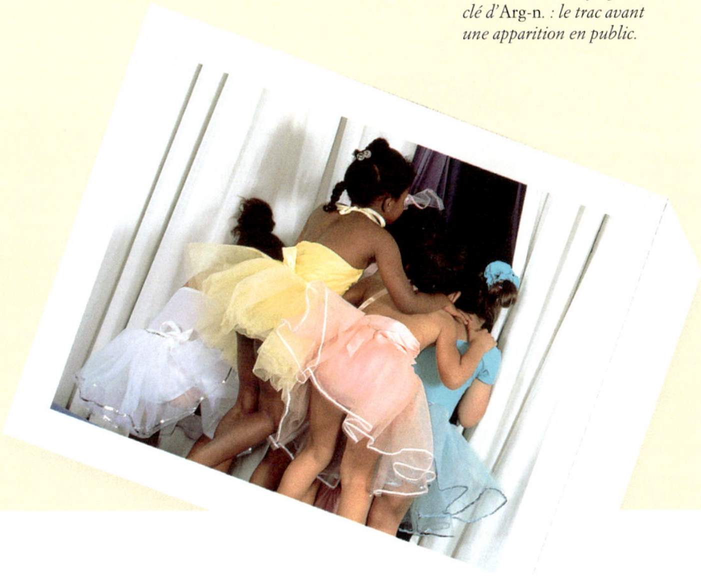

COMPARATIF DES REMÈDES

ANXIÉTÉ PAR ANTICIPATION

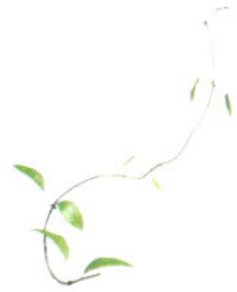

GELS.
Trac. La personne est prostrée ou paralysée par la peur de l'examen ou d'une épreuve. Faiblesse, tremblements, perte de mémoire due à la surexcitation. Ces émotions sont accompagnées d'une diarrhée nerveuse, indolore, avec des selles jaunes ou verdâtres.

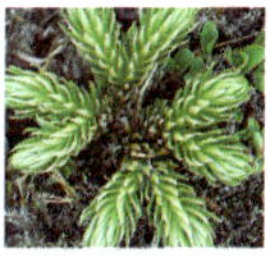

LYC.
Personne frileuse, mal assurée, mais tyran domestique. Désir de sucreries qui n'entraîne pas d'effets néfastes comme pour *Arg-n.* Aggravation entre 3 et 4 heures du matin et entre 16 et 20 heures. L'anxiété peut se répercuter sur l'estomac, avec perte de l'appétit, ou bien des ballonnements après avoir mangé, même peu. Tendance à la constipation plutôt qu'à la diarrhée.

Arnica

[ARN.]

L'arnica (arnica des montagnes) pousse dans les montagnes d'Europe et en Sibérie. Le remède est extrait de la plante entière, racines incluses. En homéopathie, on l'utilise pour les premiers secours, pour traiter spécialement chocs et traumatismes. Le gel d'arnica s'applique également sur les contusions et les bosses.

RÉCAPITULATIF

Végétal : ARNICA MONTANA *arnica des montagnes, tabac des Vosges, plantain des Alpes, herbe-aux-pêcheurs*

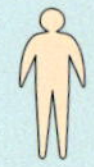

SENSATION
froid

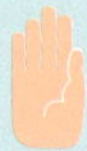

AGGRAVATION
contact

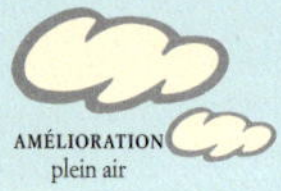

AMÉLIORATION
plein air

- *Traumatisme – général ou partiel*
- *Lésions mécaniques*
- *Peur d'être touché, approché*
- *Douleur, meurtrissure*

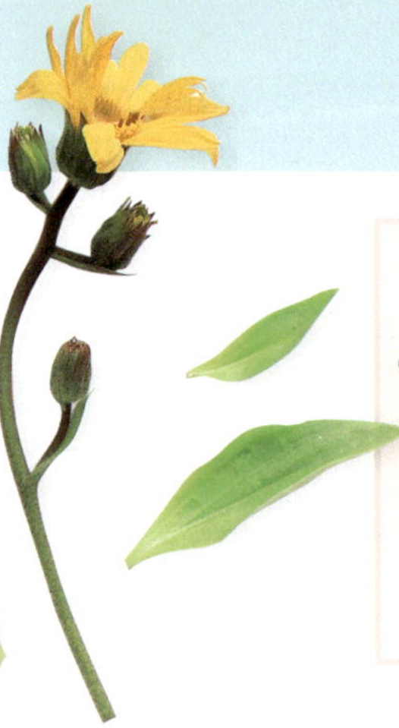

Indications générales

En cas de traumatisme, lésion, ou de toute tension physique grave ou bénigne, pensez à *Arnica* : accident de voiture, fractures, chutes, suites opératoires. Douleur, contusion interne ou externe (même un lit paraît trop dur). En cas de contusion tissulaire ou articulaire, ce remède contribue à résorber les bosses et à calmer les inflammations.

État psychique

Le malade craint généralement qu'on l'approche (en particulier le médecin), ou que l'on touche la blessure – une réaction typique consiste à dire que tout va bien et à vouloir rester seul.

Modalités

Aggravation : heurt, contact ; pendant le travail et après l'accouchement ; surmenage ; au réveil ou après le repas. Amélioration : position allongée, la tête en bas ; plein air ; bains froids ; changements de posture.

Aliments / boissons

**Envies : boissons amères, alcool, bière.
Aversions : viandes ; tabac.**

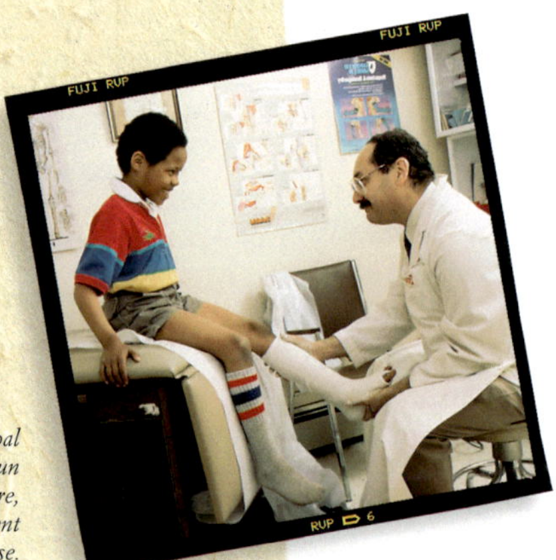

À DROITE Arnica *est le principal remède indiqué après un traumatisme ou une blessure, tout particulièrement une fracture osseuse.*

AVERTISSEMENT

On emploie couramment le gel d'*Arnica* en cas de contusions. Cependant, ce gel à usage externe ne s'applique jamais sur une plaie ouverte.

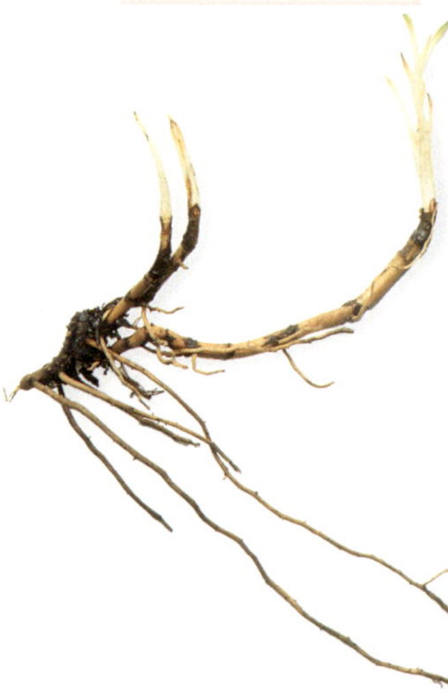

SYMPTÔMES

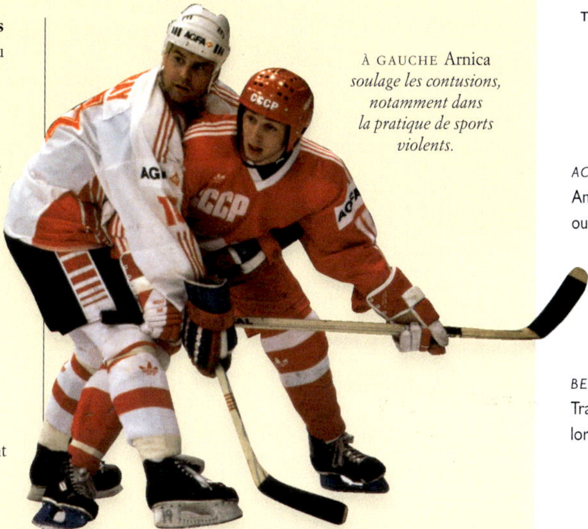

À GAUCHE Arnica *soulage les contusions, notamment dans la pratique de sports violents.*

❖ Troubles émotionnels
Après un choc physique ou mental.

❖ Maux de tête
Migraine provoquée par un coup à la tête. Le visage est chaud alors que les membres sont froids. *Arn.* peut s'administrer pour n'importe quel choc à la tête.

❖ Perte de la vision
Après un coup sur l'œil.

❖ Saignements de nez
Après un coup sur le nez. Saignements accompagnant la coqueluche.

❖ Douleurs dentaires, saignement des gencives
Douleurs causées par un choc à la tête ou une extraction de dent. Saignements des gencives après des soins dentaires, une extraction.

❖ Contusions, démangeaisons
La peau marque facilement ; ecchymoses ; rougeole. *Arnica* s'utilise en gel sur des contusions locales, mais ne doit pas s'appliquer sur une plaie ouverte.

❖ Lésions et blessures
Chutes, coups, contusions, entorses ou luxations musculaires, articulaires, osseuses et tissulaires. Surmenage, épuisement dû à l'excès de sport ou d'exercice. Tout ou partie du corps endolori, meurtri, comme battu. Hémorragies, ecchymoses.

APPLICATIONS SPÉCIFIQUES

Renforce l'organisme avant une intervention chirurgicale ; contribue au rétablissement postopératoire. Les premiers soins suivant immédiatement le traumatisme ou l'opération peuvent laisser place à d'autres remèdes selon la nature de l'intervention et les indications spécifiques.

FEMMES

❖ Grossesse
Risque de fausse couche suite à une chute ; corps endolori pendant la grossesse ou l'accouchement ; mal de dos pendant la grossesse ; suite de couches.

❖ Accouchement
Douleurs causées par l'allaitement ; suites de couches ; faiblesse et interruption lors du travail.

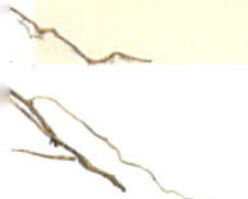

COMPARATIF DES REMÈDES

LÉSIONS ET TRAUMATISMES

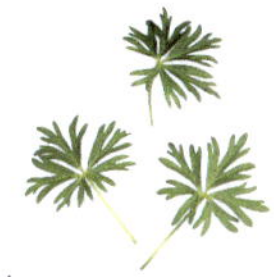

ACON.
Anxiété après un choc ou une frayeur.

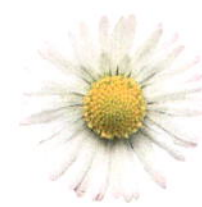

BELL-P.
Traumatisme profond des tissus lorsque *Arn.* est inefficace.

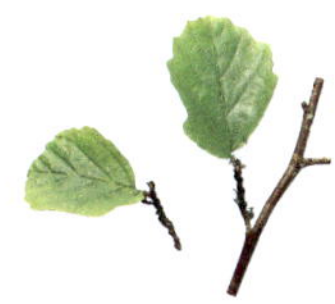

HAM.
Contusions douloureuses, aggravées par le contact. Peut prendre le relais d'*Arn.* lorsque la douleur persiste.

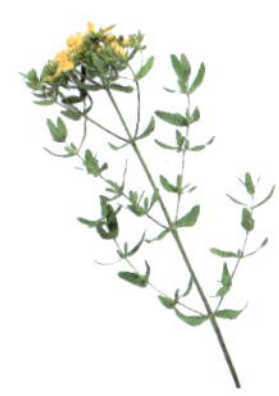

HYP.
Traumatisme nerveux et des tissus nerveux ; lésions cérébro-spinales.

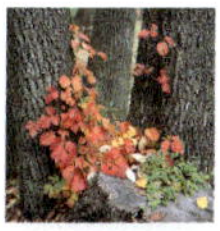

RHUS T.
Après *Arn.* pour les entorses et les douleurs musculaires et articulaires lorsqu'un mouvement constant contribue à une amélioration.

Arsenicum album

[ARS.]

Poison bien connu, l'arsenic est mortel à haute dose. Le remède homéopathique s'obtient en chauffant des arséniures de fer, de nickel et de cobalt, diluées ensuite par trituration. On l'utilise pour traiter les troubles digestifs et la fièvre. Traditionnellement, il était employé dans le traitement de la syphilis.

RÉCAPITULATIF

Minéral : TRIOXYDE D'ARSENIC *anhydride arsénieux*

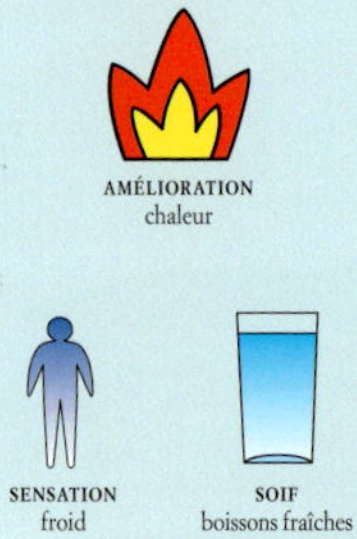

- *Anxiété, désespoir, humeur tracassière*
- *Frissons et douleurs cuisantes soulagées par la chaleur*
- *Faiblesse et agitation ; inconfort permanent*
- *Soif fréquente de petites quantités*
- *Aggravation entre 1 et 2 heures du matin*

Indications générales

En cas d'affection aiguë, ce remède agit sur le système nerveux. Anxiété, agitation ; les muqueuses produisent des sécrétions fluides, âcres et peu abondantes. Faiblesse soudaine et prostration disproportionnées avec la gravité de la maladie. Le malade est frileux et ressent des douleurs cuisantes, comme des aiguilles brûlantes, améliorées par des applications chaudes. Troubles digestifs, comme pour un empoisonnement. Pâleur, visage anxieux, couvert de sueur froide. Spécialement indiqué en cas d'intoxication alimentaire.

État psychique

Hypersensible, exigeant, tracassier, insatisfait, le malade exprime sa peur de la mort et de la maladie. Extrêmement agité, il ne tient pas en place et change continuellement de position ; l'enfant veut être porté, refuse de s'asseoir et de rester seul.

Modalités

Aggravation : air, boissons, aliments froids, glaces ; après minuit, entre 1 et 2 heures du matin ; alcool ; surmenage. Amélioration : chaleur ; marche (mouvements) ; compagnie.

Aliments / boissons

Envies : boissons et nourriture chaudes ; olives ou huile d'olive. Aversions : nourriture et odeur de nourriture ; froid. Soif : soif fréquente de petites gorgées d'eau fraîche ou glacée, qui aggravent l'état.

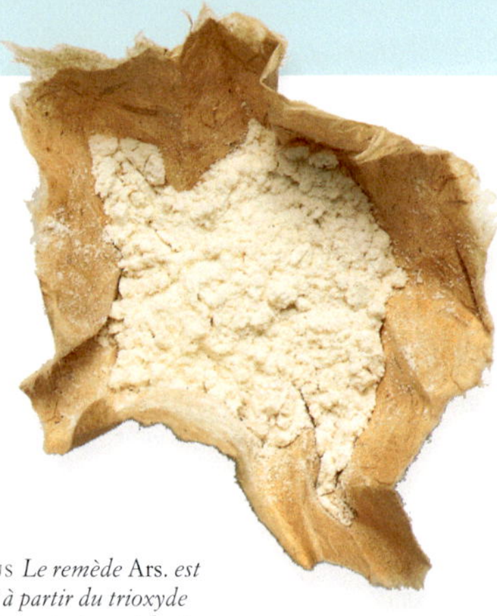

CI-DESSUS *Le remède* Ars. *est préparé à partir du trioxyde d'arsenic, un poison violent.*

CI-DESSOUS Ars. *est associé à l'angoisse de la mort et de la maladie.*

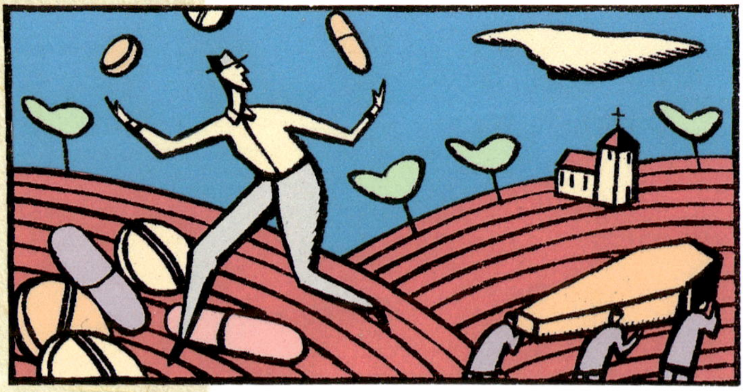

SYMPTÔMES

❖ Rhume
Sensation de nez bouché, avec pourtant un écoulement fluide, brûlant, irritant la lèvre supérieure. Les éternuements n'apportent aucune amélioration ; éternuements et coryza.

❖ Maux de gorge
Gorge enflée, constriction et douleur brûlante.

❖ Rhume des foins
Symptômes psychiques et généraux caractéristiques d'*Ars.* associés à ceux du rhume (*voir ci-dessus* – Rhume).

❖ Toux
Souffle court ; respiration sifflante, obligeant à s'asseoir ; alternance de toux sèche et grasse, sèche la nuit, imposant de s'asseoir, aggravée par les boissons. Expectoration rare. Visage anxieux, cyanosé, couvert de sueur froide.

❖ État grippal
Symptômes du rhume, fièvre et/ou accompagnés de toux.

❖ Troubles digestifs
Perte d'appétit, ou envies de mets acides. La vue, l'odeur ou l'idée de nourriture sont insupportables. Douleur brûlante soulagée par le lait sucré ; brûlures d'estomac ; vomissements. Mauvaise haleine ; douleurs brûlantes tenaillant l'abdomen, soulagées par la chaleur. Douleurs violentes ; inconfort permanent, incapacité à rester en place, angoisse.

❖ Vomissements douloureux
Symptômes de l'intoxication alimentaire, accompagnés de nausées, vomissements, diarrhées. Soif d'eau glacée, immédiatement rejetée. Troubles digestifs lors de voyages à l'étranger.

❖ Diarrhée
Abondante, brûlante, d'aliments non digérés ; sensation de faiblesse. Selles vertes, grisâtres, claires ; nauséabondes, liquides.

❖ Rétention d'urine
Urine brûlante et peu abondante.

❖ Démangeaisons, urticaire
Urticaire causé par les fruits de mer. Rougeole : démangeaisons violentes dues aux macules. Associé aux symptômes généraux, psychiques et de fébrilité d'*Arsenicum*.

❖ Fièvre
Froid au toucher, mais brûlant intérieurement. Le malade est frileux, mais se sent mieux en plein air. Frissons, tremblements ; envies de boissons chaudes. Sensation de feu dans les veines. Fièvre élevée. Grande soif et transpiration, difficultés respiratoires, prostration ; sensation d'être tour à tour glacé et brûlant. Fièvre intermittente ; fièvre jaune.

FEMMES

❖ Rétention d'urine
Après l'accouchement, sensation de paralysie de la vessie.

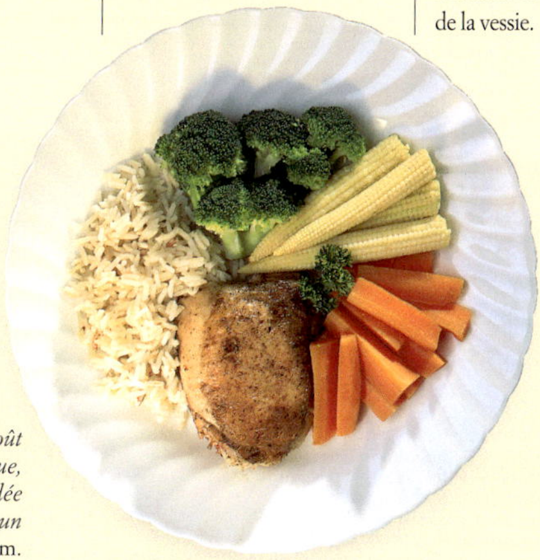

À DROITE *Le dégoût provoqué par la vue, l'odeur où même l'idée de nourriture est un symptôme d'*Arsenicum.

COMPARATIF DES REMÈDES

GÉNÉRAL

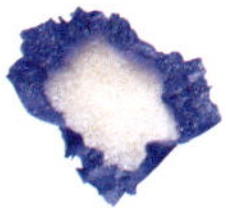

ARG-N.
Anxiété plutôt par anticipation d'un événement. Diarrhée avec davantage de flatulences.

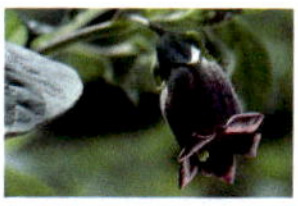

BELL.
Sensation de brûler intérieurement ; désir d'applications froides ; aggravée par la chaleur.

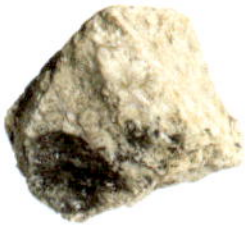

PHOS.
Meilleure disposition, comportement moins exigeant, plus conciliant. Désir de boissons / nourritures froides.

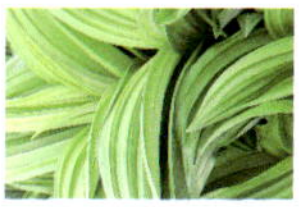

VERAT.
Sueurs glacées, vomissements accompagnés de diarrhées. Désir de fruits acides et de boissons fraîches.

Belladonna

[BELL.]

La belladone, connue sous le nom de belle-dame, était l'ingrédient traditionnel des breuvages concoctés par les sorcières du Moyen Âge. En homéopathie, la plante entière est récoltée en période de floraison, puis macérée dans l'alcool pour donner une teinture.

RÉCAPITULATIF

Végétal : ATROPA BELLADONNA *belladone, herbe empoisonnée*

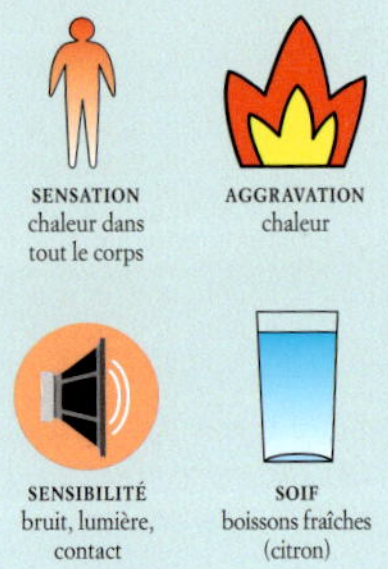

- *Apparition soudaine, violente*
- *Rougeur, chaleur, dessèchement*
- *Inflammations*
- *Forte fièvre*
- *Latéralité droite*
- *Sens exacerbés : hallucinations, terreurs nocturnes*

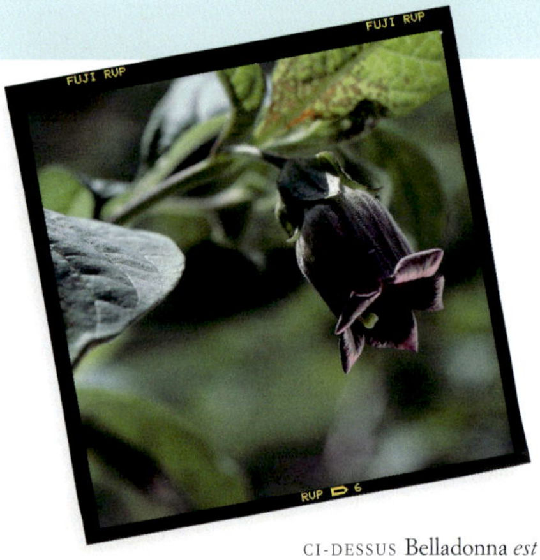

CI-DESSUS Belladonna *est extrait d'une plante extrêmement toxique.*

Indications générales

Agit sur le système nerveux, le cerveau, la circulation, les muqueuses. Début violent et brutal. Inflammations caractérisées par une sensation de chaleur brûlante, de sécheresse, rougeur. Inflammations locales marquées par une rougeur ou des stries rouges. Pupilles dilatées ; regard fixe et brillant. Chaleurs localisées, sécrétions. Accès épisodiques de névralgies aiguës. Douleurs lancinantes, aiguës, élancements. Spasmes. Symptômes affectant le côté droit. Convient aux constitutions solides, par exemple les enfants, qui tombent soudain gravement malades.

État psychique

Hypersensibilité ; délire violent, excitation, cris. Agitation ; comportement violent, au point de mordre et de frapper ; hallucinations, terreurs nocturnes.

Modalités

Aggravation : soleil ; courants d'air, ou froid et humidité sur la tête ; lumière, bruit, sons discordants (le système nerveux est affecté) ; contact, mouvement. Réticence à regarder les objets brillants. Amélioration : lumière tamisée, alitement ; pièce sombre, chaude ; position debout ou assise.

Aliments / boissons

Désir : citronnade, citron, bière, boissons fraîches. Aversions : café, alcool ; odeur de nourriture. Soif : eau froide, sauf pendant la fièvre.

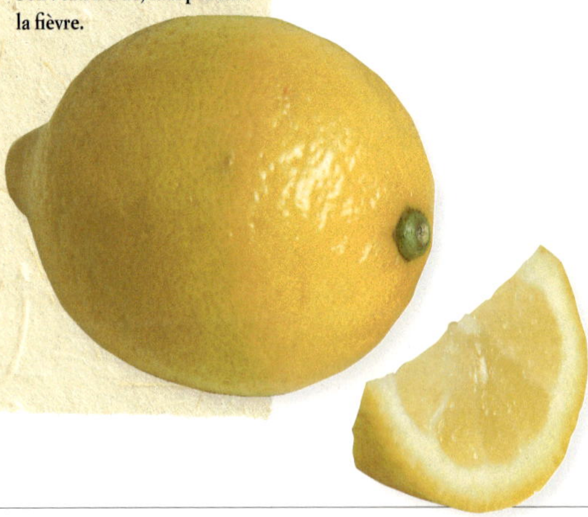

À GAUCHE *État caractérisé par un désir de citronnade et de citron.*

SYMPTÔMES

❖ Rhume
Maux de tête (*voir ci-dessous*), gorge rouge, douloureuse, sèche, ganglions enflés.

❖ Maux de tête
Migraines lancinantes, battantes, aggravées par le mouvement. Soulagées par la pression des mains. Le malade roule la tête, se tire les cheveux. Migraines provoquées par une trop longue exposition au soleil.

❖ Affections de l'œil
Conjonctive rouge ; photophobie. Œil injecté de sang, brûlant et sec ; larmoiement. Symptômes accompagnant un rhume ou une fièvre.

❖ Douleur d'oreilles
Inflammation douloureuse de l'oreille moyenne, droite en particulier. Délire provoqué par la douleur. Les oreilles sont rouges, brûlantes, avec des élancements. La douleur se propage sur toute la face.

❖ Maux de gorge
Gorge sèche et brûlante. Amygdalite, spécialement du côté droit ; présence possible de stries rouges. Déglutition difficile. Laryngite.

❖ Toux
Irritante, spasmodique, sèche, aboyante. Coqueluche, avec douleur d'estomac précédant les quintes. L'enfant pleure avant de tousser. Larynx très douloureux.

❖ Troubles digestifs
Rejet de toute nourriture. Abdomen distendu et chaud, qui réagit au moindre contact (même celui du pyjama).

❖ Abcès
Peau rouge, luisante, sèche et brûlante. Accompagne les inflammations et la fièvre.

❖ Troubles du sommeil
Sommeil très agité ; cauchemars ; terreurs nocturnes (vision de monstres sur le lit les yeux fermés, par exemple).

❖ État fébrile
Forte fièvre, avec une sensation de froid intérieur. Tête brûlante et extrémités chaudes. Absence de soif pendant la fièvre.
Visage : rougeoyant, brûlant, boursouflé ; ou pâle et rouge alternativement.

FEMMES

❖ Mammites
Élancements, rougeurs, stries irradiant les mamelons ; poitrine lourde, dure et rouge.
❖ Soins préopératoires :
Avant un curetage.

ENFANTS

❖ Rougeole
Avec éruption rougeoyante. Accompagnée des symptômes généraux, psychiques et de fébrilité propres à *Belladonna*. Toute maladie infantile présentant les symptômes caractéristiques de *Belladonna*.

INDICATIONS SPÉCIFIQUES
Coup de soleil accompagné de maux de tête et de fièvre.

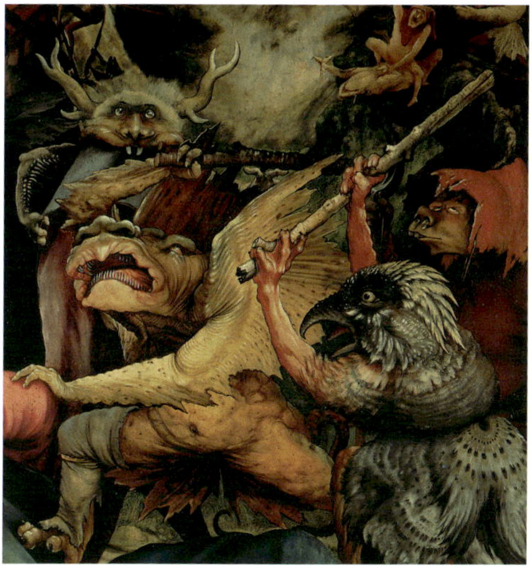

COMPARATIF DES REMÈDES

ÉTATS FÉBRILES

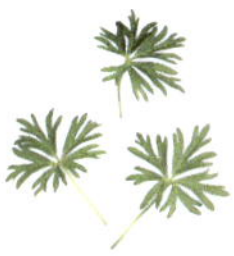

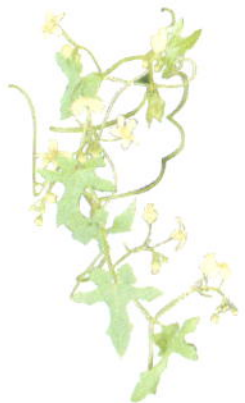

ACON.
Apparition brutale ; chaleur sèche, brûlante, avec davantage d'anxiété et crainte de la mort.
Inflammation générale.
La fièvre assoiffe davantage.

BRY.
Début progressif ; sécheresse généralisée. Besoin d'immobilité, état aggravé par le moindre mouvement.

À GAUCHE *L'état psychique associé à* Bell. *se caractérise par le délire et parfois des hallucinations.*

Bellis perennis

[BELL-P.]

Plus connue sous le nom de pâquerette, Bellis perennis *sert depuis le Moyen Âge à soigner les blessures. Elle est encore employée à cet usage, tout spécialement dans le traitement des lésions internes après un accident ou une opération chirurgicale. Le remède est préparé à partir de la plante entière fleurie, macérée dans l'alcool pour donner la teinture.*

RÉCAPITULATIF

Végétal : BELLIS PERENNIS *pâquerette*

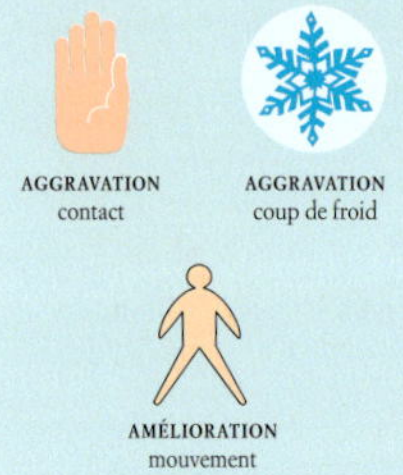

- *Lésions et meurtrissures internes consécutives à un accident ou une intervention chirurgicale*
- *Soins postopératoires de l'abdomen*
- *Aggravation en cas de chaud et froid*

Indications générales

Traumatismes (internes) lourds, profonds, ou soins antiseptiques aux organes de l'abdomen et du petit bassin après une intervention chirurgicale majeure. Indiqué par conséquent pour l'accouchement, notamment en cas de césarienne. Tumeurs causées par une lésion. Aggravation notable à la suite d'un chaud et froid : les symptômes peuvent survenir brutalement après un refroidissement, par exemple un bain d'eau froide ou une boisson glacée après un échauffement.

État psychique

Aucun symptôme notable.

Modalités

Aggravation : lésion, contact ; bains ou boissons froides ; lit chaud.

Amélioration : mouvement continu ; applications froides.

Aliments / boissons

Envies : viandes, oignons, cornichons, vinaigre.

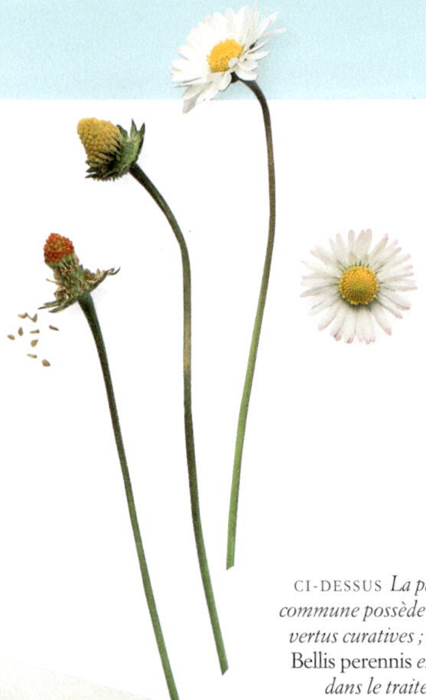

CI-DESSUS *La pâquerette commune possède de grandes vertus curatives ; le remède* Bellis perennis *est indiqué dans le traitement des lésions internes.*

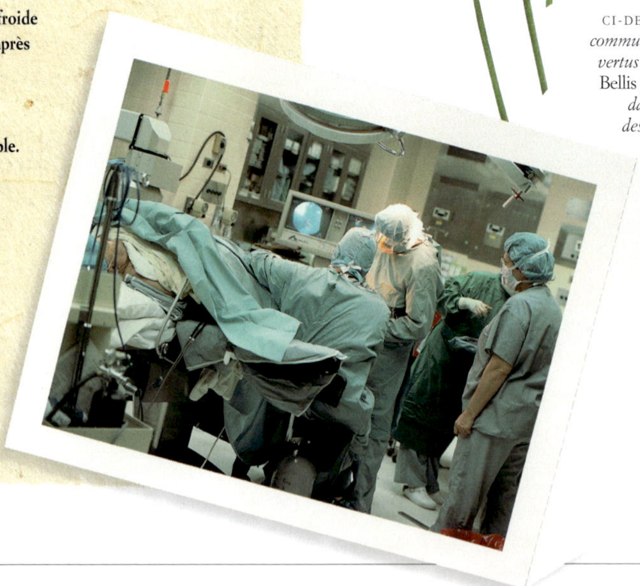

À DROITE Bellis perennis *est l'un des principaux remèdes indiqués dans le traitement postopératoire des lésions abdominales.*

SYMPTÔMES

❖ Émotionnels
Peur persistante après une frayeur ou un choc.

❖ Blessures, lésions
Incisions chirurgicales susceptibles de s'infecter. Hémorragies. Les tissus aux abords de la blessure sont très douloureux, ne supportent pas le contact ni les bains froids, et restent gonflés après un traitement par *Arn.*

FEMMES

❖ Lésions
Lésions des seins et des organes génitaux. Lésions des seins lorsqu'une bosse ou une grosseur ne se résorbe pas après disparition de la contusion initiale.

❖ En cours de grossesse
La tension des muscles abdominaux rend la marche difficile, meurtrissure interne de l'utérus due aux coups de pied du bébé, ou à la pression exercée sur l'aine par le poids du fœtus. Varices de la grossesse, accompagnées des modalités caractéristiques.

❖ Suite de couches
Les contractions persistent, ou des interférences mécaniques (forceps, par exemple) ont provoqué des douleurs internes. Infection de l'utérus après un accouchement ou une césarienne.

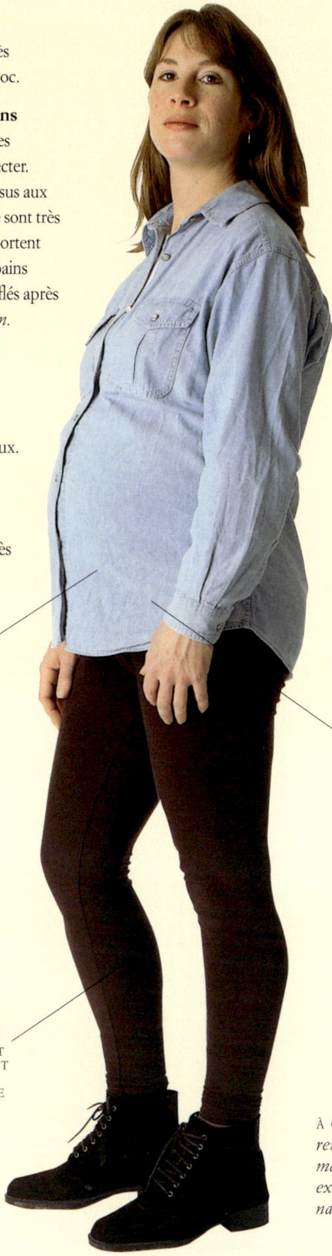

À GAUCHE Bell-p. *est un remède souverain contre les maux de la grossesse : tension excessive des muscles abdominaux et douleur d'utérus.*

COMPARATIF DES REMÈDES

LÉSIONS

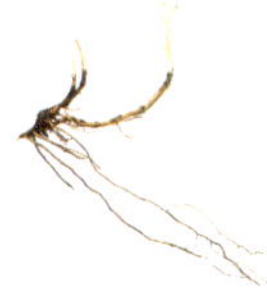

ARN.
Le premier remède à utiliser en cas de choc ou de lésion. Peut précéder *Bell-p. Arn.* et *Bell-p.* se caractérisent par une sensation de meurtrissure, mais *Bell-p.* agit en particulier sur les tissus internes abdominaux. Froissement musculaire, lésion osseuse, cutanée, articulaire. Épuisement dû au surmenage. Symptôme psychique : dénégation de la maladie, désir de solitude.

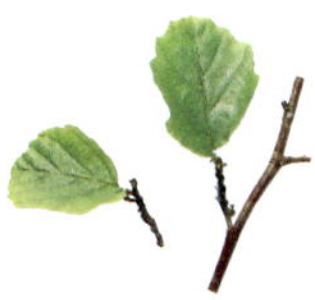

HAM.
Hémorragie due à une lésion, suivie de prostration. Douleurs externes. Varicosités et varices.

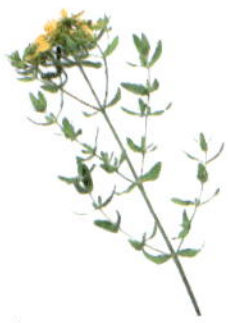

HYP.
Lésions des terminaisons nerveuses (doigts, orteils, colonne vertébrale) provoquant des douleurs lancinantes. Chutes. Soins dentaires : lorsque la douleur se réveille en fin d'anesthésie.

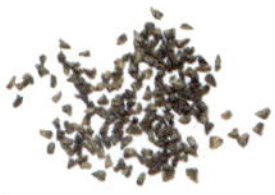

STAPH.
Plaies postopératoires douloureuses ou infectées. Colère/indignation, sensation d'agression suite à une opération.

Bryonia alba

[BRY.]

La bryone blanche servait autrefois à soigner les vertiges, la mélancolie, le délire et la goutte. La teinture est tirée de la racine de la plante récoltée avant la floraison, macérée dans une solution d'alcool. Ce remède s'utilise dans le traitement de maladies à début progressif caractérisées par des douleurs au moindre mouvement.

RÉCAPITULATIF

Végétal : BRYONIA ALBA *bryone blanche*

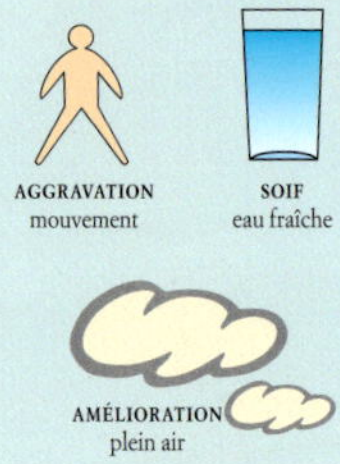

- *Sécheresse, soif intense de grandes quantités d'eau*
- *Aggravation au moindre mouvement ; amélioration au repos, en pressant la région douloureuse*
- *La plupart des symptômes s'aggravent sous l'effet de la chaleur, dans une pièce chauffée ; amélioration en plein air, à l'air frais*

Indications générales

Les symptômes évoluent lentement, sur plusieurs jours. L'affection peut apparaître après un refroidissement par temps chaud, ou lors d'un réchauffement du temps. La plupart des affections sont accompagnées de migraines, et se caractérisent par la sécheresse de nombreuses parties du corps, notamment des muqueuses. Le moindre mouvement est douloureux. Douleurs déchirantes, aiguës, piquantes. L'enfant refuse d'être porté ou soulevé. Le malade est abattu au moindre effort. Utile en cas de lésion articulaire, après *Arnica* – sensiblement aggravée par le mouvement. Inflammation des membranes séreuses (tissus recouvrant les organes, par exemple les poumons). Le visage est rouge foncé, les lèvres sont sèches et craquelées.

État psychique

Comportement irascible, désagréable. Désir de solitude et de tranquillité. Un symptôme caractéristique : le malade veut rentrer chez lui, même lorsqu'il y est déjà ; il a des soucis professionnels et financiers.

Modalités

Aggravation : le moindre mouvement – se pencher en avant, tousser, respirer profondément, éternuer, rouler des yeux, cligner des paupières ; avoir très chaud dans une pièce chaude.
Amélioration : pression, appui sur la partie douloureuse du corps, immobilité ; plein air ; temps humide ; applications chaudes sur les parties enflammées.

Aliments / boissons

Envies : café, vin, boissons acides.
Aversions : café, nourriture trop riche, graisses, viande, lait. Manque d'appétit.
Soif : eau fraîche en grande quantité, bue irrégulièrement.

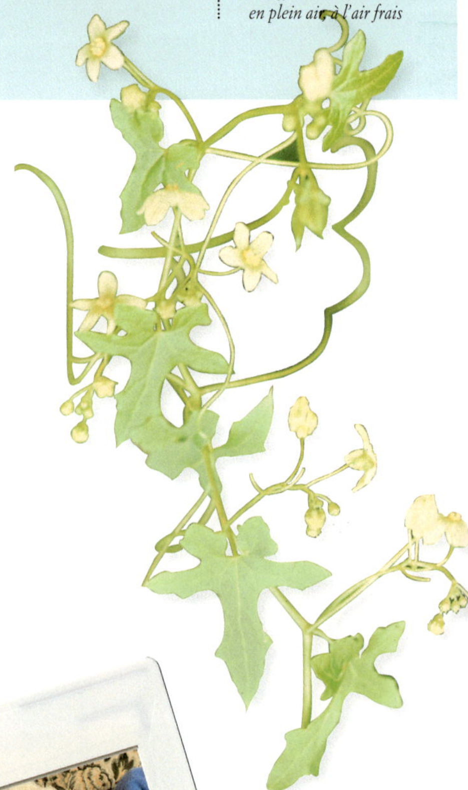

CI-DESSUS Bryonia alba *est préparé à partir de la bryone blanche, une plante grimpante.*

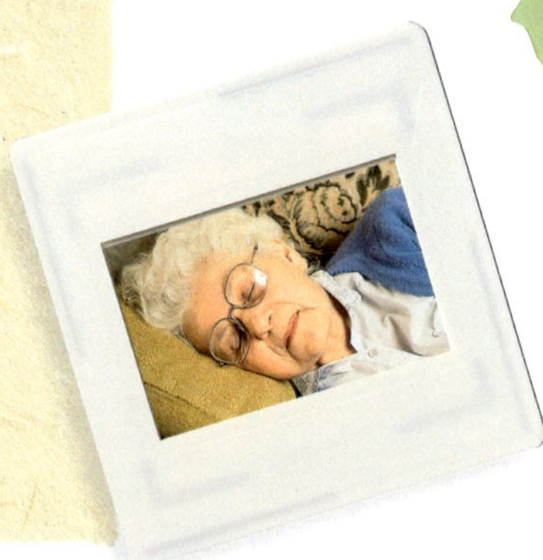

À GAUCHE *Le besoin de tranquillité, de solitude, est un symptôme caractéristique de* Bryonia alba.

SYMPTÔMES

❖ Maux de tête
Douleur déchirante, irradiante, partant du front vers l'arrière du crâne. Aggravée par le moindre mouvement. Amélioration en penchant la tête en arrière ou les yeux fermés. La douleur apparaît le matin, et empire au cours de la journée. Migraines avec constipation. Visage rouge, congestionné, brûlant. Vertiges. Sensibilité du cuir chevelu. Lèvres sèches et craquelées. Bouche desséchée, arrière-goût amer. Langue recouverte d'un enduit blanchâtre.

❖ Rhume
Le rhume commence par des éternuements et le nez qui coule, des maux de tête et des yeux douloureux, puis se propage vers la gorge et le larynx. Toux suivie de vomissements.

❖ Toux
Sèche, douloureuse. Crachats striés de sang. Picotements aigus dans la poitrine.

❖ État grippal
Maux de tête *(voir ci-dessus)* ; membres et poitrine douloureux, toux, avec les symptômes psychiques, généraux et de fébrilité caractéristiques.

❖ Troubles digestifs
Arrière-goût amer dans la bouche. Bouche sèche, langue chargée d'un enduit blanchâtre. Estomac sensible au toucher. Nausées et faiblesse au lever. Vomissements de bile et d'eau immédiatement après un repas. Crampes soulagées en levant les genoux. Troubles digestifs après un excès de nourriture, de viande en particulier. Abdomen très douloureux au toucher, distendu après le repas, avec colique. Brûlures aiguës, aggravées par la pression, la toux ou la respiration. Inflammation du foie, appendicite, péritonite. Constipation, avec des selles abondantes, sèches et très dures, comme calcinées. Diarrhée le matin ; selles molles, indolores, contenant des aliments non digérés.

❖ État fébrile
Chaleur sèche et brûlante. Tête chaude, visage rouge. Froid au toucher et brûlant intérieurement. Absence ou abondance de sueur.

❖ Douleurs articulaires
Lésions articulaires (après *Arnica*). Articulations rouges, enflées et chaudes, état aggravé par le moindre mouvement. Douleurs d'entorse. Membres lourds, raides, fatigués.

ENFANTS

❖ Rougeole
Rougeole larvée ; les boutons apparaissent tardivement. La maladie présente les symptômes psychiques et généraux propres à *Bryonia*, accompagnés d'une toux violente et sèche.

FEMMES

❖ Allaitement
Seins durs, chauds et douloureux, rosés. Aggravation par le mouvement. Mammite.

COMPARATIF DES REMÈDES
INFLAMMATIONS AIGUËS

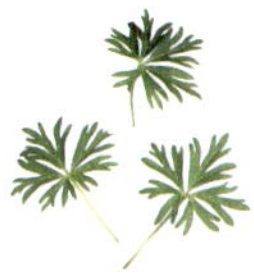

ACON.
Début brutal. Agitation, anxiété – peur de la mort.

GELS.
Douleurs, faiblesse, sensation de lourdeur. Absence de soif.

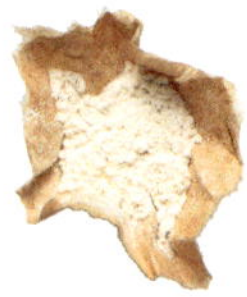

ARS.
Extrême faiblesse, agitation ; ne tient pas en place ; soif fréquente de petites quantités de liquide.

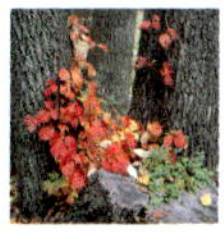

RHUS T.
Douleurs articulaires soulagées par le mouvement.

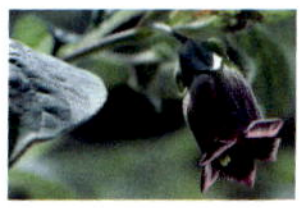

BELL.
Apparition brutale et violente. Douleur lancinante, améliorée en position debout. Affection cérébrale.

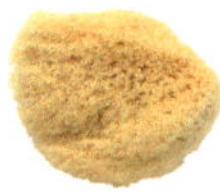

SPONG.
Sensation de suffocation. Toux du croup : aboiement, sifflement. Respiration asthmatique ; nécessité de se lever et de se pencher en avant. Déclenchement pendant le sommeil.

À DROITE : Bryonia *soulage les maux de tête aigus et douloureux.*

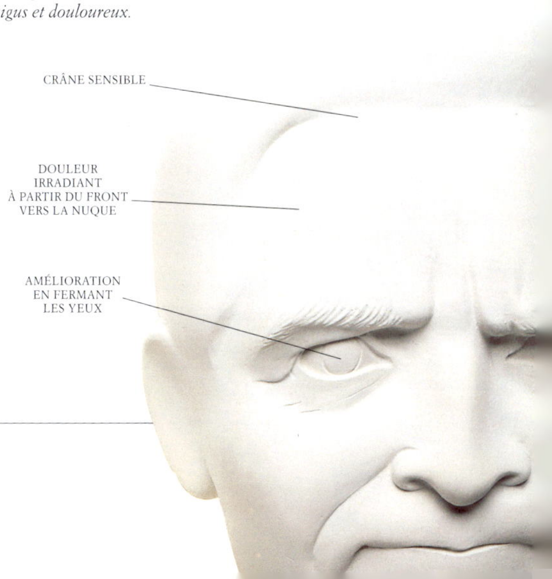

Calcarea carbonica

[CALC.]

Utilisé dans de nombreux traitements, c'est l'un des principaux remèdes homéopathiques, préparé à partir de la fine pellicule de carbonate de chaux située dans la couche intermédiaire de la coquille d'huître européenne comestible. Calcarea carbonica est indiqué pour les enfants présentant des problèmes de développement.

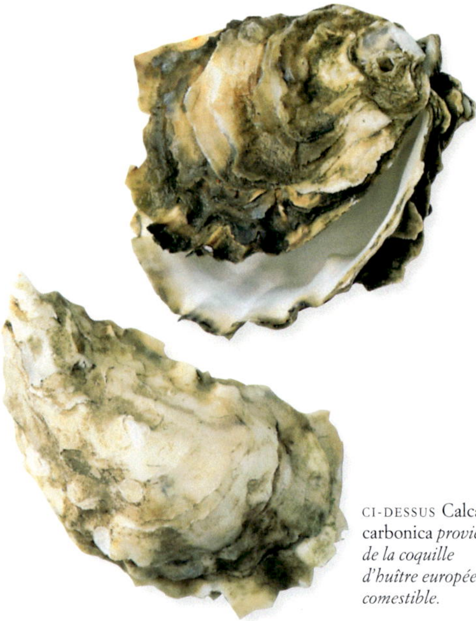

CI-DESSUS Calcarea carbonica *provient de la coquille d'huître européenne comestible.*

Indications générales

Généralement prescrit lors de traitements de fond, c'est l'un des principaux remèdes destinés aux enfants. Il agit sur l'assimilation des aliments et du calcium sous diverses formes. Indiqué pour les retards de la marche et de la parole, le manque de tonicité musculaire et la tendance à prendre du poids. Les muscles sont flasques et mous. Transpiration abondante en dormant, surtout de la tête. Chez l'enfant, poussées dentaires accompagnées de diarrhées acides. Tempéraments frileux, tendance aux entorses. Mains et pieds froids, moites. Odeur généralement acide. Tendance à l'hypertrophie des ganglions. Transpiration de l'arrière du crâne, spécialement pendant le sommeil.

État psychique

L'enfant s'effraie ou se vexe facilement ; il est craintif, opiniâtre, ou malicieux, obstiné. Son apprentissage est lent ou bien méthodique. Sensible aux critiques, il déteste être observé. Les bébés généralement paisibles deviennent plus difficiles en période de poussée dentaire.

Modalités

Aggravation : temps froid et humide ; surmenage physique et mental ; poussée dentaire ; lait.
Amélioration : climat sec.

Aliments / boissons

Envies : œufs durs, sucreries, lait, boissons fraîches, crème glacée. Parfois, attirance pour la craie, les crayons, ou le charbon.
Aversions : lait, qui entraîne des troubles gastriques ; viande, graisses, mets trop riches, aliments gluants.

RÉCAPITULATIF

Minéral : CARBONATE DE CALCIUM
carbonate de chaux, coquille d'huître

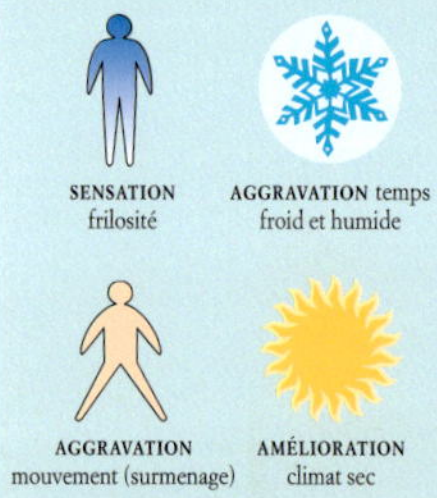

- *Sensibilité au froid, transpiration, tout particulièrement de la tête pendant le sommeil. Refroidissements fréquents*
- *Craintif ou obstiné*
- *Poussées dentaires douloureuses*
- *Sueur et selles acides*
- *Envie de sucreries et d'œufs durs ; intolérance au lait*

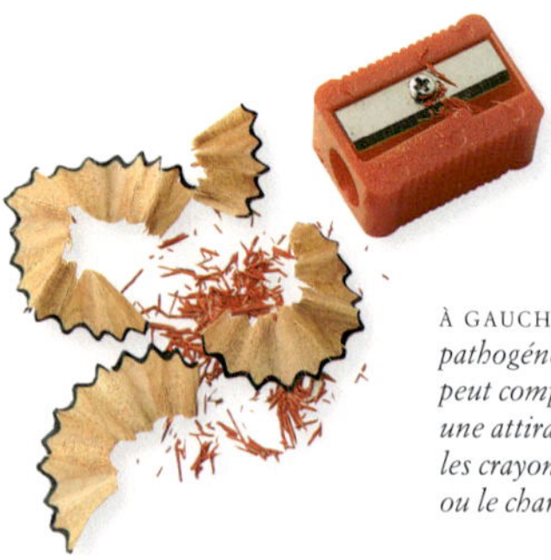

À GAUCHE *La pathogénésie de* Calc. *peut comporter une attirance pour les crayons, la craie ou le charbon.*

SYMPTÔMES

❖ Rhumes
Le rhume survient à chaque changement de temps. Sécrétions nasales jaunâtres et irritantes. Rhumes prolongés. Nez et lèvre supérieure gonflés chez l'enfant. Ganglions enflés.

❖ Toux
Toux sèche, aggravée la nuit ; expectoration dans la matinée, fluidité en journée. Toux rauque indolore, aggravée le matin. Souffle court ; toux d'irritation.

❖ Troubles digestifs
Goût amer dans la bouche. Indigestion, renvois acides fréquents, vomissement acide de lait caillé ; l'estomac supporte mal le lait. Abdomen distendu, enflé et dur. Colique. L'enfant se sent mieux lorsqu'il est constipé. Selles longues et dures d'abord, suivie d'une diarrhée d'aliments non digérés.

❖ État fébrile
Frissons et soif ; certaines parties du corps sont glacées. Chaleur intérieure, froid au toucher. Transpiration de la tête ; sueurs nocturnes.

❖ Affections cutanées
Cicatrisation difficile des petites plaies.

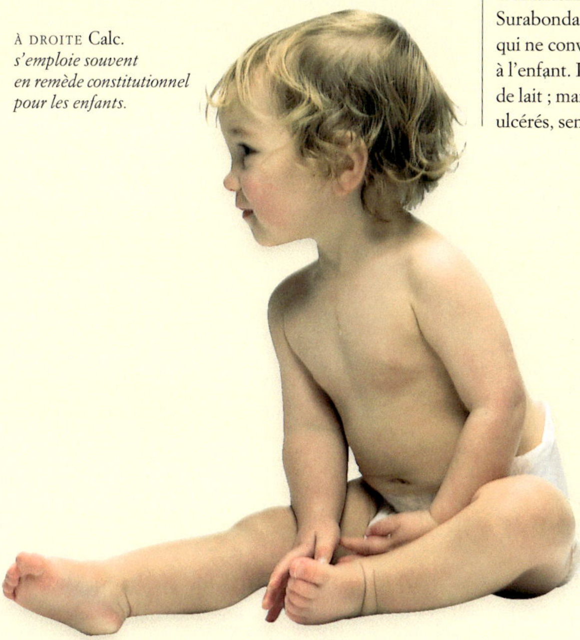

À DROITE Calc. *s'emploie souvent en remède constitutionnel pour les enfants.*

ENFANTS

Poussées dentaires accompagnées de diarrhée (*voir* Enfants).

❖ Troubles du sommeil
Chez l'enfant, cauchemars impossibles à dissiper. Visions terrifiantes les yeux clos.

❖ Poussées dentaires
Diarrhées aigres et liquides d'aliments non digérés ; aggravation par le lait.

❖ Croûtes de lait
Croûtes de lait épaisses et malodorantes sur la tête.

FEMMES

❖ Allaitement
Surabondance de lait, qui ne convient pas à l'enfant. Insuffisance de lait ; mamelons gercés, ulcérés, sensibles.

COMPARATIF DES REMÈDES

GÉNÉRAL

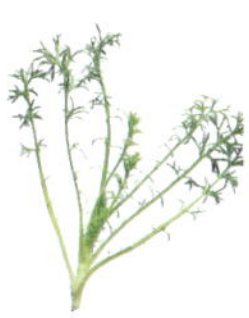

CHAM.
Irritabilité due à la douleur ; diarrhée verdâtre. L'enfant veut être porté.

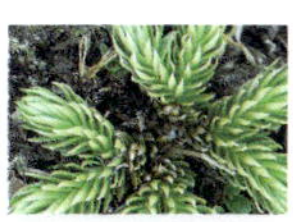

LYC.
Coliques et gaz chez le nourrisson ; aggravation possible entre 16 et 20 heures, et après minuit.

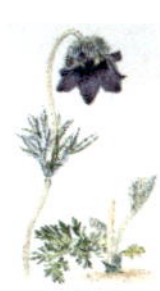

PULS.
Le malade se plaint, réclame l'attention ; aggravation dans une pièce chaude, besoin d'air frais.

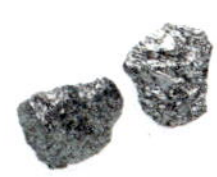

SIL.
Humeur sensible, anxieuse, craintive. Sensation de froid, amélioration sous l'effet de la chaleur. Sueur parfois malodorante, selles difficiles à évacuer. Abcès, furoncles, ulcères et pustules. Ce remède s'utilise pour faciliter l'extraction des échardes.

Calendula

[CAL.]

Le remède homéopathique est préparé à partir des fleurs et des feuilles du souci des jardins. On l'utilise le plus souvent sous forme de crème, de teinture, d'huile ou d'onguent. Indispensable dans la trousse de premiers secours, il peut servir à baigner ou à désinfecter les plaies et les écorchures.

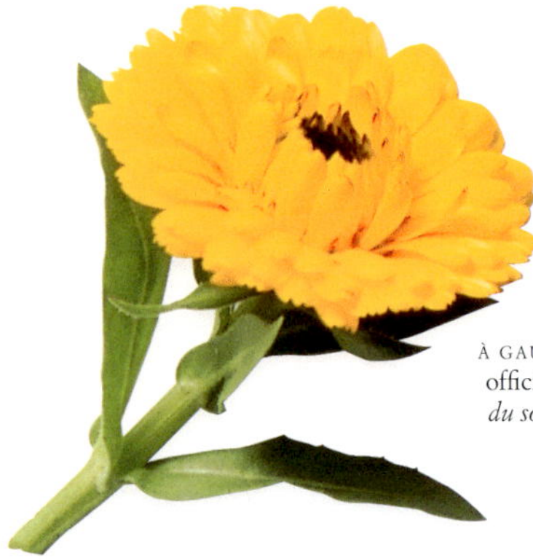

À GAUCHE Calendula officinalis *est extrait du souci des jardins.*

Indications générales

Agit comme un antiseptique et favorise la cicatrisation. Plaies superficielles ouvertes – coupures, écorchures, brûlures, lacérations ou plaies très douloureuses. Hémorragie suite à une extraction de dent. Prévention des abcès.

La teinture contient un dosage d'alcool élevé, et peut piquer utilisée pure. Appliquez les dosages suivants pour accélérer la guérison :

- **Coupures, blessures et écorchures : diluez 10 gouttes de teinture dans un bol d'eau chaude pour nettoyer la plaie avant de poser le pansement.**
- **Suites de couches : indication en cas d'épisiotomie. Utilisez le même dosage et procédez comme indiqué ci-dessus, ou ajoutez 10 à 20 gouttes de teinture au bain.**
- **En bain de bouche : après une extraction de dent, ou pour des aphtes, diluez 5 gouttes de teinture dans un demi-verre d'eau.**
- **Bain oculaire : en cas de conjonctivite,** *Calendula* **agit comme un antiseptique et un calmant. 1 à 2 gouttes pour une œillère d'eau chaude.**
- **Pour nettoyer et sécher une ampoule, et faciliter la repousse de la peau.**

État psychique

Aucun symptôme notable.

Modalités

Aucune modalité particulière.

Aliments / boissons

Aucune aversion ni désir marqué.

CI-DESSOUS *Grâce à ses propriétés antiseptiques,* Calendula *est idéal pour les coupures et les blessures.*

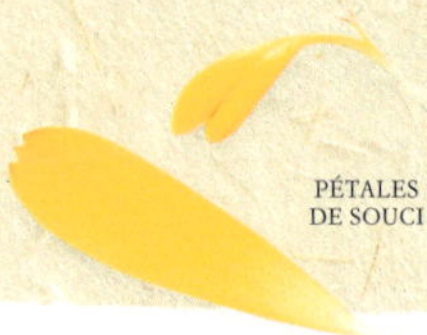

PÉTALES DE SOUCI

RÉCAPITULATIF

Végétal : CALENDULA OFFICINALIS *souci des jardins*

- *Antiseptique, prévient les abcès*
- *Application locale*
- *Soigne les blessures superficielles et favorise la cicatrisation*

CRÈME AU CALENDULA

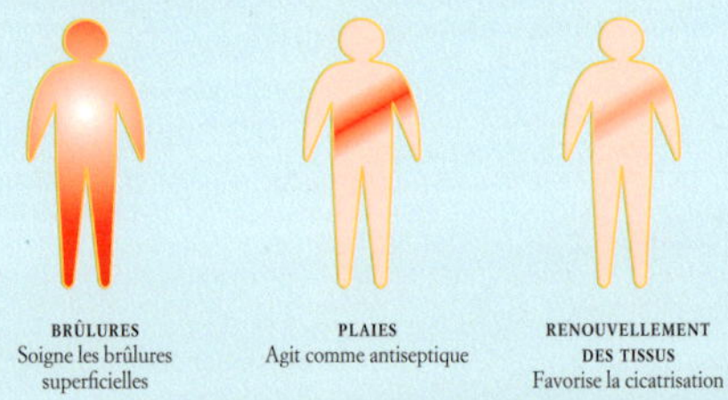

Calendula officinalis *en crème ou en onguent s'applique localement sur les régions affectées ; efficace contre l'érythème fessier ou sur les peaux sèches et gercées, il assouplit et hydrate la peau*

- *Atténue les crevasses sur les mamelons*
- *Soulage le périnée après l'accouchement*
- *Accélère la guérison des brûlures superficielles*
- *Écorchures : évite le dessèchement de la peau et atténue les marques de cicatrices*
- *S'utilise en crème hydratante pour les mains après de gros travaux (jardinage, manipulation d'outils)*

COMPARATIF DES REMÈDES

GÉNÉRAL

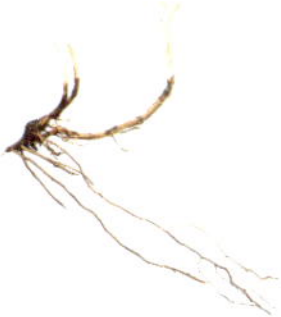

ARN.
À usage externe, sur les bleus. Ne pas appliquer sur une plaie ouverte.

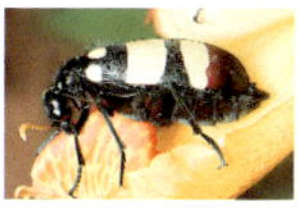

CANTH.
À usage interne : brûlures au second degré avec écorchures et douleurs cuisantes.

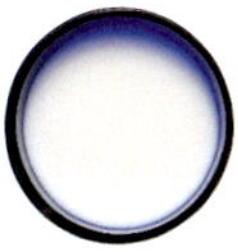

CAUST.
À usage interne : brûlures au troisième degré ; peau ébouillantée ; brûlure chimique. Douleurs cuisantes, cloques. Brûlures longues à cicatriser.

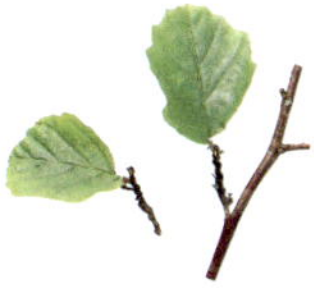

HAM.
Crème ou teinture diluée, application externe sur les varices et les hémorroïdes.

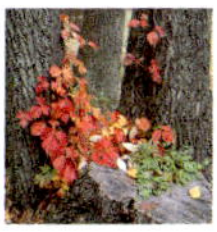

RHUS T.
À usage externe, soulage les entorses et les courbatures. Lorsque la douleur des premiers mouvements s'estompe après un peu d'exercice.

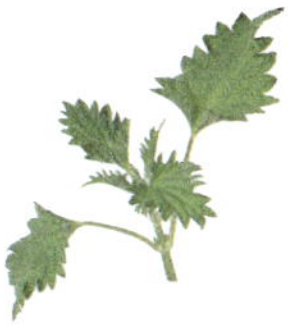

URT-U.
Crème à usage externe indiquée pour les brûlures au premier degré, l'urticaire, les démangeaisons et irritations aggravées par le bain, ou un effort violent. Démangeaisons violentes. Douleurs cuisantes, piquantes ; brûlures ; coups de soleil.

SYMPTÔMES

❖ **Saignement des gencives**
Après des soins dentaires : utiliser la teinture diluée en bain de bouche.

❖ **Coupures/plaies**
Symptômes généraux caractéristiques de *Cal.*

❖ **Brûlures**
En fin de traitement des brûlures au premier ou au second degré, après éclatement des cloques. Coups de soleil. Favorise le renouvellement des tissus.

❖ **Démangeaisons**
Calendula soulage les irritations dues à l'eczéma, les écorchures, les gerçures et les crevasses. *L'eczéma nécessite un traitement de fond prescrit par un homéopathe qualifié.*

ENFANTS

❖ **Érythème fessier**
Appliquer la crème sur une peau propre et sèche.

FEMMES

❖ **Accouchement**
Avant l'accouchement, la crème appliquée sur le périnée assouplit la peau ; après, la teinture diluée accélère la cicatrisation d'une épisiotomie ou d'une césarienne.

❖ **Allaitement**
Appliquer la crème sur les mamelons crevassés entre deux tétées ; enlever toute trace de crème avant l'allaitement.

CI-DESSOUS *La crème apaisante au* Calendula *peut s'appliquer directement sur les zones affectées.*

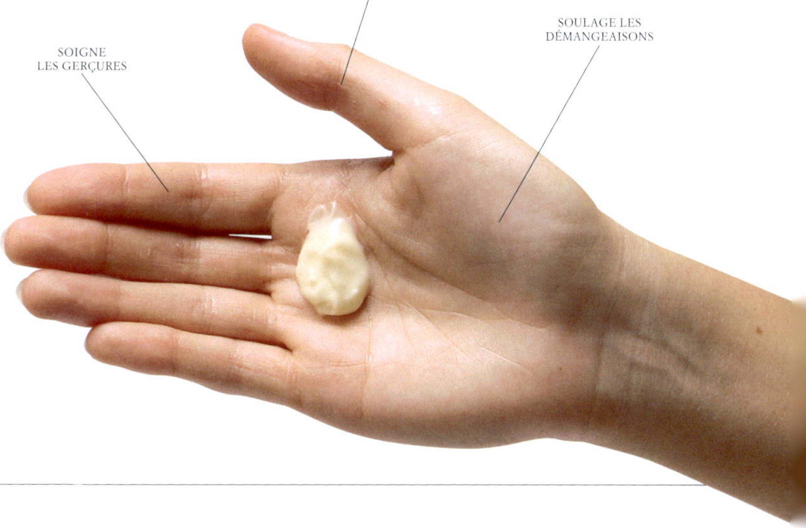

Cantharis

[CANTH.]

Cantharis *provient de la mouche cantharide, qui prospère dans tout le Sud de l'Europe. L'insecte entier est séché et broyé en fine poudre. Traditionnellement employé comme aphrodisiaque et pour soigner les verrues, il s'utilise en préparation homéopathique pour traiter les maladies présentant des symptômes de brûlures.*

RÉCAPITULATIF

Animal : LYTTA VESICATORIA *mouche cantharide*

DÉBUT
brutal

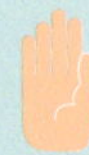

AGGRAVATION
contact

- *Douleurs brûlantes*
- *Appareil urinaire / organes sexuels*
- *Apparition rapide des symptômes*
- *Inflammations aiguës*
- *Soif insatiable*

Indications générales

Agit sur l'arbre génito-urinaire. Début intense et brutal, inflammations aiguës et violentes. Douleurs cuisantes. Remède indiqué pour les brûlures et les peaux ébouillantées.

Modalités

Aggravation : miction, contact, boissons fraîches, café ; bruit de l'eau. Amélioration : chaleur, repos, massage, position allongée sur le dos.

Aliments / boissons

Aversions : nourriture, boissons, eau, tabac. Soif : insatiable.

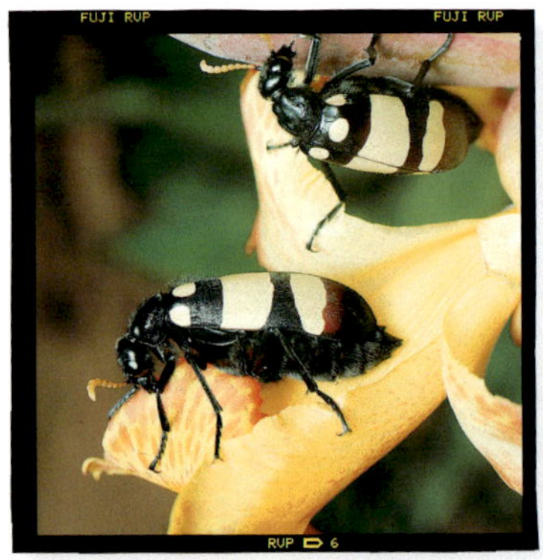

CI-DESSUS Cantharis *provient de la mouche européenne cantharide, un insecte d'un vert éclatant.*

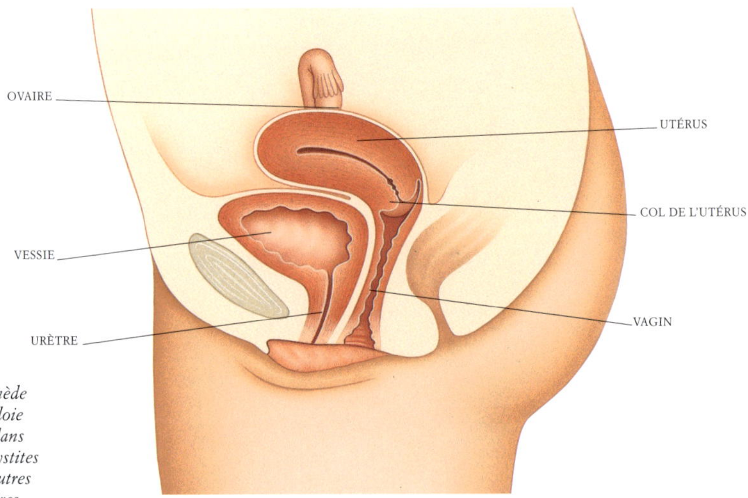

À DROITE *Le remède* Cantharis *s'emploie principalement dans le traitement des cystites douloureuses et autres infections urinaires.*

COMPARATIF DES REMÈDES

CYSTITE

ACON.
Cystite avec urine peu abondante, rouge, brûlante, douloureuse, causée par un refroidissement brutal, un choc ou une frayeur.

APIS
Douleurs brûlantes, piquantes en urinant ; absence de soif ; amélioration par des bains froids ; humeur coléreuse, plaintive, agitée, impatiente.

ARS.
Rétention d'urine, comme si la vessie était paralysée, après l'accouchement. Urine peu abondante et douleurs cuisantes. Frilosité, anxiété, agitation, ou tendance à dramatiser ; soif de boissons fraîches par petites gorgées, aggravation par le froid, amélioration au chaud et en compagnie.

CAUST.
Cystite caractérisée par une envie constante d'uriner et miction difficile. Brûlure de l'urètre en urinant, qui se propage dans la vessie après quelques gouttes. La toux ou le rire peuvent provoquer une miction involontaire.

LYC.
Rétention d'urine, épanchement lent et difficile. Miction très abondante la nuit. Sensation d'oppression sur la vessie et l'abdomen.

PULS.
Urine peu abondante à forte odeur d'ammoniac. Douleurs brûlantes avant et après la miction, à l'entrée de l'urètre. Écoulements épais, jaunes ou verdâtres. Tendances aux affections des membranes muqueuses.

SEP.
Cystite : douleurs comparables à des coups de couteau. Constante envie d'uriner ; urine laiteuse, brûlante, contenant du sang. Miction involontaire provoquée parfois par la toux ou le rire, en raison du relâchement des muscles pelviens.

STAPH.
Cystite caractérisée par des brûlures pendant et après la miction ; ce remède est caractérisé par la douleur entre les mictions, qui peut être causée par une hypersensibilité de la vessie après les rapports sexuels. Sensation de pression sur la vessie, comme si elle ne se vidait pas. Miction involontaire copieuse causée en particulier par la toux. Douleurs moins violentes que pour *Canth.*

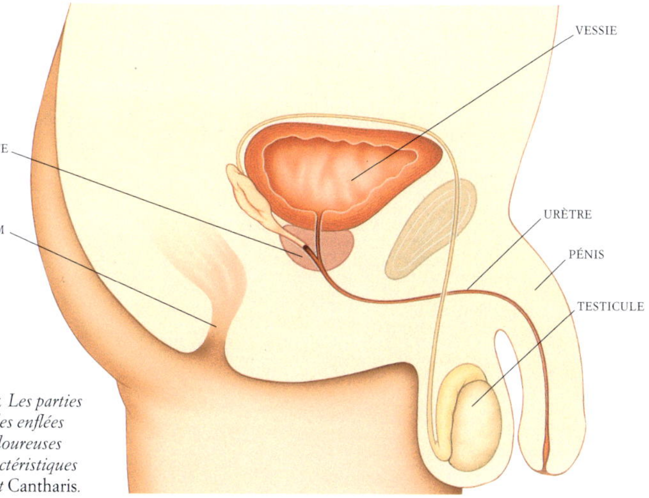

À DROITE *Les parties génitales enflées et douloureuses sont caractéristiques du patient* Cantharis.

SYMPTÔMES

❖ Cystite
Envie pressante, constante et intolérable d'uriner. La miction ne permet d'évacuer que quelques gouttes, dans une douleur cuisante. L'urine est brûlante, bouillante, et peut contenir du sang. La région rénale est sensible. Douleurs violentes dans la vessie, tiraillements intolérables ; douleurs avant, pendant et après la miction. Un symptôme caractéristique : une soif insatiable, mais la moindre gorgée est vomie et aggrave la douleur de la vessie.

❖ Brûlures
Brûlures au premier et au second degré, peau ébouillantée.

FEMMES

❖ Démangeaisons
Brûlures et démangeaisons du vagin et de la vulve.

HOMMES

❖ Parties génitales
Gonflement douloureux des parties génitales, et symptômes caractéristiques de *Cantharis*.

Carbo vegetabilis

[CARB-V.]

Carbo vegetabilis *provient du charbon de bois tiré du hêtre, du peuplier ou du bouleau blanc. Le remède homéopathique est employé comme fortifiant et revitalisant, et pour traiter les flatulences. On lui prête également des propriétés désinfectantes et désodorisantes.*

RÉCAPITULATIF

Végétal : CHARBON DE BOIS

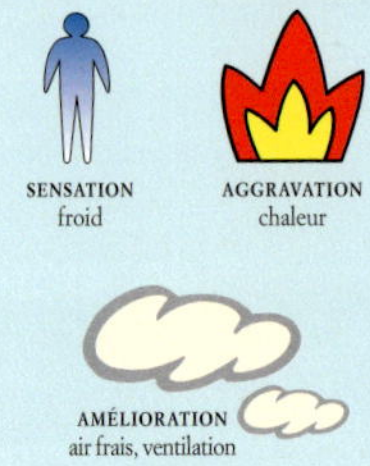

- *Affaiblissement subit, peau cyanosée*
- *Sensibilité au froid, et pourtant besoin d'être éventé*
- *Épuisement – baisse sensible d'énergie*
- *Flatulences ; odeurs nauséabondes*

Indications générales

« Remontant » par excellence, *Carbo vegetabilis* agit en cas de faiblesse et d'épuisement, de perte de vitalité. Dans des conditions extrêmes, le patient est pâle, cyanosé, faible, glacé, couvert de sueur froide, et réclame de l'air frais. Sa respiration elle-même est froide. Malgré les frissons, il a besoin d'être éventé. Digestion lente ; flatulences nauséabondes. S'adresse aux enfants de faible constitution qui ne sont pas entièrement rétablis de maladies infantiles telles que la rougeole ou la coqueluche. Ce remède peut également se révéler utile en cas d'affections plus bénignes.

État psychique

En concordance avec l'état physique, le psychisme donne des signes de faiblesse : vulnérabilité, pertes de mémoire, indifférence.

Modalités

Aggravation : chaleur ; perte de fluides vitaux ; refroidissement.
Amélioration : éructation ; air frais ; ventilation.

Aliments / boissons

Envies : mets salés
Aversions : aliments trop riches, graisses.

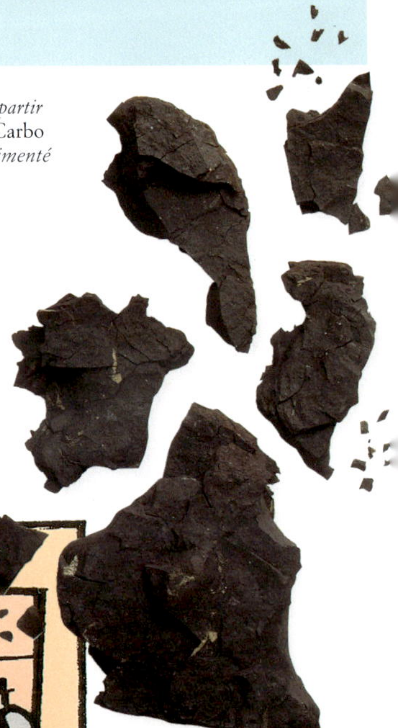

À DROITE *Préparé à partir du charbon de bois,* Carbo vegetabilis *fut expérimenté par Hahnemann en personne.*

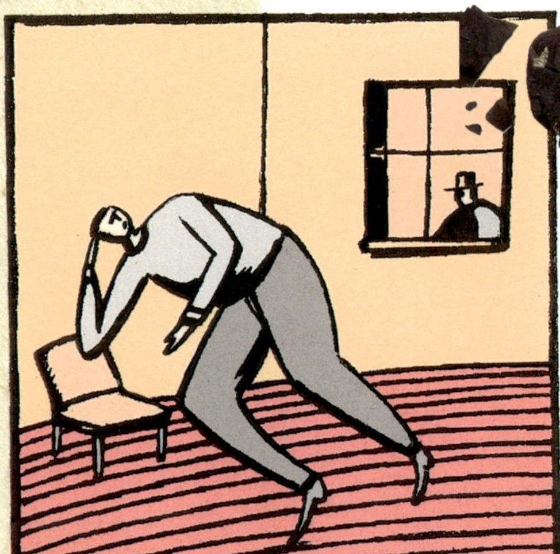

À GAUCHE *Faiblesse, émotivité, sont des symptômes psychiques associés à* Carb-v.

SYMPTÔMES

❖ Rhumes
Éternuements fréquents et difficiles, nez bouché. Des chatouillements dans la gorge provoquent les éternuements qui irritent encore davantage la gorge.

❖ Toux
Toux caverneuse, suffocante, accompagnée de migraines et de vomissements. Respiration difficile, haletante, souffle court. Sensation de poitrine brûlante, aggravée par les boissons fraîches. Coqueluche et visage cyanosé ; suffocation. Glaires épaisses, visqueuses, jaunes, abondantes.

❖ État fébrile
Alternance de frissons et de bouffées de chaleur. Tête chaude et membres glacés ; sensation de brûlure intérieure, peau glacée et sueur froide.

❖ Troubles digestifs
Digestion lente. Abdomen ballonné et très distendu, gaz ; le patient ne supporte pas les vêtements serrés à la taille. Des renvois sonores, amers, soulagent temporairement, ainsi que l'évacuation de gaz. Indigestion due à un excès alimentaire, ou à une nourriture trop riche.

❖ Symptômes d'intoxication alimentaire
Diarrhée douloureuse. Brûlure du rectum. Selles nauséabondes. Même des selles molles passent difficilement.

ENFANTS

❖ Rougeole
Symptômes généraux, psychiques et fébriles correspondants ; oreillons avec complications testiculaires ou dans la poitrine.

❖ Coqueluche
Symptômes généraux, psychiques et fébriles propres à *Carb-v.*

❖ Nouveau-nés
Administrer à la mère ou à l'enfant un seul comprimé écrasé (*voir* Applications spécifiques).

FEMMES

❖ Allaitement
Épuisement suite à l'allaitement.

INDICATIONS SPÉCIFIQUES

Soins d'urgence : nouveau-né après un long travail. Épuisé, froid, cyanosé. Intoxication au monoxyde de carbone ; inhalation de gaz d'échappement entraînant somnolence, faiblesse et épuisement. Affaiblissement soudain chez les personnes âgées : refroidissement de tout le corps, lèvres bleues, pouls faible ; besoin d'ouvrir les fenêtres et de s'éventer.

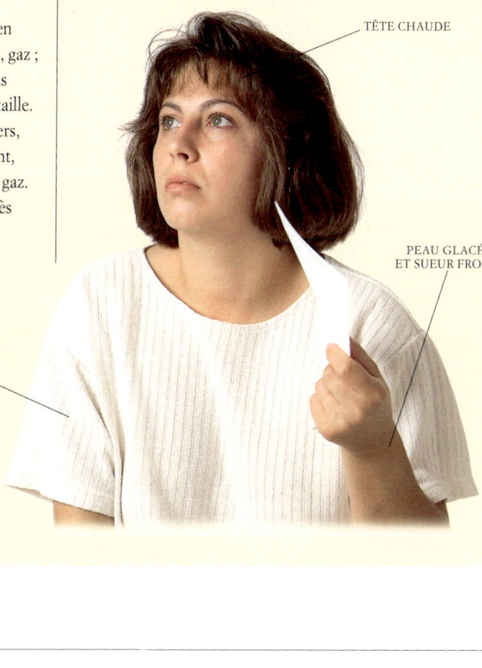

À DROITE *Le patient* Carb-v. *est épuisé, frileux et en sueur, mais il a besoin de s'éventer.*

COMPARATIF DES REMÈDES

GÉNÉRAL

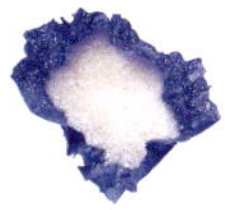

ARG-N.
Faiblesse et nervosité dues à l'anticipation d'une épreuve. Tempérament sanguin, besoin d'air frais. Flatulences avec gaz explosifs et sonores.

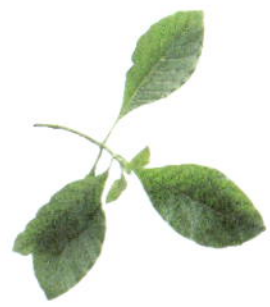

CHINA
Faiblesse due à une perte de fluides. Hypersensibilité, nervosité ; périodicité marquée. Turbulence des parties du corps affectées. Aggravation par le contact.

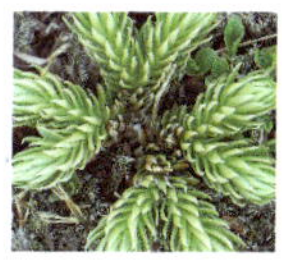

LYC.
Douleur aiguë au foie en respirant, oppressante, aggravée par le contact. Constipation. Les boissons fraîches provoquent la diarrhée.

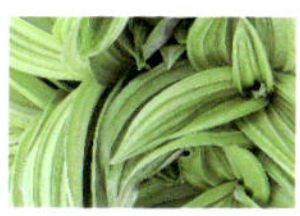

VERAT.
Faiblesse, effondrement soudain, sensibilité au froid, prostration, avec une soif intense et des sueurs froides en abondance. Diarrhées importantes ayant l'aspect de l'eau de riz, accompagnées parfois de vomissements. Extrémités glacées.

Caulophyllum

[CAUL.]

Les Indiens d'Amérique utilisaient cette herbe médicinale pour faciliter l'accouchement. La teinture homéopathique est préparée à partir des racines noueuses de la plante, récoltée en période de végétation. Le remède s'utilise en obstétrique : accouchements difficiles ou fausses contractions.

RÉCAPITULATIF

Végétal : CAULOPHYLLUM THALICTROIDES

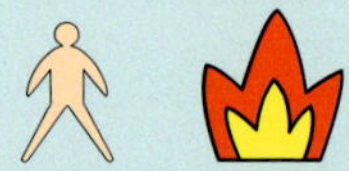

AGGRAVATION mouvement

AMÉLIORATION chaleur

- *En cours d'accouchement, lorsque le travail ne progresse pas*
- *Fausses contractions*
- *Affaiblissement pendant le travail*

Indications générales

S'emploie principalement en période de grossesse. L'utérus ne répond pas correctement. Crampes dans la partie inférieure du pelvis, mais la partie supérieure reste souple. Faiblesse excessive et excitabilité nerveuse au cours de l'accouchement. Fausses contractions, accouchement qui ne progresse pas ; douleurs post-partum insoutenables. Douleurs spasmodiques, irrégulières, fulgurantes ; tiraillements, crampes.

Modalités

Aggravation : grossesse ; plein air ; café ; mouvement. Amélioration : chaleur.

Aliments / boissons

Aucune aversion ni désir marqué.

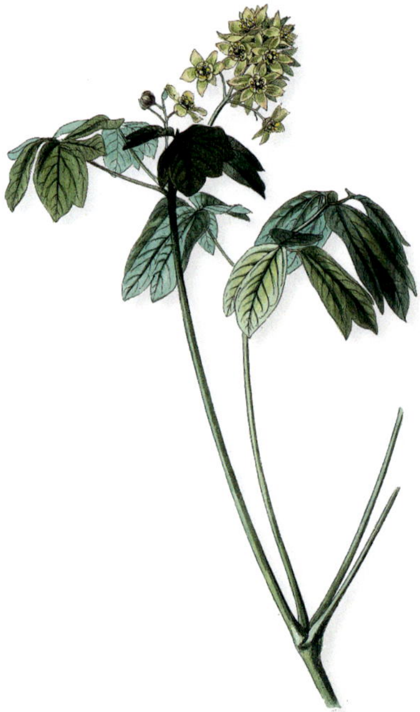

À DROITE *Cette plante pousse en Amérique du Nord.*

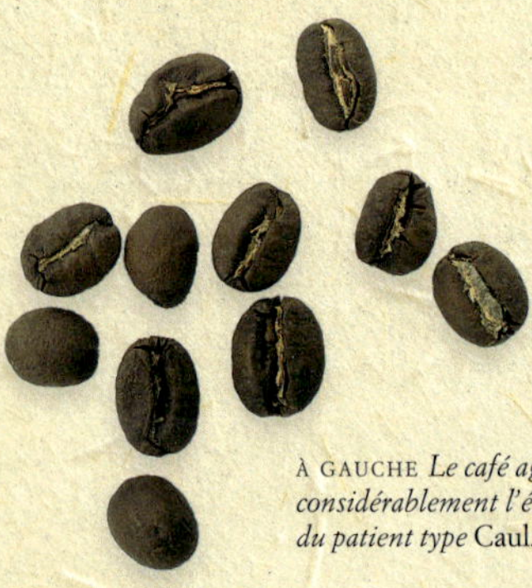

À GAUCHE *Le café aggrave considérablement l'état du patient type* Caul.

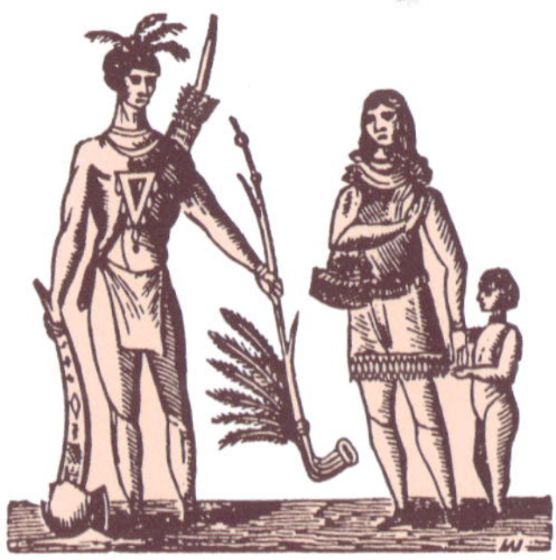

À DROITE *Les Indiens d'Amérique utilisaient le* Caulophyllum *pour soulager les douleurs de l'accouchement.*

SYMPTÔMES

FEMMES

❖ Fausses contractions
Au premier stade de l'accouchement, les contractions restent inopérantes ou irrégulières, ou cessent complètement ; le col de l'utérus ne se dilate pas.

❖ Contractions
Faibles, irrégulières ou fortes, les contractions restent limitées à la partie inférieure de l'abdomen. La douleurs irradie dans toutes les directions, traverse l'abdomen jusqu'à l'aine ou descend vers les cuisses.

❖ Épuisement dû aux contractions
Tremblements internes. Si ce symptôme persiste, *Caul.* peut être utilisé contre les douleurs en suite de couches.

AVERTISSEMENT

Tout remède peut provoquer les symptômes qu'il est censé supprimer ; c'est le fondement de l'homéopathie. Pris trop tôt en cours de grossesse, *Caulophyllum* peut causer des contractions prématurées.

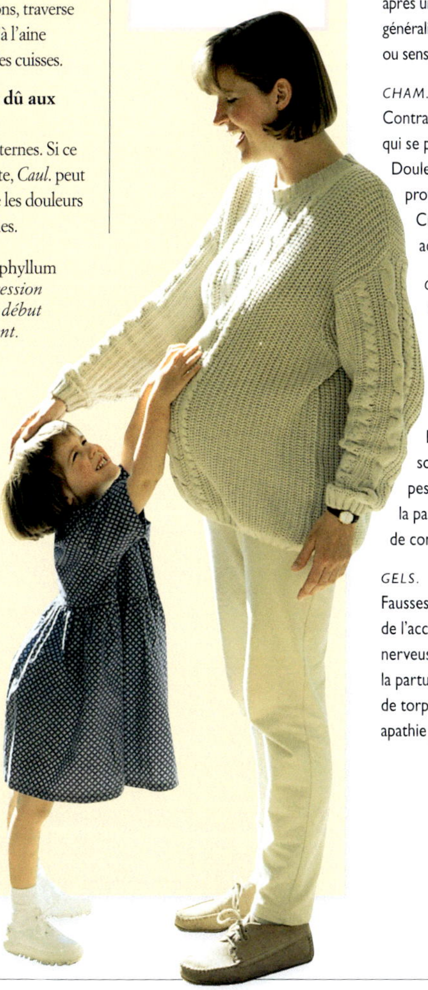

À DROITE Caulophyllum *favorise la progression du travail dès le début de l'accouchement.*

COMPARATIF DES REMÈDES

ACCOUCHEMENT

ACON.
Choc dû à l'accouchement, ou peur intense, surtout de la mort, avant le travail.

ARN.
Sensation douloureuse de meurtrissure et/ou d'épuisement après un travail long et pénible. Toute forme de traumatisme physique ou de surmenage.

BELL-P.
Traumatisme des tissus internes du petit bassin. Infection de l'utérus après une césarienne. Sensibilité généralisée au froid de toute nature, ou sensation de froid soudaine.

CHAM.
Contractions irrégulières qui se propagent vers les cuisses. Douleur extrême, intolérable, provoquant le désespoir. Cris, hurlements, ou insultes adressées à l'entourage.

CIMIC.
En couches, douleurs similaires à celles de *Caul.*, mais en plus violent, lorsque le col de l'utérus ne se dilate pas. D'humeur particulièrement sombre, négative, ou pessimiste, la parturiente se sent incapable de continuer.

GELS.
Fausses contractions. Peur de l'accouchement avec diarrhée nerveuse. Cette anxiété plonge la parturiente dans une sorte de torpeur somnolente, une apathie proche de la paralysie.

HYP.
Affection des nerfs ou lésion des tissus nerveux, remède s'appliquant par conséquent aux douleurs causées par les forceps ou la césarienne, l'épisiotomie ou la péridurale (après *Arn.*).

IP.
La nausée est un symptôme prédominant au cours du travail.

PULS.
Contractions trop faibles, irrégulières, inopérantes, ou variables. Sensation de chaleur intense aggravée dans une pièce bondée, besoin d'ouvrir portes et fenêtres pour laisser entrer l'air frais. Très émotive, plaintive, la parturiente réclame de la compagnie et se sent mieux lorsqu'elle est rassurée et entourée d'affection.

SEP.
Tiraillements dans l'utérus. Les muscles abdominaux ou pelviens sont trop relâchés. Amélioration par un exercice vigoureux. Le remède s'applique plus particulièrement en suite de couches, lorsque les muscles pelviens ou abdominaux ne retrouvent pas leur tonicité.

STAPH.
Douleurs du petit bassin après une opération gynécologique ; épisiotomie, césarienne, interruption de grossesse. Le patient éprouve parfois une colère intense et/ou la sensation d'une blessure émotionnelle, sans parvenir à l'exprimer.

Causticum

[CAUST.]

Causticum *est un remède propre à l'homéopathie. Il s'agit d'une préparation spéciale à base de chaux et de bisulfate de potassium, selon un procédé élaboré par Hahnemann au début du* XIXe *siècle. Il s'emploie pour traiter les brûlures graves, la paralysie et l'incontinence.*

RÉCAPITULATIF

Minéral : composé CAUSTICUM HAHNEMANNI *incluant* KALI *(potassium), du calcium et des sels sulfates.*

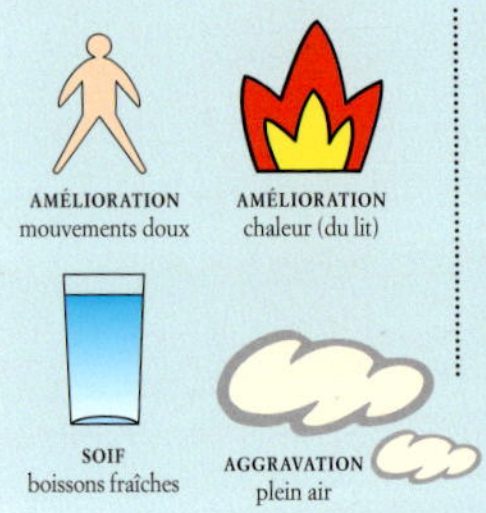

- *Douleurs brûlantes, cuisantes, comme sur une plaie à vif*
- *Amélioration en buvant de petites gorgées d'eau fraîche*
- *Névralgies, paralysies locales*
- *Amélioration par temps humide*

Indications générales

Utilisé en cas de brûlures très graves (à donner en attendant les premiers secours). Agit également sur les paralysies locales, tout spécialement du côté droit. Douleurs cuisantes, déchirantes, comme sur une plaie à vif. Soif de petites gorgées d'eau fraîche. Bégaiements d'excitation ou de colère. Sensibilité à l'autorité ; incapacité à supporter l'injustice. Affections névralgiques. Mictions involontaires en toussant ou en éternuant.

État psychique

Compassion intense. La seule idée d'une maladie aggrave l'état du patient. Humeur sombre, mélancolique, alternant avec l'anxiété, l'irritabilité, ou l'hystérie. Profond pessimisme.

Modalités

Aggravation : air sec, froid, ou plein air ; le vent et les courants d'air ; en soirée, ou entre 3 et 4 heures du matin ; par temps clair. Amélioration : boissons fraîches (même avec des frissons) ; temps humide ; la chaleur du lit ; les mouvements doux.

Aliments / boissons

Envies : viande et autres mets fumés, bière, boissons fraîches. Plats rafraîchissants et salés. Aversions : sucreries.

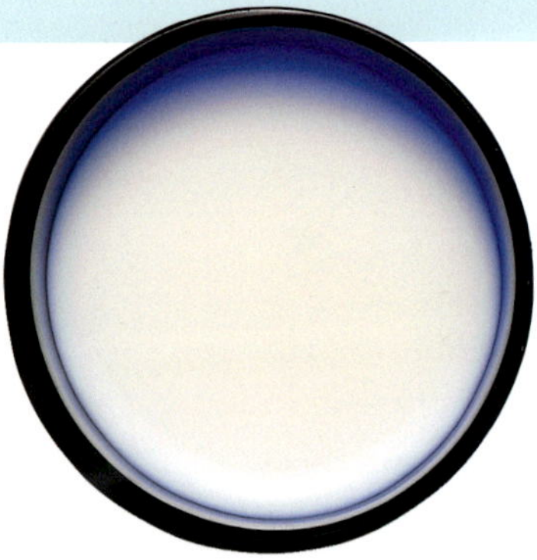

CI-DESSUS Causticum *s'obtient à partir de la chaux et du bisulfate de potassium.*

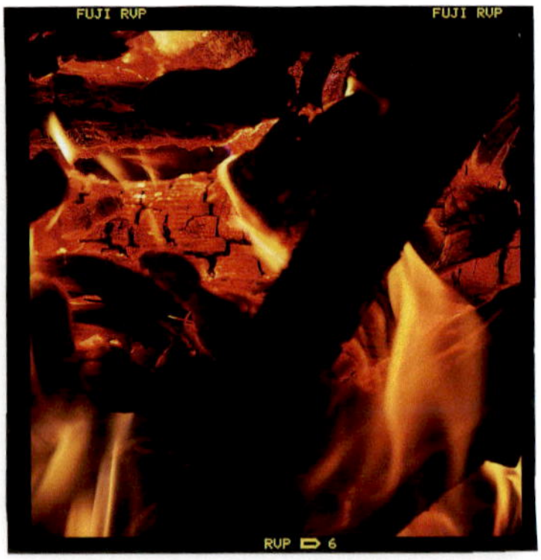

À DROITE Causticum *s'administre en soin d'urgence dans les cas de brûlures graves en attendant les secours médicaux.*

SYMPTÔMES

❖ Affections de l'œil
Vision trouble, comme à travers un filtre. Larmes abondantes et âcres. Paralysie des muscles des paupières suite à une exposition au froid. Dessèchement, photophobie. Sensation d'avoir du sable dans les yeux.

❖ Mal de gorge, laryngite
Douleur brûlante et âcre dans la gorge, envie constante d'avaler. Sensation d'étouffement. Déglutition difficile, incapacité à s'éclaircir la gorge. Grattements au fond de la gorge, dessèchement. Laryngite (en particulier chez les chanteurs). L'enrouement persiste après le mal de gorge.

❖ Toux
Toux sèche, caverneuse, pénible, avec enrouement et douleur dans la poitrine ; améliorée par l'eau fraîche. Incapacité à expectorer. Toux sèche et irritante, aggravée par l'air froid. Toux accompagnée de douleurs dans les hanches.

❖ Incontinence, rétention d'urine
Miction involontaire en toussant ou en éternuant, en marchant ou en se mouchant. Rétention d'urine en suite de couches ou après une intervention chirurgicale.

❖ Cystite
Besoin pressant et constant d'uriner, mais la miction est difficile. Brûlures de l'urètre en urinant ; douleur dans la vessie après quelques gouttes.

❖ Brûlures
Brûlures au troisième degré, ou d'origine chimique, peau ébouillantée. Douleur brûlante, cloques. Effets secondaires ; anciennes brûlures mal cicatrisées. En cas de brûlure grave, consulter un médecin.

HOMMES

❖ Prostate
Hypertrophie, inflammation. Douleur des testicules.

CI-DESSOUS : Causticum *agit efficacement sur les organes génitaux.*

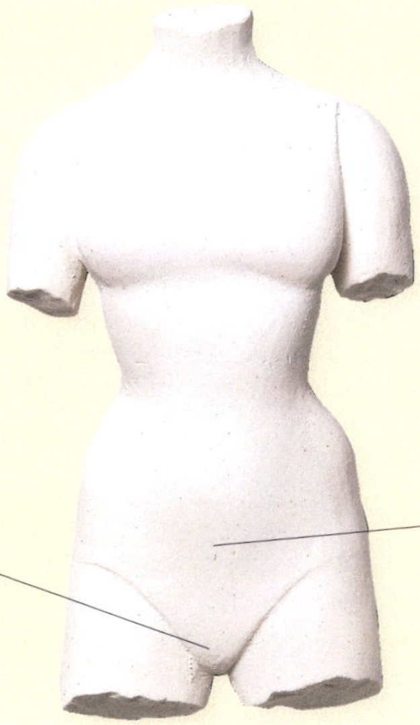

COMPARATIF DES REMÈDES

GÉNÉRAL

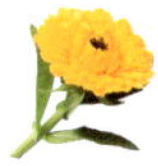

CAL.
S'utilise en stade de guérison avancée des brûlures au deuxième ou au troisième degré, une fois que les cloques ont éclaté. Prévient la formation du pus et favorise la cicatrisation. Soulage les coups de soleil et les écorchures, apaise les zones à vif et craquelées.

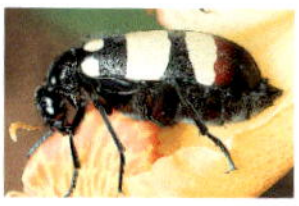

CANTH.
Brûlures au second degré très douloureuses ; avant la formation de cloques. Brûlures avec plaies vives et cuisantes.

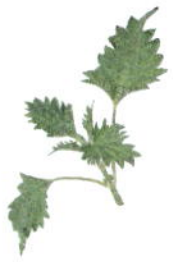

URT-U.
Brûlures au premier degré, urticaire, picotements. Aggravées par le bain ou un effort violent. Démangeaisons violentes. Brûlure exclusivement cutanée. Douleurs brûlantes, piquantes.

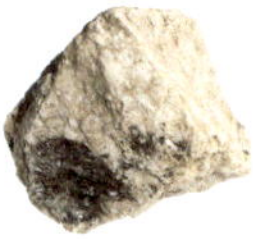

PHOS.
Toux sèche, dure, par quintes violentes et épuisantes, provoquant parfois des tremblements. Glaires abondantes. Sensation de brûlures au passage de l'air. Envies de boissons fraîches, glacées.

Chamomilla

[CHAM.]

Vénérée par les anciens Égyptiens pour ses vertus curatives, la camomille ou matricaire est une herbe médicinale employée depuis des siècles. C'est un excellent calmant, spécialement indiqué en cas de poussée dentaire douloureuse chez les enfants. La teinture homéopathique est préparée avec la plante entière fleurie et fraîche.

RÉCAPITULATIF

Végétal : MATRICARIA RECUTITA *camomille ou matricaire*

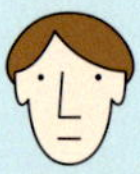

SENSIBILITÉ
hypersensibilité

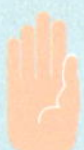

AGGRAVATION
contact

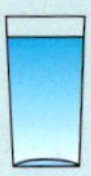

AGGRAVATION
café/alcool

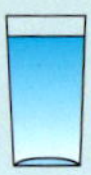

SOIF
boissons fraîches

- *Irritabilité excessive ; hypersensibilité aux influences extérieures*
- *Cris perçants sous l'effet de la douleur*
- *L'enfant veut être porté ; contrariant*
- *Mauvaise humeur ; l'enfant réclame des choses qu'il rejette aussitôt*
- *Poussées dentaires des nourrissons*
- *Accouchements*
- *Remède contre-indiqué si l'humeur est paisible*

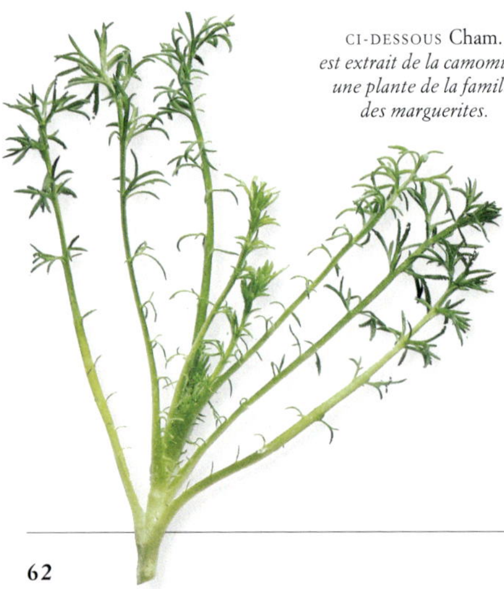

CI-DESSOUS Cham. *est extrait de la camomille, une plante de la famille des marguerites.*

Indications générales

Les symptômes physiques sont associés à une hypersensibilité émotionnelle, une humeur extrêmement irritable. Le patient ressent une douleur intolérable. Indiqué en cas d'hypersensibilité à la douleur, associée à une irritabilité caractérielle. Cris perçants/hurlements de douleur.

État psychique

Tableau très caractéristique, indissociable des symptômes physiques. Le patient est extrêmement émotif, instable ou hypersensible, de mauvaise humeur, coléreux, querelleur, irrité par le moindre incident. Ses réponses sont cinglantes, abruptes. L'enfant veut être porté, réclame beaucoup de choses et les refuse dès qu'il les obtient. Un remède à écarter d'emblée si le malade est calme.

Modalités

Aggravation : café, alcool ; froid ; contact.
Amélioration : si l'enfant est porté.

Aliments / boissons

Envies : boissons amères.
Aversions : café.
Soif : boissons fraîches.

HUMEUR COLÉRIQUE

RÉPONSES CINGLANTES ET ABRUPTES

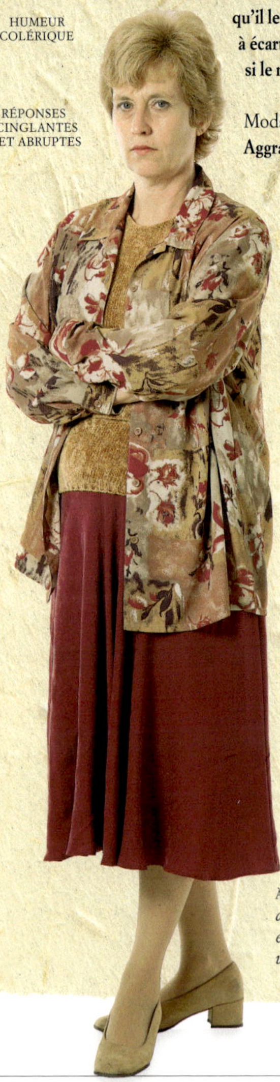

PATIENT AGRESSIF ET DÉSAGRÉABLE

À GAUCHE *L'humeur de* Chamomilla *est irritable, agressive, vindicative.*

SYMPTÔMES

❖ Douleur d'oreilles
Douleur aiguë, soulagée par la chaleur. Sensibilité au vent froid, au bruit ; intolérance à la musique.

❖ Mal de dents
Après les boissons chaudes, en cours de grossesse.

❖ Toux
Toux sèche irritante ; crises d'asthme provoquées par la colère. Aggravation de la toux entre 21 heures et minuit.

❖ Troubles digestifs
Colique ; douleurs suite à une colère ; gaz douloureux. Aggravation nocturne ; amélioration par des applications chaudes. Joues rouges, sueur chaude. Indigestion ; gaz sentant l'œuf pourri. Vomissements amers, bilieux, précédés de violents haut-le-cœur.

❖ Diarrhée
Brûlante, aigre, verdâtre, molle ; odeur d'œuf pourri.

❖ État fébrile
Certaines parties du corps sont chaudes, d'autres froides ; alternance de chaud et froid. Sueur de la tête ; soif pendant la fièvre. Tout le corps est froid, mais le visage est brûlant. Sueur malodorante de la tête pendant le sommeil.

❖ Insomnie
Insomnie due à la douleur, à la colère, ou aux excitants comme le café.

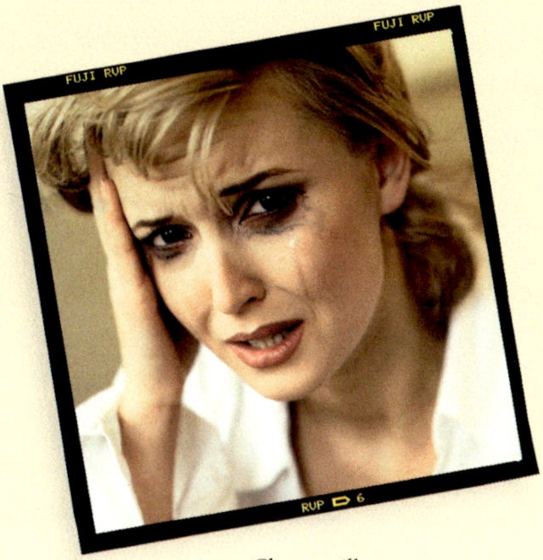

CI-DESSUS Chamomilla *est indiqué lorsque le patient est extrêmement émotif et hypersensible.*

❖ Irritations cutanées
Irritations chez le nourrisson ou chez la mère qui allaite. Rougeole, présentant les symptômes généraux et psychiques du tableau des symptômes.

ENFANTS

❖ Poussées dentaires
Chez le nourrisson, avec une joue brûlante ou enflée, l'autre froide et pâle. Diarrhée verdâtre.

❖ Hyperactivité
Chamomilla s'adresse tout particulièrement aux enfants et aux nourrissons. L'enfant est surexcité, irritable, agité, coléreux, contrariant, toujours insatisfait. Si les symptômes psychiques concordent, le remède aura un effet calmant au moment des crises ; consultez également un homéopathe.

❖ Rougeole
Présentant les symptômes généraux, psychiques et fébriles de *Chamomilla.*

FEMMES

❖ Accouchement
Contractions irrégulières, douleurs descendant vers les cuisses. Douleurs intolérables et humeur agressive ; la parturiente rejette son entourage et l'agresse verbalement.

❖ Allaitement
Seins douloureux, mamelons enflammés et sensibles ; crampes pendant la tétée.

COMPARATIF DES REMÈDES

GÉNÉRAL

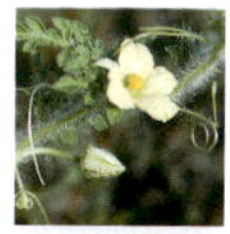

COLOC.
Colère entraînant une douleur physique, en particulier des crampes. Colique, améliorée en se pliant en deux.

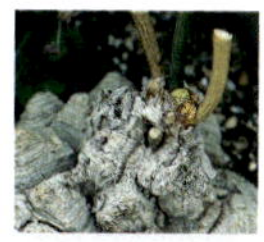

DIOS.
Coliques très violentes. L'enfant s'arque de douleur et raidit les membres.

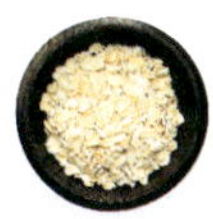

MAG-P.
Le malade tend les membres sous l'effet de la douleur. Colique améliorée par une forte pression.

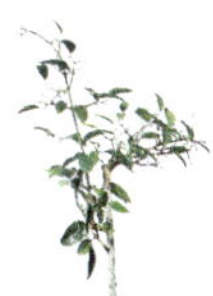

NUX V.
Irritabilité, refus de tout contact. Affections causées par la surexcitation ; indigestion accompagnée de nausée.

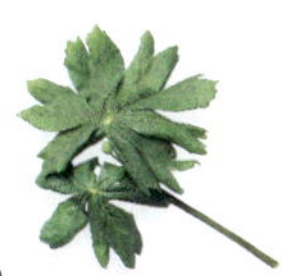

PODO.
Selles bruyantes, explosives, en jets. Diarrhée accompagnant les poussées dentaires.

China

[CHINA]

Extrait du quinquina, écorce d'un arbre des Andes appelé Cinchona, China *est le premier remède expérimenté par Hahnemann. La teinture s'obtient à partir de l'écorce séchée.* China *s'emploie dans les cas d'épuisement nerveux, d'affaiblissement résultant de la perte de fluides corporels et de l'allaitement.*

RÉCAPITULATIF

Végétal : CINCHONA OFFICINALIS *quinquina*

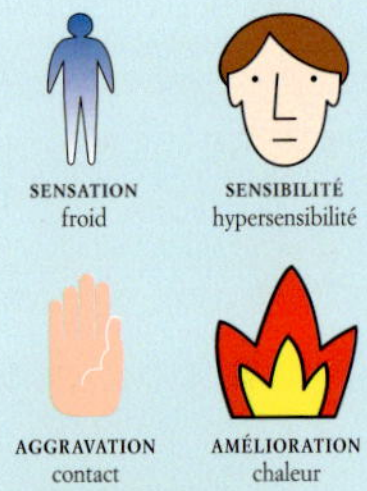

- *Affaiblissement, hypersensibilité, nervosité – état de faiblesse généralisée*
- *Écoulements abondants et épuisants, aggravés par la perte de liquides corporels*
- *Abdomen très ballonné, embarras gastriques*
- *Périodicité marquée des symptômes*
- *Extrême sensibilité au bruit, au contact, à la lumière, aux odeurs, à la douleur.*

Indications générales

Épuisement, faiblesse due à une perte abondante de liquide – hémorragie, diarrhée, suppuration, allaitement. Le patient est affaibli, hypersensible, nerveux, anémique. Les fièvres présentent une périodicité marquée – évoluant en mieux ou en pire à intervalles réguliers. Tout dérange – lumière, bruit, odeur. Les douleurs sont fulgurantes. Hémorragies abondantes, accompagnées de défaillances, de perte de la vision, de bourdonnements d'oreilles. Agit sur le système digestif. Visage terreux, pâle, avec des cernes bleus. Extrême sensibilité au toucher.

État psychique

Humeur taciturne, noire, agressive, apathique.

Modalités

Aggravation : contact ; dissonance ; bruit ; vent froid ; fruits, aliments gâtés, lait. Amélioration : forte pression ; vêtements lâches ; chaleur.

Aliments / boissons

Envies : boissons fraîches, mets délicats, épicés, sucreries. Aversions : plats chauds, graisses et nourritures riches, fruits, viande, café, lait, bière.

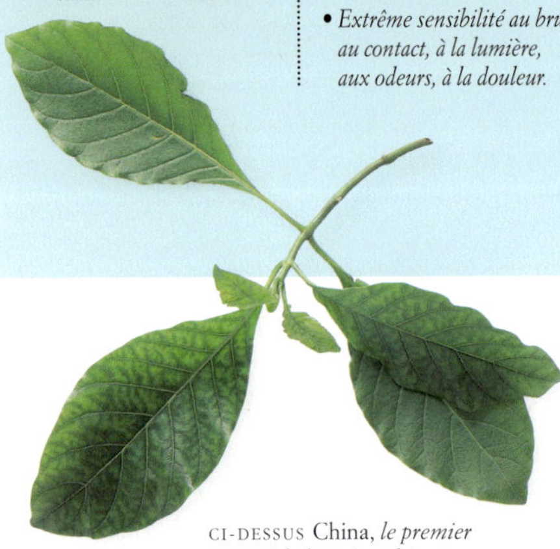

CI-DESSUS China, *le premier remède homéopathique, provient d'un arbre des Andes, le Cinchona.*

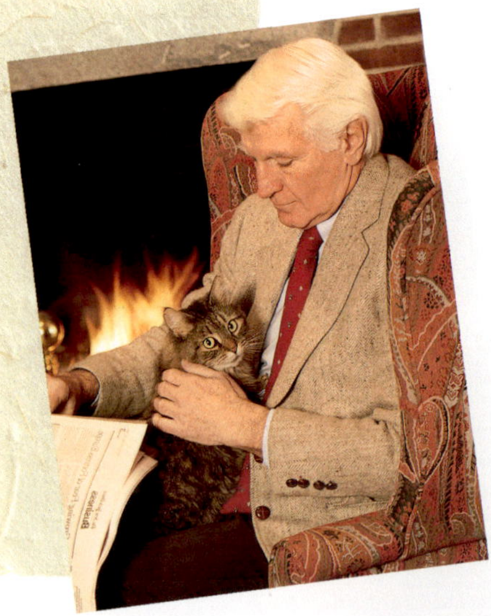

À DROITE *Un symptôme essentiel associé à* China : *le besoin de chaleur.*

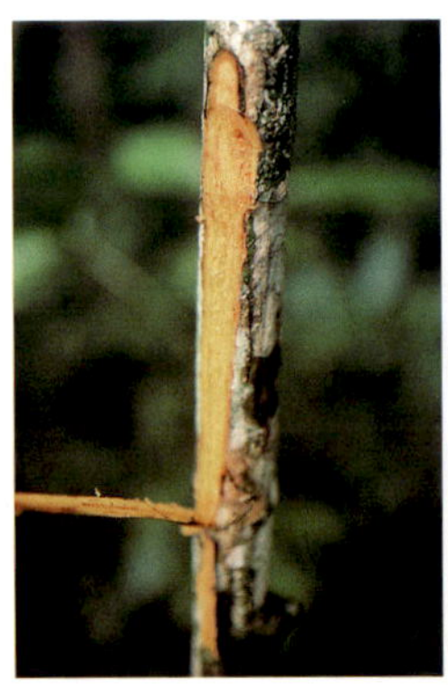

CI-DESSUS *: La teinture s'obtient à partir de lanières d'écorce séchée.*

SYMPTÔMES

❖ Maux de tête
Douleurs fulgurantes, lancinantes ; comme si le cerveau se déplaçait dans le crâne. Douleurs perçantes d'un côté à l'autre du crâne après une perte de fluides. Grande sensibilité aux courants d'air et au toucher ; amélioration par de fortes pressions, des massages. Cuir chevelu extrêmement sensible. Face terreuse, maladive, avec des cernes bleus.

❖ Troubles digestifs
La nourriture prend un goût amer ou salé. Le patient est très vite rassasié ; aversion pour toute nourriture. Renvois sonores qui soulagent ; indigestion causée par le lait. Digestion lente ; pesanteur dans l'estomac après avoir mangé, même peu. Colique : amélioration en se pliant en deux ; par une forte pression. Flatulences et ballonnements, améliorés par le déplacement ; l'évacuation de gaz ne soulage pas. Fermentation abdominale causée par les fruits.

❖ Diarrhée
Selles brunes, jaunes, liquides, d'aliments non digérés ; douloureuses, contenant du sang. Diarrhée causée par les fruits, le lait, la bière.

❖ Douleurs articulaires
Douleurs dans les membres et dans les articulations comme des courbatures, aggravées par un léger contact, mais soulagées par une forte pression.

❖ Irritations et sensibilité cutanées
Extrême sensibilité au toucher. Rougeole.

❖ État fébrile
Symptômes marqués : frissons, chaleur, transpiration ; frissons suivis de soif, puis chaleur, puis soif ; face rouge et brûlante, mains glacées ; sueurs abondantes la nuit ; aggravation par le moindre mouvement, la faiblesse, la perte de liquides corporels.

ENFANTS

❖ Rougeole
Présentant les symptômes généraux et psychiques propres à *China*.

FEMMES

❖ Accouchement
Affaiblissement suite à la perte de sang pendant ou après le travail. Sensation de faiblesse, de froid, hypersensibilité au contact et au bruit.

INDICATIONS SPÉCIFIQUES

En soins postopératoires : le patient peut éprouver une faiblesse ou un épuisement suite à une perte de sang. *China* contribue à améliorer cet état qui peut se prolonger longtemps après l'intervention. Ce remède est également indiqué après une opération de l'abdomen, en cas de douleur et de distension (d'autres remèdes agissent davantage sur la distension que sur la douleur).

CI-DESSOUS China *agit en cas de diarrhée ou de colique provoquée par les fruits.*

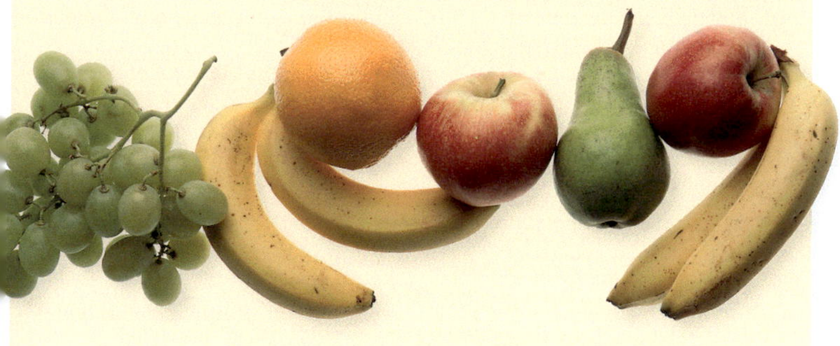

COMPARATIF DES REMÈDES

FAIBLESSE

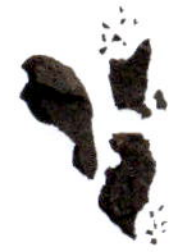

CARB-V.
Prostration totale, besoin de s'éventer ; amélioration en plein air.

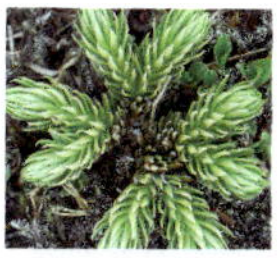

LYC.
Douleur oppressante au foie, en respirant ; aggravation par le contact. Constipation : selles dures, petites, difficiles. Diarrhée causée par les boissons froides. Sensibilité, anxiété, nervosité avant une épreuve.

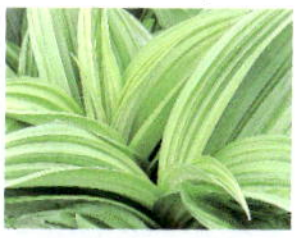

VERAT.
Une autre pathogénésie correspondant à un affaiblissement soudain, brutal. Ce remède est également associé à une soif intense, à des sueurs froides abondantes. La diarrhée est parfois accompagnée de vomissements, comme si le corps entier essayait de se purger. Diarrhée liquide et abondante, évacuée péniblement, ou au contraire presque involontairement ; la transpiration avant et après les selles provoquent l'épuisement. Des crampes musculaires accompagnent parfois la diarrhée ; les mains et les pieds sont glacés. Indiqué pour la gastro-entérite lorsque les symptômes concordent.

Cimicifuga

[CIMIC.]

Cimicifuga *provient d'une herbe médicinale originaire d'Amérique du Nord, antidote traditionnel contre les morsures de serpent. La teinture homéopathique se prépare en faisant macérer dans l'alcool la racine broyée, puis en filtrant la solution obtenue.*

RÉCAPITULATIF

Végétal : ACTEA RACEMOSA

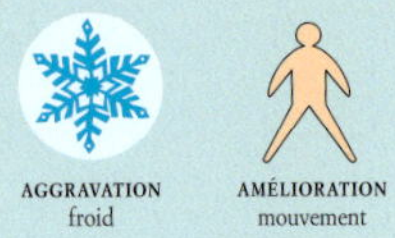

- *Grossesse, accouchement et suites de couches.*
- *Douleurs fulgurantes*
- *Frilosité, sensibilité*
- *Dépression, humeur sombre, pessimiste*

Indications générales

Indiqué pour les troubles de la grossesse, le travail et les suites de couches. Association ou alternance de symptômes d'abattement psychiques et physiques. Douleurs percutantes, fulgurantes, irrégulières, qui se déplacent rapidement dans l'abdomen. Sensibilité au froid, vulnérabilité.

État psychique

Humeur sombre, dépressive, pessimiste, sensation de vivre plongé dans les ténèbres et la confusion ; avec des moments de grande volubilité où le patient passe rapidement d'un sujet à un autre. Sensation de devenir fou. Soupirs fréquents.

Modalités

Aggravation : temps froid et humide ; courants d'air. Amélioration : mouvements doux et continus, lorsque le malade est enveloppé dans une couverture chaude.

Aliments / boissons

Aucune aversion ni désir marqué.

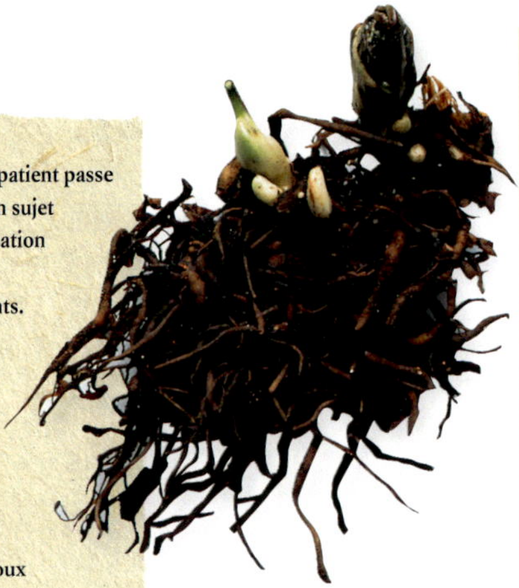

CI-DESSUS Cimicifuga *est préparé à partir de la racine fraîche de la plante.*

CI-DESSOUS *L'humeur caractéristique de* Cimicifuga *est sombre et pessimiste.*

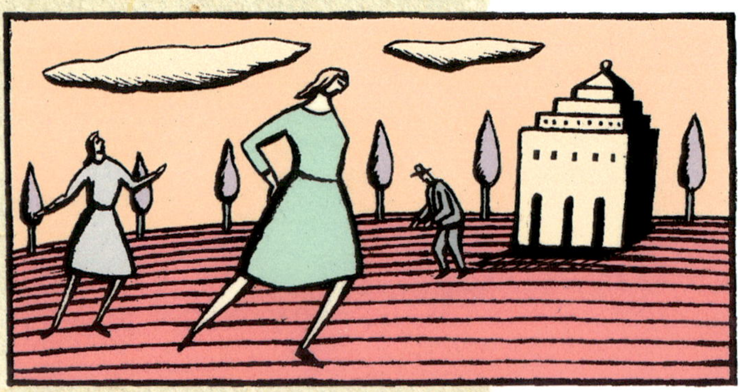

SYMPTÔMES

FEMMES

❖ **Grossesse**
Nausées matinales ; douleurs dans les reins, les hanches et les cuisses. Autres affections présentant les mêmes symptômes psychiques et généraux.

❖ **Accouchement**
Les douleurs se déplacent rapidement dans le pelvis, au lieu de forcer vers le bas. Les contractions cessent complètement, ou s'atténuent. Contractions suivies d'intenses douleurs, hypersensibilité à la douleur.

COMPARATIF DES REMÈDES

CONTRACTIONS

CAUL.
Épuisement après les contractions, irrégulières et/ou inopérantes. Le col de l'utérus ne se dilate pas. Contractions dans le bas de l'abdomen, alors que la partie supérieure de l'utérus reste souple.

SEP.
Contractions très douloureuses ; tiraillements dans l'utérus ; rejet de toute compassion ou sollicitude.

Cocculus indicus

[COCC.]

Cocculus indicus *est le fruit de la plante* Anamirta cocculus. *Les graines sont broyées en fine poudre pour la préparation de la teinture. C'est le remède homéopathique le plus indiqué contre le mal des transports ; il s'emploie également en cas de nausées matinales pendant la grossesse.*

RÉCAPITULATIF

Végétal : ANAMIRTA COCCULUS

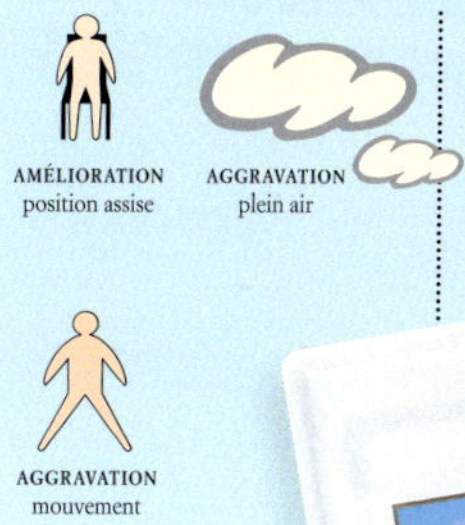

- *Nausées dues au mal des transports ou à la grossesse*

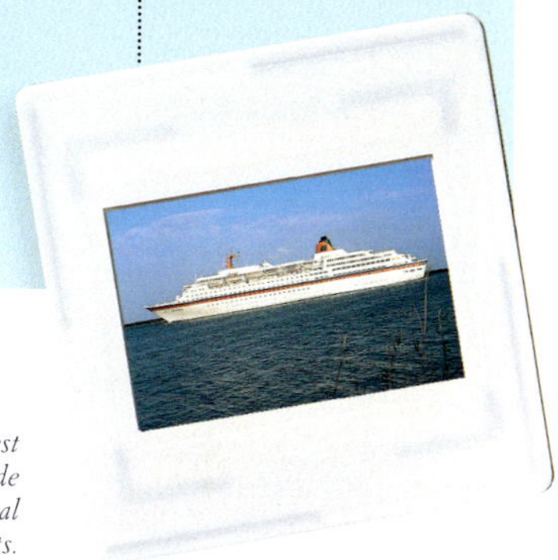

À DROITE Cocc. *est un excellent remède contre le mal des transports.*

Indications générales
Remède indiqué pour les nausées et les vertiges. Mal de mer, mal des transports, nausées de la grossesse. Sensation de faiblesse. Paradoxalement, aggravation en plein air.

État psychique
Excitation, ou faiblesse et confusion.

Modalités
Aggravation : plein air ; après avoir bu ou mangé ; mouvement, action de se lever.
Amélioration : position allongée – nécessité de s'allonger pour ne pas vomir.

Aliments / boissons
Envies : boissons fraîches, bières.
Aversions : la nourriture, son odeur (mais le patient peut avoir faim simultanément).

SYMPTÔMES

❖ **Mal des transports**
Provoqué ou aggravé par la vision du mouvement environnant (par la fenêtre d'une voiture, le hublot d'un bateau, etc). Maux de tête, vertiges, nausées, sensation de faiblesse.

❖ **Nausée**
Provoquée par l'idée, l'odeur ou simplement la vue de la nourriture. Généralement accompagnée de faiblesse et de nervosité. Le patient peut éprouver une tension à la fois physique et émotionnelle.

FEMMES

❖ **Grossesse**
Nausée.

COMPARATIF DES REMÈDES

NAUSÉE

ARS.
Nausées, vomissements et diarrhée comme pour une intoxication alimentaire. État agité. Soif de boissons fraîches par petites gorgées.

IGN.
Nausée, sensation de vide dans l'estomac, amélioration après avoir mangé. Les symptômes apparaissent après une blessure émotionnelle intense, ou une déception amoureuse.

IP.
La nausée prédomine, avec absence de soif. Moins de vertiges et d'étourdissements que pour *Cocc.*

NUX V.
Irritabilité. Nausées provoquées par un excès de nourriture ou de boisson. Impossibilité de vomir.

SEP.
Nausées de la grossesse avant de manger ; vomissements matinaux d'aliments et de bile. Généralement, aggravation lors de modifications hormonales.

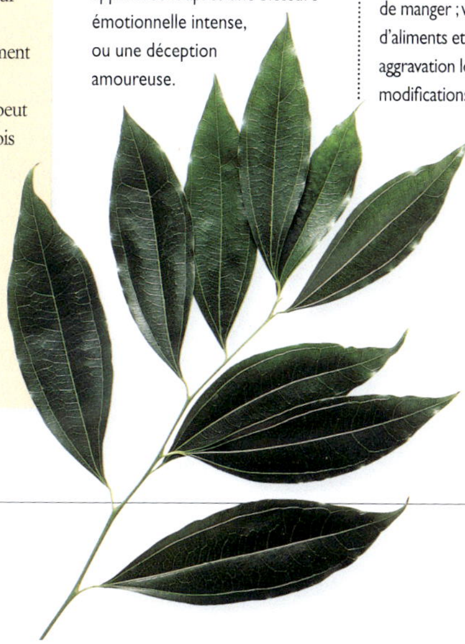

À GAUCHE Cocculus indicus *provient de la plante* Anamirta cocculus.

Colocynthis

[COLOC.]

La coloquinte était utilisée comme purgatif par les médecins grecs et arabes. Le remède est préparé à partir du fruit amer séché et réduit en poudre (le chicotin), puis macéré dans l'alcool. La teinture s'obtient par filtrage de la solution.

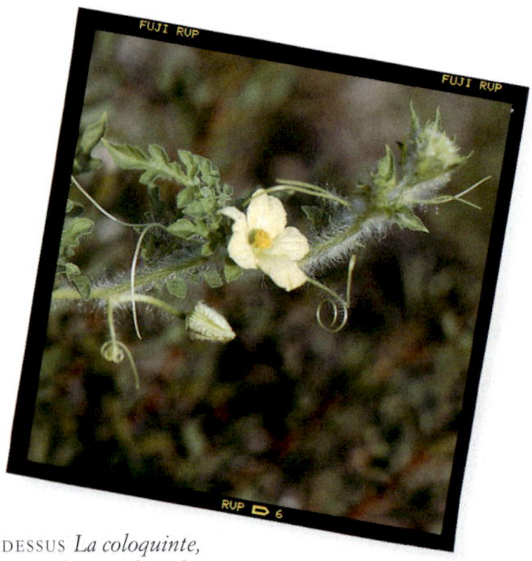

CI-DESSUS *La coloquinte, à l'origine du remède* Coloc.

Indications générales

Ce remède est indiqué principalement en cas de crampes abdominales. Les douleurs sont violentes et soudaines ; mordantes, acérées. Coliques dues à la surexcitation, la colère ou l'indigestion. Provoquées également par un fruit vert ou pourri, ou par de l'eau non potable (dans les pays tropicaux par exemple). La douleur s'atténue si le patient se plie en deux ou exerce une forte pression sur l'abdomen. Accompagnée de nausées, de vomissements, de diarrhées. Le bébé préfère être porté sur les épaules, une position qui exerce une pression sur l'abdomen.

RÉCAPITULATIF

Végétal : COLOCYNTHIS VULGARIS *coloquinte*

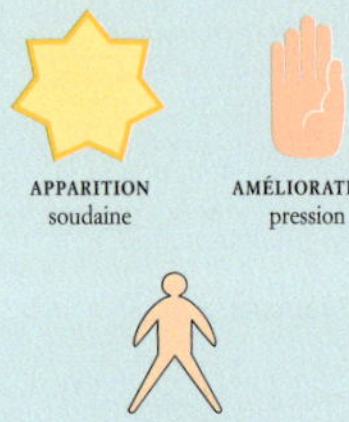

APPARITION soudaine

AMÉLIORATION pression

AGGRAVATION surexcitation

- *Coliques, crampes abdominales dues à la surexcitation, à la colère ou à un fruit trop vert ou pourri*
- *Douleurs violentes et soudaines, soulagées par une forte pression sur l'abdomen ou lorsque le malade se plie en deux*
- *Coliques chez le nourrisson*

COMPARATIF DES REMÈDES

COLIQUE

DIOS.
Colique du nourrisson qui s'arque en arrière et raidit les jambes sous l'effet de la douleur. La douleur s'aggrave lorsqu'il est penché, le nourrisson préfère donc être maintenu debout.

MAG-P.
Spasmes, crampes d'estomac. Les renvois ne soulagent pas la douleur. Sensation d'avoir un bandage serré autour du corps. Colique causée par des flatulences. Crampes soulagées par la chaleur, la pression, ou lorsque le malade se plie en deux. Les membres se raidissent pendant la colique.

NUX V.
Colique, indigestion provoquée par un excès de nourriture, accompagnée de nausées. Sensation de pesanteur sur l'estomac, qui est sensible à la pression. Envie de vomir sans y parvenir.

STAPH.
Colique et indigestion dues à la colère et à la frustration provoquées par une blessure physique et/ou un affront.

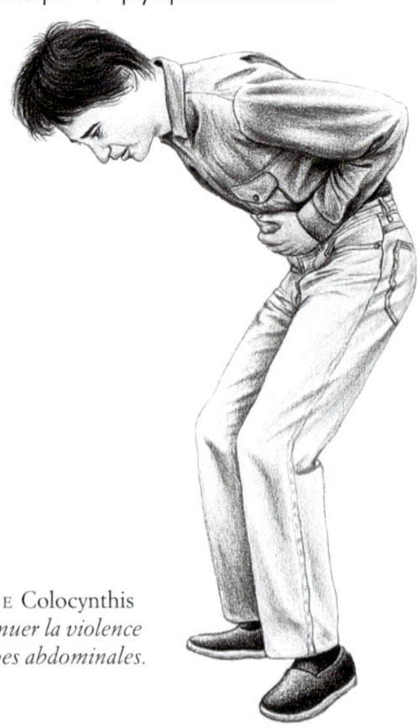

À DROITE Colocynthis *peut atténuer la violence des crampes abdominales.*

Dioscorea

[DIOS.]

Originaire d'Amérique du Nord, cet igname sauvage de la famille des Dioscoréacées s'utilise en homéopathie pour traiter la colique chez le nourrisson. La racine est macérée dans l'alcool, et la teinture s'obtient par filtrage de la solution. Source naturelle de progestérone, cette plante entrait dans la composition des premiers contraceptifs oraux féminins.

RÉCAPITULATIF

Végétal : DIOSCOREA VILLOSA *igname sauvage*

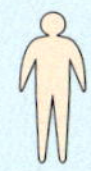

AMÉLIORATION
position debout

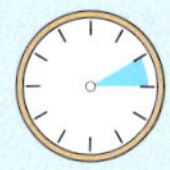

AGGRAVATION
Très tôt le matin, à partir de 2 heures

- *Coliques chez le nourrisson*
- *Amélioration en s'étirant ou en se cambrant en arrière*

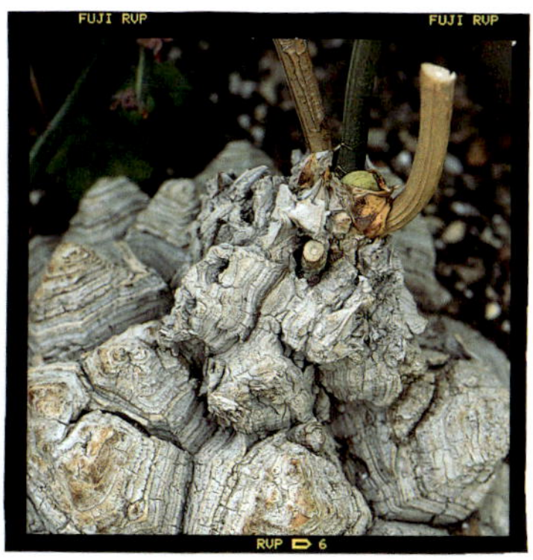

À GAUCHE Dioscorea *provient d'un igname sauvage d'Amérique du Nord.*

Indications générales
Remède particulièrement indiqué pour les coliques extrêmement douloureuses aggravées en se penchant en avant, soulagées en s'étirant ou se cambrant en arrière. Le nourrisson arque le dos et raidit les jambes ; il souffre moins lorsqu'il est maintenu debout, et ne veut pas rester couché.

Modalités
Amélioration : maintien en position debout.
Aggravation : position allongée.

COMPARATIF DES REMÈDES

COLIQUE

ARS.
Le malade est au supplice car il ne peut trouver une position confortable en raison de douleurs abdominales violentes. Douleurs brûlantes, soulagées par la chaleur. Elles accompagnent les symptômes de l'intoxication alimentaire : nausées, vomissements, et diarrhée. Soif d'eau fraîche, par petites gorgées ; ou désir d'eau glacée, vomie aussitôt bue.

COLOC.
Coliques améliorées en se penchant en avant, et en exerçant une forte pression sur l'abdomen. Le nourrisson préfère être porté sur les épaules.

IP.
Les douleurs empirent lorsque le malade se déplace. Colique généralement accompagnée de nausées : le malade a envie de vomir, mais les vomissements ne soulagent pas la nausée (contrairement à *Nux v.*). Fréquentes diarrhées de selles vertes à moitié liquides. Douleurs gastriques après un accès de colère intense.

PULS.
Les douleurs se déplacent dans la partie inférieure de l'abdomen avec des gargouillements, des borborygmes. Douleurs gastriques causées par une nourriture riche et grasse. Humeur généralement calme, besoin de compagnie, d'affection, parfois jusqu'à l'excès. Nature chaude, plus à l'aise en plein air.

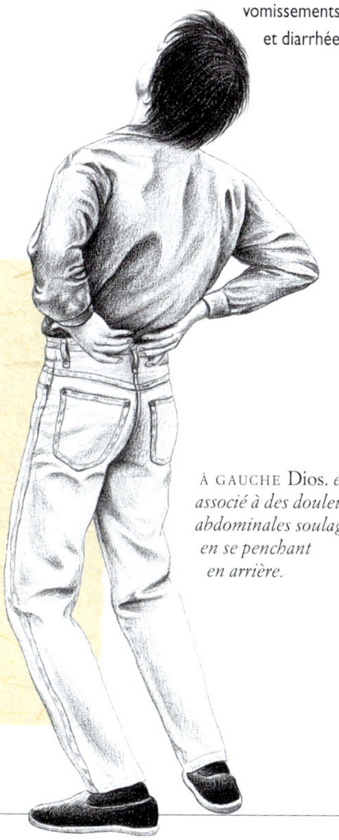

À GAUCHE Dios. *est associé à des douleurs abdominales soulagées en se penchant en arrière.*

Drosera

[DROS.]

Cette plante insectivore prospère dans les régions humides et marécageuses. On l'employait au Moyen Âge pour combattre la peste. La teinture homéopathique s'obtient à partir de la plante entière fraîche, récoltée en période de floraison. Le remède s'utilise contre la toux, les maux de gorge et la fièvre.

RÉCAPITULATIF

Végétal : DROSERA ROTUNDIFLORA *droséra*

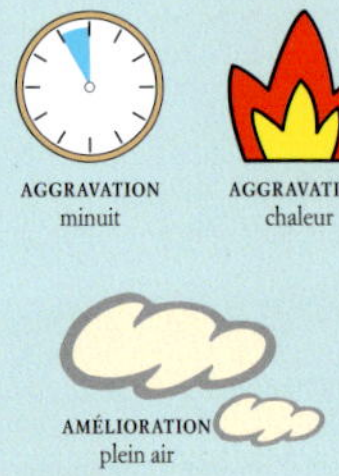

- *Principalement indiqué contre la toux, particulièrement la coqueluche*
- *Agitation*
- *Toux spasmodique, paroxystique avec haut-le-cœur, vomissements, saignements de nez, sueurs froides*
- *Aggravation sous l'effet de la chaleur ; amélioration en plein air*

Indications générales
Action sur l'appareil respiratoire en cas de spasmes, de catarrhe et d'hémorragie ; constriction de la gorge, du larynx, et de l'estomac. Cas de tuberculose dans la famille.

État psychique
Méfiance, irritabilité. Grande susceptibilité, manie de la persécution, paranoïa. Agitation, manque de concentration.

Modalités
Aggravation : à minuit ; en position allongée ; sous l'effet de la chaleur
Amélioration : pression ; plein air.

Aliments / boissons
Aucune aversion ni désir marqué.

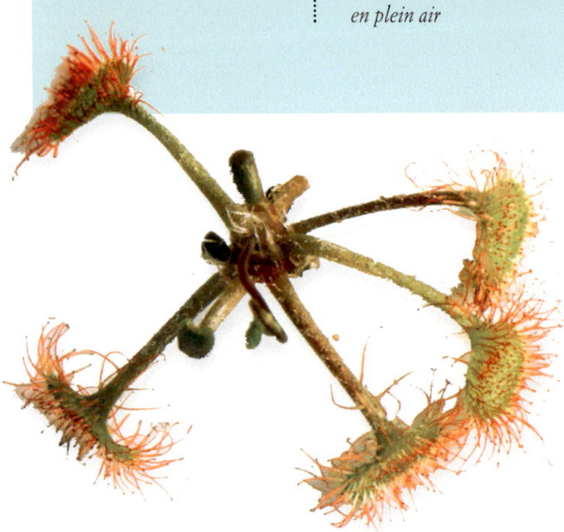

CI-DESSUS Drosera *est tiré de cette petite plante carnivore.*

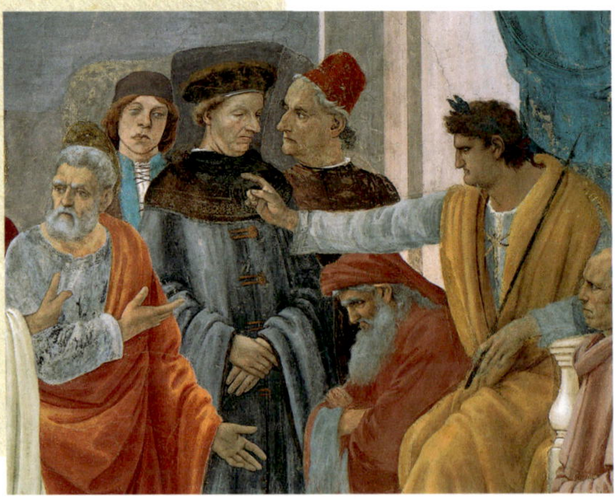

À GAUCHE Drosera *se caractérise par la manie de la persécution.*

SYMPTÔMES

❖ **Saignements de nez**
Accompagnant la coqueluche.

❖ **Maux de gorge, laryngite**
Chatouillements dans la gorge, comme sous l'effet d'une plume. Difficulté à avaler des aliments solides. Sécheresse entraînant une toux sèche et pénible, voix enrouée et caverneuse. Glaires jaune verdâtre remontant de la gorge.

❖ **Toux**
Poitrine serrée, constriction. Toux d'irritation du larynx. Quintes de toux suffocante ou aboyante ; toux prolongée, incessante. La toux semble venir de l'abdomen, et coupe le souffle. Le malade se tient les côtes. Suivie de haut-le-cœur et de vomissements. Voix caverneuse, enrouée, ou creuse, atone. Coqueluche. Difficulté à expirer.

❖ **Douleurs**
Membres douloureux ; le lit paraît trop dur ; douleurs dans les os longs.

❖ **État fébrile**
Sensation de froid constante ; fièvre accompagnant la coqueluche. Visage brûlant ; mains froides et tremblantes.

COMPARATIF DES REMÈDES

TOUX

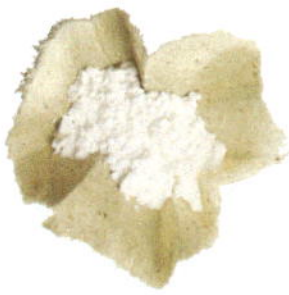

ANT-T.
La poitrine est encombrée de mucus, et le malade trop faible pour expectorer : ce qui l'empêche de respirer profondément. Somnolence, baisse du tonus, manque de réaction. Aggravation dans une pièce chauffée, amélioration en se redressant et après expectoration.

CI-DESSOUS Drosera *est l'un des principaux remèdes indiqués contre les affections de poitrine.*

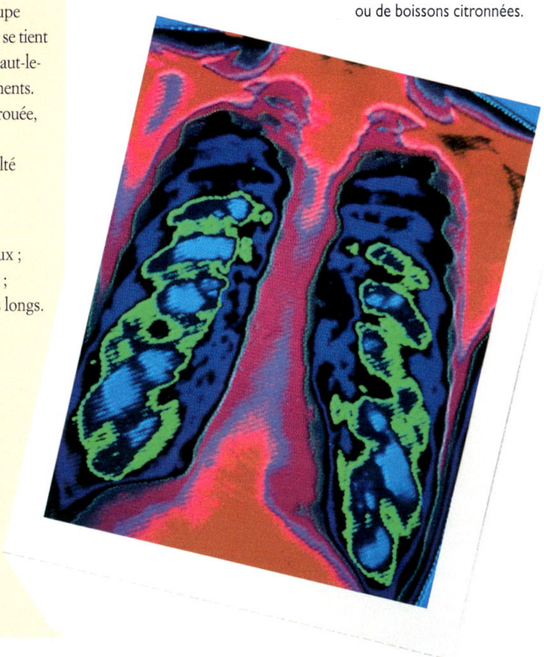

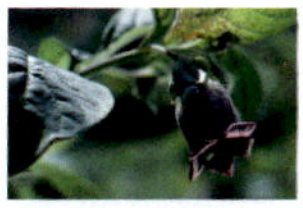

BELL.
Apparition rapide et brutale des symptômes. Toux sèche, aboyante. L'enfant a mal à l'estomac avant un accès de toux de coqueluche, et pleure avant de tousser. Le larynx est très douloureux, la gorge sèche et brûlante. *Bell.* est associé à un visage rouge, brûlant, ou pâle et rouge en alternance ; pupilles dilatées ; douleurs lancinantes, aiguës, ou fulgurantes. Hallucinations et humeur violente accompagnent souvent les symptômes physiques. Absence de soif pendant la fièvre, avec cependant une envie de citron ou de boissons citronnées.

CARB-V.
Abattement, épuisement, baisse de tonus et sueurs froides. Apparition lente des symptômes. Respiration difficile, hachée, haletante, avec une sensation de brûlure dans la poitrine. État aggravé par les boissons fraîches. Toux caverneuse, suffocante, accompagnée de maux de tête et de vomissements. Le malade suffoque, son visage est cyanosé, il doit être éventé. Premier stade de la coqueluche, quand aucun autre remède n'est clairement indiqué.

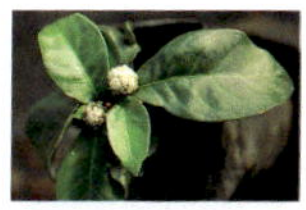

IP.
La toux s'accompagne d'une nausée permanente, ou provoque des vomissements sans nausée. Toux violente et incessante. L'enfant se raidit, il est pris de nausées suivies de vomissements. Toux sèche, spasmodique, se terminant par un haut-le-cœur ou un étouffement. Coqueluche et saignements de nez. Enfant capricieux. Sensation de constriction dans la poitrine aggravée par le mouvement. Abondance de glaires, poitrine crépitante, sans expectoration (comme pour *Ant-t.*, mais le malade est moins abattu). Ces symptômes sont aggravés par l'air froid, mais améliorés par les boissons fraîches et la chaleur.

Euphrasia

[EUPH.]

Comme l'indique son appellation de « casse-lunettes », Euphrasia *s'utilise essentiellement pour soigner les affections de l'œil. C'est l'herboriste Hildegard von Bingen qui, au* XIVe *siècle, introduisit son usage. La teinture homéopathique est préparée à partir du jus de la plante mélangé à une solution alcoolisée.*

RÉCAPITULATIF

Végétal : EUPHRASIA OFFICINALIS *euphraise, casse-lunettes*

AGGRAVATION
lumière du soleil

AGGRAVATION
chaleur

- *Affection de l'œil prédominante – les parties affectées sont enflées*
- *Larmes irritantes et écoulement nasal non irritant*

Indications générales
Euphrasia **agit sur l'œil, plus particulièrement les muqueuses. Larmes brûlantes, irritantes, piquantes. Rhume des foins, conjonctivite, rhumes, toux et autres affections liées à ces symptômes. Aggravation en soirée.**

État psychique
Aucun symptôme notable.

Modalités
Aggravation : lumière du soleil, vent, chaleur, fumée ; après un long sommeil ; en soirée. Amélioration : bains oculaires.

Aliments / boissons
Aucune aversion ni désir marqué.

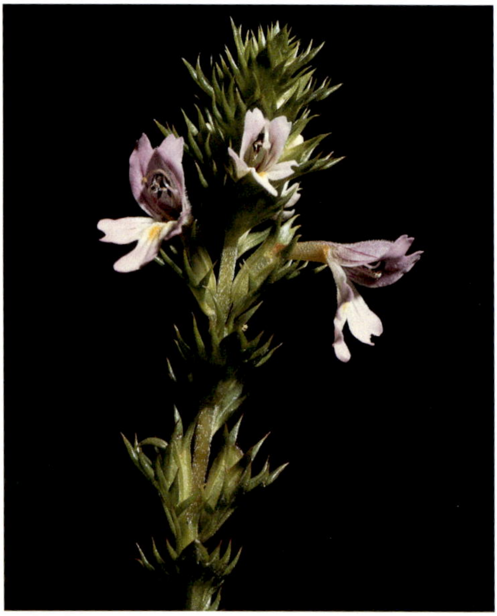

CI-DESSUS *Le casse-lunettes est une fleur des champs qui pousse dans les prairies.*

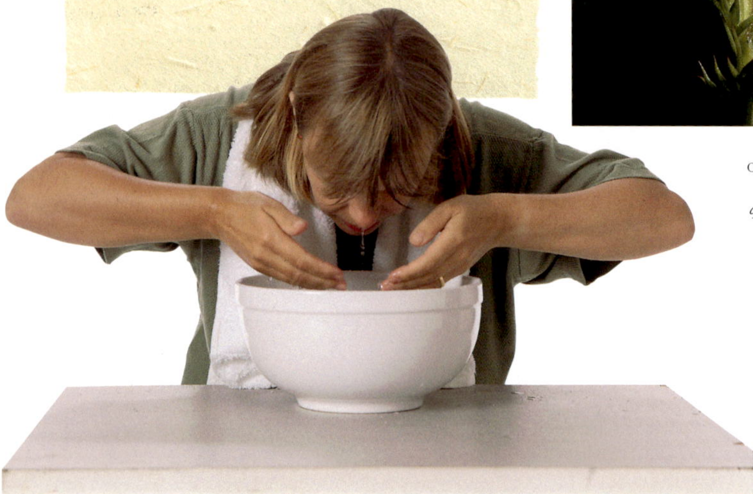

À GAUCHE Euphrasia *se caractérise par des yeux irrités, douloureux, soulagés par des bains.*

SYMPTÔMES

❖ Affections de l'œil
Brûlures, picotements, sensation d'avoir du sable dans les yeux. Larmes irritantes provoquées par la toux, le vent, le rhume, la migraine. Le bord de l'œil est irrité, brûlant, enflé, avec des démangeaisons. Pour soulager la douleur, diluer la teinture pour un bain oculaire.

❖ Rhume des foins
Picotements dans les yeux, écoulement nasal non irritant. Éternuements.

❖ Toux
Violente en journée. Amélioration en position allongée. Mucus abondant.

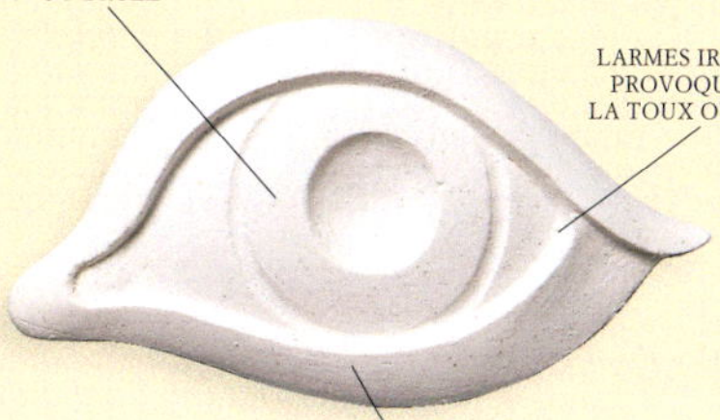

À DROITE Euphrasia *est indiqué pour les affections de l'œil.*

COMPARATIF DES REMÈDES

AFFECTION DE L'ŒIL

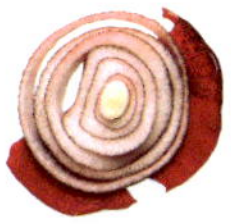

ALL-C.
L'œil brûle, écoulement fluide, clair, non irritant. Écoulement nasal abondant, fluide, âcre, irritant les narines et la lèvre supérieure. Aggravation dans une pièce chauffée, par temps froid ou en soirée. Amélioration en plein air.

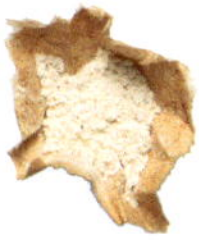

ARS.
Sensation de nez bouché, avec pourtant un écoulement nasal abondant et fluide irritant la lèvre supérieure. Parmi les symptômes généraux, on retrouve la sensation de froid, l'agitation, et une tendance à dramatiser. Aggravation des symptômes entre 1 et 2 heures du matin.

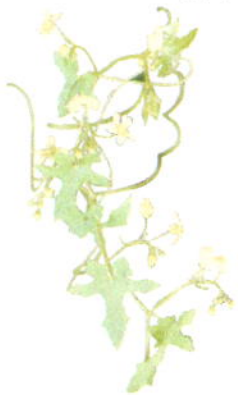

BRY.
Œil larmoyant et douloureux, maux de tête, éternuements, nez qui coule. Les rhumes évoluent lentement. La plupart des affections sont accompagnées de migraines. Un symptôme caractéristique : le moindre effort ou mouvement aggrave considérablement l'état du malade.

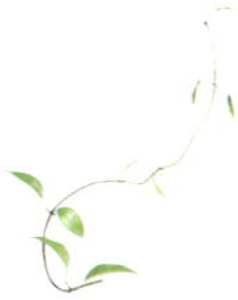

GELS.
Rhumes, grippe, inflammations évoluant progressivement. Les yeux sont rouges et douloureux. *Gels.* agit globalement sur les muscles, en cas de trouble de la vision (vision brouillée ou dédoublée). Sensation de nez bouché et desséché, bien qu'il puisse se produire un écoulement nasal liquide et âcre. Le malade est généralement abattu, épuisé, apathique ; il a besoin de s'allonger et de prendre du repos. À la différence de *Bry.*, où le moindre mouvement est douloureux, le malade *Gels.* reste allongé sans bouger en raison de la fatigue.

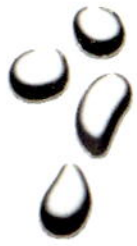

MERC.
Larmoiement et écoulement brûlant, irritant. Inflammations avec suppuration. Les sécrétions sont généralement abondantes, de mauvais aspect et malodorantes. *Merc.* agit généralement sur les glandes sécrétant en excès (salive et sueur par exemple). Le froid comme le chaud peuvent entraîner l'aggravation des symptômes.

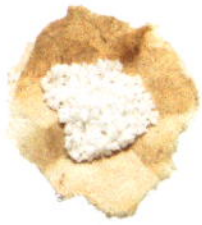

NAT-M.
Vision brouillée, déformée. Douleur en regardant vers le bas. La toux provoque des flots de larmes. Aggravation le matin.

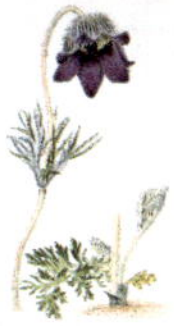

PULS.
Conjonctivite avec les paupières collées par des sécrétions jaunes, épaisses. Orgelets sur les paupières supérieures, améliorés par des bains chauds ou froids. Le malade a généralement chaud et se sent mieux à l'air libre. Le remède convient aux tempéraments affectueux, impétueux, avides d'attention et de sollicitude.

Gelsemium

[GELS.]

Gelsemium *est préparé avec la racine du jasmin de Virginie, hachée puis macérée dans l'alcool. La teinture s'obtient par filtrage de la solution. Utilisé dans le traitement des migraines et des fièvres, c'est également un bon calmant.*

RÉCAPITULATIF

Végétal : GELSEMIUM SEMPERVIRENS *jasmin de Virginie*

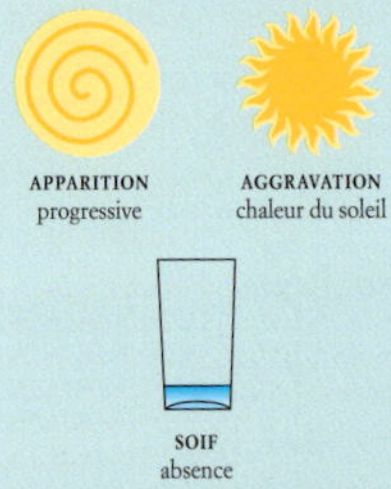

- *Apathie, manque de réaction pendant une grippe ou un rhume*
- *Douleurs*
- *Apparition lente et progressive*
- *Trac, anxiété par anticipation des épreuves ; sensation de paralysie*

Indications générales

***Gelsemium* agit principalement sur les muscles : douleur, fatigue, faiblesse ; ainsi que sur les troubles du système nerveux, entraînant tremblements, convulsions et paralysie. Le psychisme est très affecté par tout choc émotionnel ou surprise brutale. Épuisé, léthargique, lourd, somnolent, le patient a besoin de repos et son état s'aggrave avec le mouvement. Vertiges possibles. Faiblesse et tremblements dans les membres. *Gelsemium* est un excellent remède contre le rhume, les inflammations, les maladies infantiles et l'anxiété par anticipation.**

État psychique

Prostré, apathique, morne, sans réactions, le malade a besoin de repos, de solitude, et ne se soigne pas, ce qui le rend plus vulnérable aux chocs et aux émotions. Trac, anxiété par anticipation des épreuves.

Modalités

Aggravation : chocs (nouvelles soudaines) ; temps lourd et humide ; chaleur du soleil en été.
Amélioration : miction abondante, transpiration.

Aliments / boissons

Aucune aversion ni désir marqué.
Soif : absence totale pendant la fièvre.

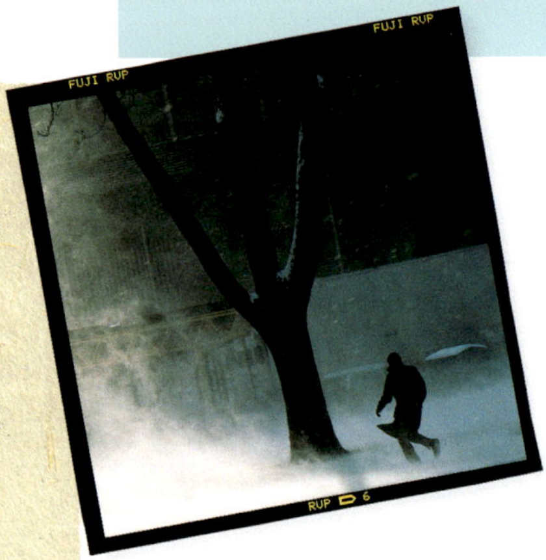

CI-DESSUS *Humidité et brouillard aggravent les symptômes psychiques de* Gelsemium.

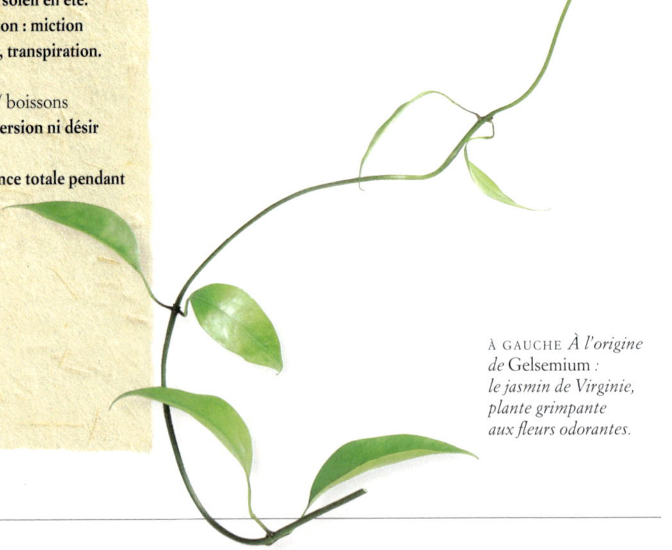

À GAUCHE *À l'origine de* Gelsemium *: le jasmin de Virginie, plante grimpante aux fleurs odorantes.*

SYMPTÔMES

❖ **Troubles émotionnels**
Anxiété par anticipation d'une épreuve ; diarrhée nerveuse avant un examen quel qu'il soit, ou angoisse due à l'appréhension, avant un accouchement par exemple.

❖ **Maux de tête**
Douleur oppressante, comparable à la pression d'un étau, irradiant de la nuque vers l'arrière du crâne puis vers le front et les yeux. Amélioration en position allongée, la tête surélevée. Curieusement, la migraine s'atténue après avoir uriné abondamment.

❖ **Affections de l'œil**
Œil rouge, irrité et douloureux ; pupille dilatée ; vision brouillée ou dédoublée.

❖ **Rhumes**
Écoulement nasal liquide, âcre, comme de l'eau brûlante, même avec une sensation de nez bouché et sec. Rhumes aggravés en été. Éternuements matinaux. Douleur de la gorge à l'oreille, comme une boule impossible à avaler. Poitrine douloureuse et toux sèche.

❖ **Grippe**
Les symptômes apparaissent progressivement, quelques jours après exposition à un temps pluvieux, doux et humide (printemps ou automne). Abattement et pesanteur, douleur généralisée. Faiblesse et tremblements dans les membres. Visage rouge foncé, sans expression. Enduit jaunâtre et épais sur la langue. Paupières affaissées, s'ouvrant péniblement. Fièvres accompagnées de frissons et de douleurs sourdes le long de la colonne vertébrale, sueur froide. Le visage est brûlant, les membres froids.
Généralement absence de soif, sauf parfois lorsque le malade transpire. Faible appétit mais le malade s'alimente. Urine abondante, claire.
Un symptôme inhabituel mais très caractéristique : le malade a la sensation que son cœur va s'arrêter de battre s'il reste immobile.

❖ **Diarrhée**
Selles indolores, jaunes ou verdâtres.

❖ **Éruptions cutanées**
Éruptions cutanées sèches, brûlantes, démangeaisons.

ENFANTS

❖ **Rougeole**
Gelsemium contribue à faire sortir les boutons et soulage les symptômes généraux caractéristiques du remède.

FEMMES

❖ **Grossesse et accouchements**
Par son action sur les muscles, les nerfs et le psychisme, *Gelsemium* est indiqué en cas de fausses douleurs, d'angoisse et de diarrhée nerveuse avant l'accouchement ; risque de fausse couche entraîné par une dépression soudaine, frissons nerveux en début de travail.

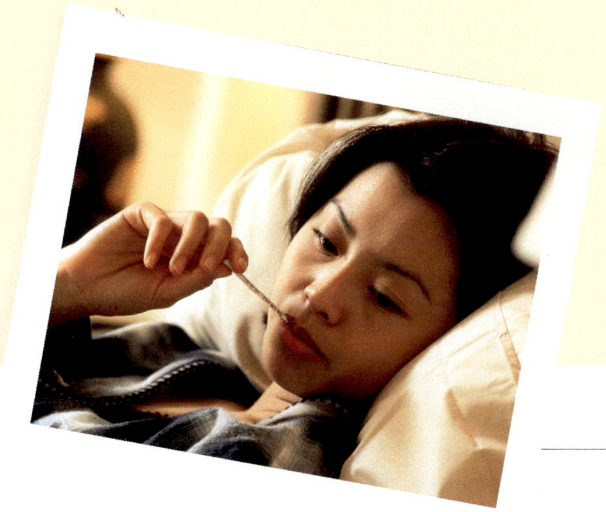

COMPARATIF DES REMÈDES

GÉNÉRAL

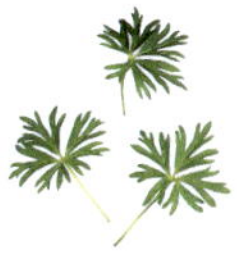

ACON.
Apparition brutale ; anxiété ; soif de boissons fraîches ; affections dues à un vent froid et sec, ou une frayeur.

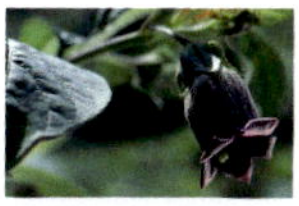

BELL.
Apparition brutale, visage / gorge rouge, mains et pieds froids, latéralité droite ; hallucinations / délire.

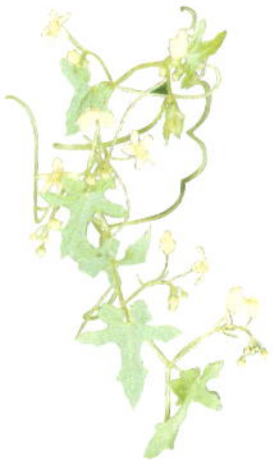

BRY.
Le moindre mouvement est douloureux, besoin de repos total ; soif intense par grandes quantités.

À GAUCHE Gelsemium *est l'un des principaux remèdes homéopathiques indiqués en cas de grippe.*

Hamamelis

[HAM.]

La teinture de ce remède s'obtient par macération dans l'alcool de l'écorce d'hamamélis, puis filtrage de la solution. Hamamelis virginica *s'emploie dans le traitement des hémorroïdes, des varices et des hémorragies.*

RÉCAPITULATIF

Végétal : HAMAMELIS VIRGINICA *hamamélis*

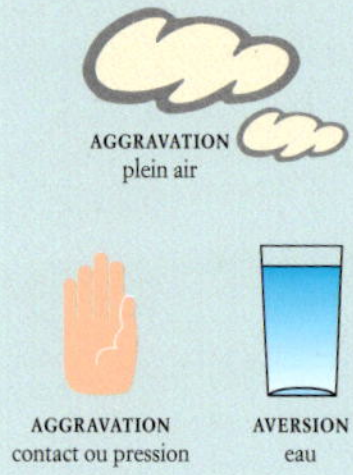

- *Hémorragie suite à une lésion*
- *La région touchée est douloureuse, meurtrie*
- *Varicosités*
- *Hémorroïdes hémorragiques*

Indications générales

À usage interne pour le traitement des symptômes figurant dans le tableau. *Hamamelis virginica* **s'applique également sous forme d'onguent et de crème sur les contusions et lésions cutanées. Le remède s'emploie essentiellement en cas de troubles de la circulation veineuse, de varices, d'hémorroïdes et d'hémorragies. Les régions affectées sont douloureuses, meurtries.**

État psychique

Aucun symptôme notable.

Modalités

Aggravation : pression ; plein air ; chocs et blessures.
Amélioration : repos en position allongée.

Aliments / boissons

Aversions : la seule idée de l'eau donne la nausée.

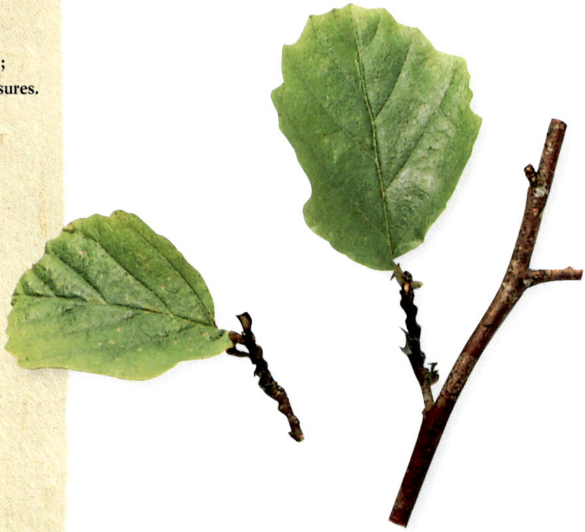

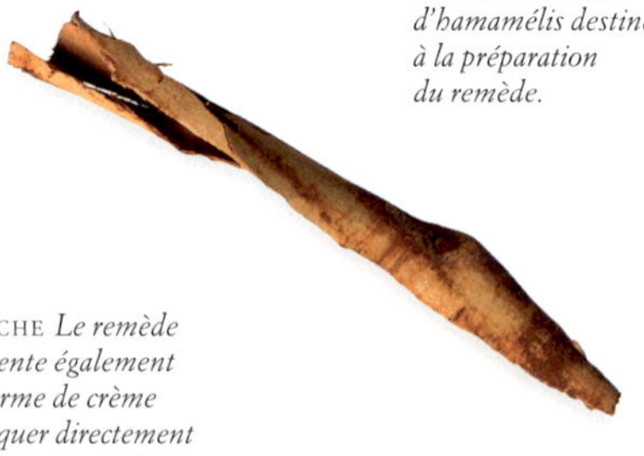

CI-DESSUS *Écorce d'hamamélis destinée à la préparation du remède.*

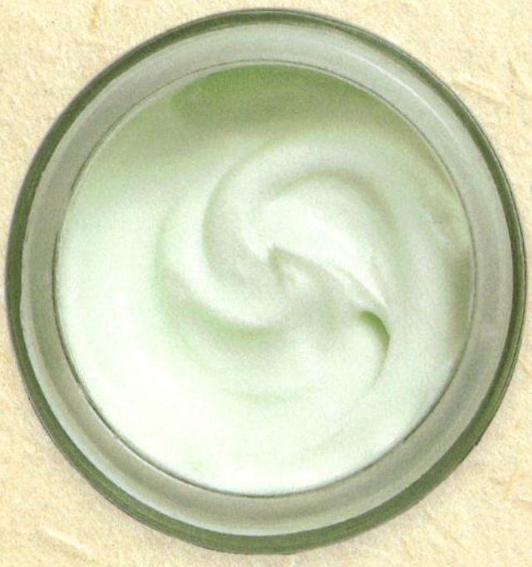

À GAUCHE *Le remède se présente également sous forme de crème à appliquer directement sur la peau meurtrie.*

SYMPTÔMES

❖ **Œil contusionné**
Après un coup dans l'œil. Essayer d'abord *Arn.* ; si la vision est affectée, essayer *Ham.*

❖ **Saignement de nez**
Sang noir, épais, spécialement après un coup dans le nez ; hémorragie prolongée.

❖ **Saignement des gencives**
Hémorragie après une extraction dentaire.

❖ **Hémorragies**
La partie affectée est douloureuse, meurtrie, sensible au toucher. Tout saignement provoqué par une blessure, un coup, etc.

FEMMES

❖ **Varices**
En cours de grossesse : veines dures et gonflées, sensibles au toucher.

❖ **Hémorroïdes hémorragiques**
Stade avancé de la grossesse ou suites de couches ; perte de sang épuisante même en faible quantité.

CI-DESSOUS Hamamelis *est un excellent remède contre les saignements de nez, en particulier lorsqu'ils se prolongent.*

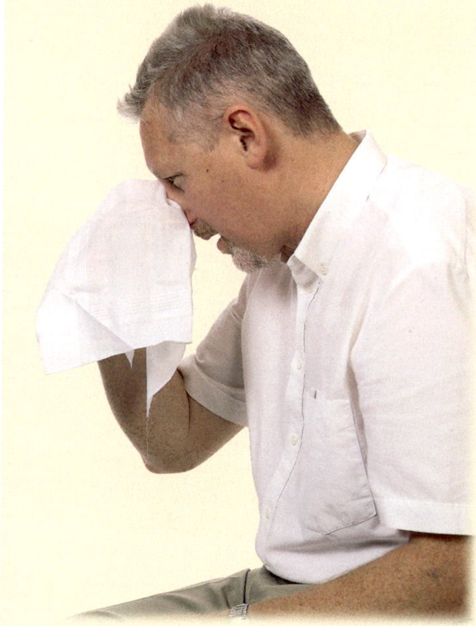

COMPARATIF DES REMÈDES

SAIGNEMENTS DE NEZ

CARB-V.
Lorsque les saignements surviennent en journée, spécialement le matin, pensez à *Carb-v.* L'affection se caractérise par une coloration bleuâtre du visage (avant et après chaque crise), avec parfois une tache sur le bout du nez. Accompagnés généralement de crises d'éternuements (par exemple en cas de rhume, rhume des foins, crise d'asthme), qui aggravent considérablement l'état du sujet. Saignements répétés, en particulier chez les sujets très anxieux, et plus encore chez les personnes âgées. Présence éventuelle d'une veine variqueuse sur le nez.

DROS.
Les saignements de type *Drosera* sont généralement associés à la coqueluche, indication principale de ce remède, et donc consécutifs à une toux, mais ils peuvent aussi se produire lorsque l'on se penche en avant. Les éternuements sont parfois très douloureux, et le sujet est très sensible aux odeurs aigres.

IP.
Également utile lorsque le saignement accompagne la coqueluche, mais la nausée caractéristique d'*Ip.* doit aussi figurer au tableau. Chez l'enfant, le saignement survient après une toux violente et prolongée, se terminant par un étouffement, un haut-le-cœur ou des vomissements.

PHOS.
En revanche, le saignement de nez de *Phos.* répond aux caractéristiques du remède : le sang est rouge clair. Les hémorragies se déclenchent facilement, mais restent faibles. Elles peuvent survenir pendant la toux, ou à la selle, et même à la place des règles. Le type *Phos.* sujet à des saignements de nez sera également sensible aux odeurs, mais plus particulièrement en cas de migraine.

PULS.
Pulsatilla est lié aux troubles hormonaux : les saignements de nez apparaîtront donc avant et pendant les règles, et suite à la ménopause, accompagnés de fréquents éternuements. On retrouve également les symptômes caractéristiques de *Pulsatilla* : mal à l'aise dans une atmosphère confinée, le sujet a besoin de prendre l'air.

SUL.
Caractérisé par la sécheresse et l'absence de soif comme *Puls.*, *Sulfur* a tendance à saigner facilement, et présente d'autres symptômes *Sulfur*, aggravés de nuit. Démangeaisons et brûlures accompagnent les saignements de nez, avec de fréquents éternuements et un rhume violent et productif.

Hepar sulfuris calcareum

[HEP.]

Hep. *est composé à quantités égales de poudre de coquilles d'huître et de fleur de soufre. Chauffé à blanc pendant dix minutes, le mélange est dissous dans l'acide chlorhydrique, puis trituré. Hahnemann l'utilisait dans le traitement des effets secondaires du mercure, couramment employé dans la pharmacopée du* XVIIIe *siècle.*

RÉCAPITULATIF

Minéral : SULFURE DE CALCIUM

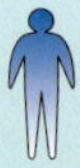

SENSATION
froid

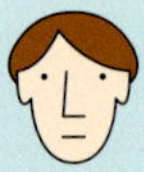

SENSIBILITÉ
hypersensibilité

AGGRAVATION
contact

AMÉLIORATION
chaleur

- *Hypersensibilité à la douleur, au froid, au contact, au bruit, aux odeurs, aux influences extérieures*
- *Le sujet redoute le froid et le moindre courant d'air ; il doit être chaudement couvert*
- *Douleur violente, intense*
- *Sécrétions acides et malodorantes*

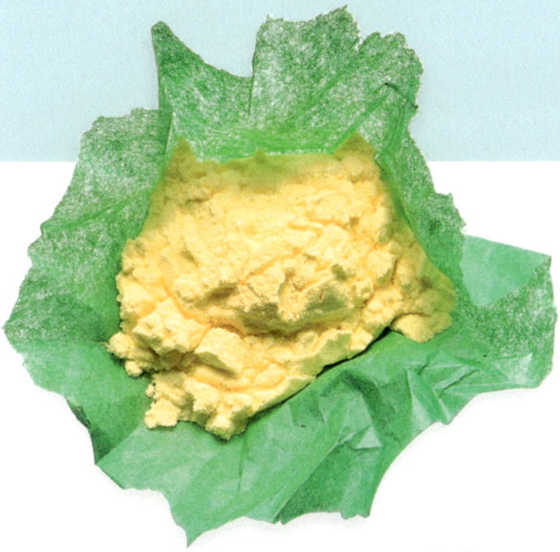

CI-DESSUS *La fleur de soufre, mélangée avec de la coquille d'huître en poudre, entre dans la composition du remède.*

Indications générales

Hypersensibilité à la moindre douleur, au froid, au contact, au bruit, aux odeurs, aux courants d'air. Apparition brutale et évolution rapide de la maladie. Affection des muqueuses de l'appareil respiratoire – oreilles, nez, gorge, poumons. Inflammation caractérisée par des ganglions enflés et la formation de pus abondant et épais. Sécrétions abondantes – pus, sueur, selles – et malodorantes (odeur aigre, de fromage). Le sujet est très frileux, mais transpire facilement, sans aucune amélioration. Douleurs aiguës, intenses, comme des échardes. La maladie est souvent causée par un vent froid et sec.

État psychique

Hypersensibilité qui se traduit par une grande susceptibilité. Le sujet est rendu irritable par la douleur ; insatisfait, contrariant, il peut entrer dans une violente colère, et exprimer le désir de tuer.

Modalités

Aggravation : air froid, sec, courants d'air, couverture insuffisante, contact. Le malade ne doit pas reposer sur les régions douloureuses. Début aggravé la nuit. Amélioration : couverture chaude, chaleur moite, temps humide.

Aliments / boissons

Envies : désir très fort de vinaigre, de boissons acides. Aversions : nourriture grasse.

CI-DESSOUS *La douleur caractéristique de* Hep. *est très aiguë, comme une arête de poisson plantée dans la gorge.*

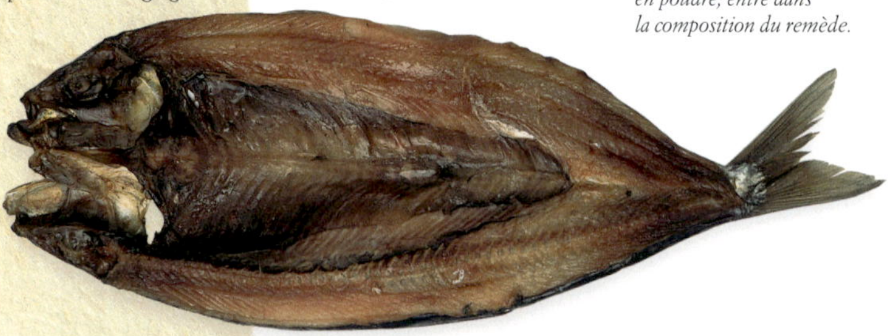

SYMPTÔMES

❖ **Maux de tête**
Migraine vrillant la racine du nez, du côté droit. Aggravée par le mouvement, l'action de se pencher. Provoquée par un vent froid et sec, un courant d'air.

❖ **Abcès dentaire**
Avec les symptômes psychiques et/ou physiques généraux.

❖ **Douleur d'oreilles**
Infection accompagnée de douleurs aiguës, lancinantes. Écoulement de pus nauséabond. L'enfant hurle de douleur. Il pose sa main sur l'oreille pour la garder au chaud.

❖ **Rhumes**
Écoulement nasal, nez bouché ou éternuements, après exposition à un vent froid. Écoulement malodorant. Plus indiqué à un stade avancé du rhume, après *Aconitum*.

❖ **Maux de gorge**
Ganglions dans le cou, amygdales enflées. Douleur comparable à une piqûre d'écharde dans la gorge, qui gagne les oreilles lorsque le sujet bâille ou avale. Laryngite et enrouement causés par un vent froid. Les boissons chaudes atténuent la douleur.

❖ **Toux**
Toux aboyante, suffocante ; gorge irritée, comme chatouillée avec une plume. Aggravation par l'air froid ou les boissons fraîches. L'enfant pleure de douleur avant la toux. Poitrine faible, crépitante, avec expectoration difficile de glaires abondantes jaunes et visqueuses.

❖ **Éruptions cutanées**
Ulcères, engelures et furoncles : enflammés et douloureux. Les lésions cutanées cicatrisent difficilement, avec une suppuration malodorante.

❖ **État fébrile**
Température peu élevée, mais sueurs abondantes, aigre et malodorante.

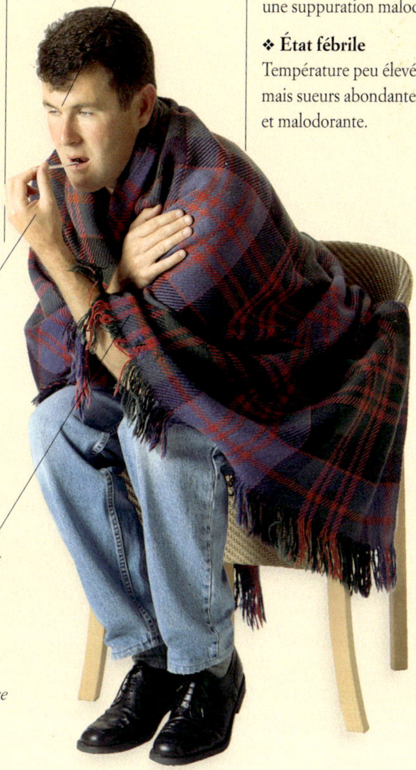
MIGRAINE DU CÔTÉ DROIT À LA RACINE DU NEZ
FIÈVRE PEU ÉLEVÉE ET TRANSPIRATION ABONDANTE
LE MALADE SE SENT MIEUX S'IL EST COUVERT CHAUDEMENT

À DROITE Hep. *est un excellent remède contre la toux, le rhume et la grippe.*

COMPARATIF DES REMÈDES

GÉNÉRAL

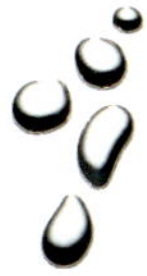

MERC.
Ganglions enflés, sécrétions abondantes de mucus irritant, âcre et brûlant, ou épais et jaune verdâtre. Aggravation par une chaleur excessive autant que par un refroidissement ; aggravation la nuit. Transpiration abondante qui n'apporte aucune amélioration.

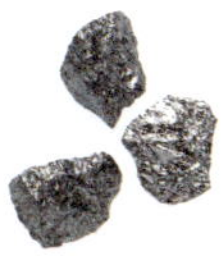

SIL.
Sensibilité, soif, frissons, transpiration ; infection des petites plaies. Nature timide, soumise, mais résistante.

Hypericum

[HYP.]

Hypericum, *tiré du millepertuis, est un remède utilisé de longue date par les herboristes pour soigner les plaies, ou dans le traitement des dépressions légères. En homéopathie, la plante entière fleurie est hachée et macérée dans l'alcool pour donner la teinture.*

RÉCAPITULATIF

Végétal : HYPERICUM PERFORATUM *millepertuis*

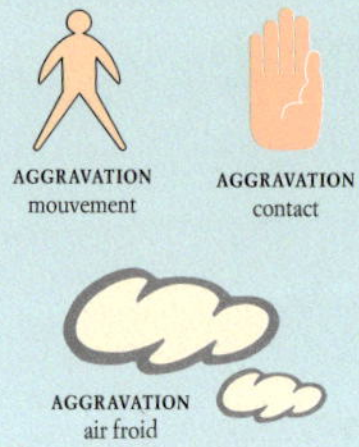

- *Lésions des tissus ou des terminaisons nerveuses*
- *Douleurs lancinantes, élancements le long du trajet du nerf*
- *Blessures pénétrantes ou perforations*

Indications générales
Premier secours : blessure ou lésion des terminaisons nerveuses, causant une douleur intolérable. Élancements, brûlures, picotements, ou engourdissement des zones affectées.

État psychique
Aucun symptôme notable.

Modalités
Aggravation : contact, mouvement ; transport ou secousses ; air froid. Amélioration : repos en position couchée.

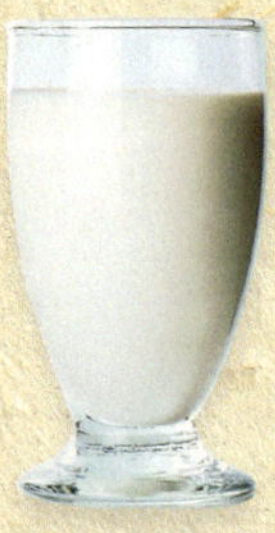

CI-DESSUS *Le patient* hypericum *éprouve le désir de boire du lait chaud.*

Aliments / boissons
Envies : boissons chaudes, lait. Aucune aversion marquée.

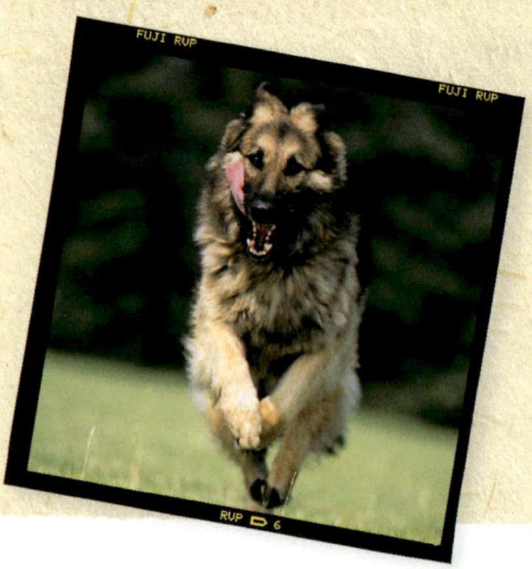

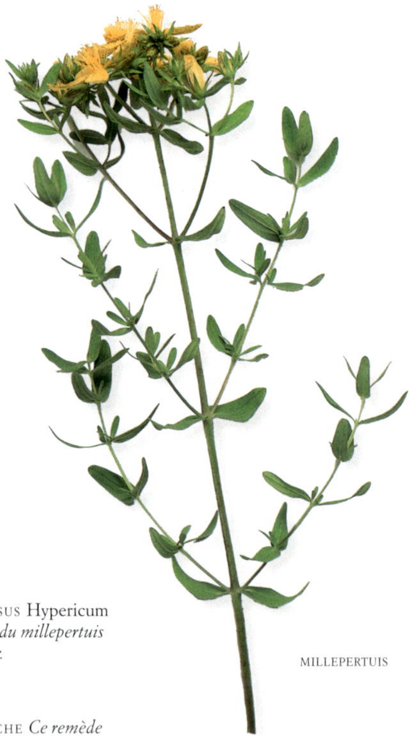

MILLEPERTUIS

CI-DESSUS Hypericum *est tiré du millepertuis en fleur.*

À GAUCHE *Ce remède est souvent prescrit en cas de perforation, y compris les morsures de chien.*

SYMPTÔMES

❖ **Chute de cheveux**
Consécutive à une blessure ou une commotion à la tête.

❖ **Maux de dents**
Après des soins dentaires, lorsque la douleur se réveille en fin d'anesthésie sur une dent ou dans la mâchoire. Douleur lancinante après une extraction de dent.

❖ **Hémorroïdes**
Douloureuses, saignantes.

❖ **Plaies et blessures**
Particulièrement indiqué pour les doigts et les orteils : un coup de marteau sur le pouce, le bout du doigt écrasé. Chute sur le coccyx ou sur la colonne vertébrale. À utiliser en soin préopératoire sur la colonne vertébrale. Commotion. Morsure d'animal. Blessures causées par des clous ou des échardes ; lacérations graves, égratignures, écorchures. Après une incision chirurgicale. Prévention antitétanique après une blessure. Tous les effets résultant de lésions de la tête ou de la colonne vertébrale, comme les migraines, les vertiges, les douleurs persistantes au coccyx.

❖ **Escarres**
Appliquer une crème à usage externe ; remède à usage interne en cas de douleur aiguë, lancinante.

FEMMES

❖ **Accouchement**

Douleurs aiguës, lancinantes, après un accouchement au forceps, une péridurale, une épisiotomie ou une césarienne.

INDICATIONS SPÉCIFIQUES

En soins postopératoires sur des incisions douloureuses ; avant une intervention chirurgicale sur la colonne vertébrale. Douleur persistante à l'emplacement d'une injection.

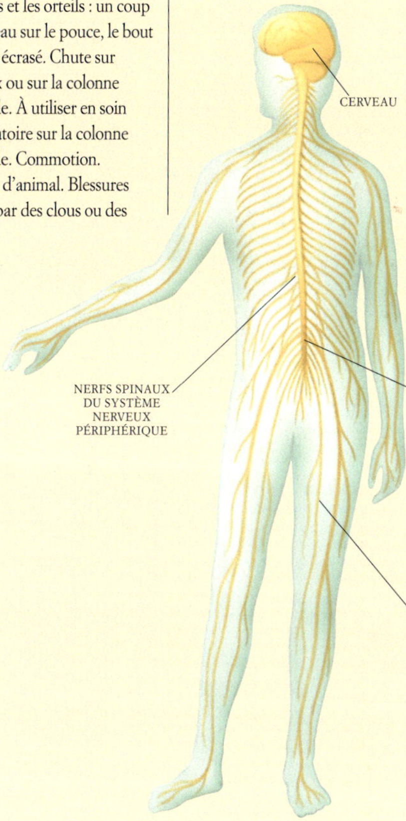

À GAUCHE Hyp. *présente une affinité avec le système nerveux et s'utilise pour réparer les tissus innervés.*

COMPARATIF DES REMÈDES

LÉSIONS

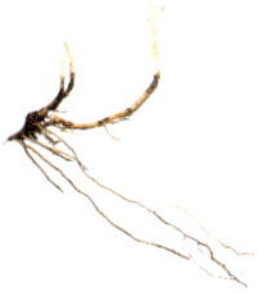

ARN.
Premier remède à envisager en cas de traumatisme ou de lésion douloureuse, avec une sensation de meurtrissure, de choc physique : accident, chute, fracture osseuse, entorses et courbatures articulaires, intervention chirurgicale ou accouchement. D'autres remèdes peuvent être prescrits par la suite, une fois disparus les effets du traumatisme initial. Repassez en revue les symptômes et l'état du malade pour déterminer le remède approprié. La crème d'*Arnica* s'applique tant qu'il n'y a pas de plaie ouverte.

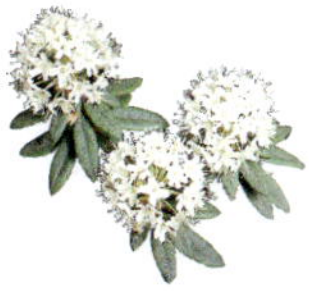

LED.
Indiqué pour les perforations de la peau par des instruments pointus : aiguilles, clous, couteaux, morsures d'animal ou piqûres d'insecte. La région atteinte, douloureuse au toucher, est enflée, engourdie, et présente un aspect marbré de bleu et de noir ou une coloration pâle. Elle est froide extérieurement, et la douleur s'atténue par l'application de compresses froides ou un bain froid. Ce remède est également indiqué pour les meurtrissures articulaires aggravées par le mouvement.

Ignatia amara

[IGN.]

Introduite en Europe au XVIIe siècle par les jésuites, la fève de saint Ignace, originaire d'Extrême-Orient, s'emploie principalement dans le traitement des troubles émotionnels. La fève est réduite en fine poudre, puis macérée dans l'alcool. La teinture homéopathique s'obtient par filtrage de la solution.

RÉCAPITULATIF

Végétal : STRYCHNOS IGNATII *fève de saint Ignace*

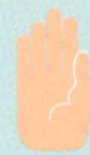

AGGRAVATION
contact

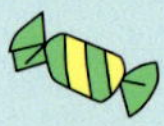

AGGRAVATION
sucreries

AGGRAVATION
fumée

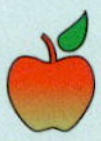

AMÉLIORATION
nourriture

- *Trouble émotionnel aigu*
- *Affections consécutives à un conflit émotionnel*
- *Symptômes physiques changeants et contradictoires*
- *Soupirs*

Indications générales

L'état psychique est généralement déterminant ; il reflète souvent une peine ou une angoisse. L'affection du système nerveux se traduit par des spasmes ou des tremblements. Le remède s'applique tout particulièrement en cas de profond chagrin, entraînant des angoisses irrationnelles causées par une grande déception, la perte d'un être aimé, ou la jalousie. Cette perturbation se retrouve au plan psychique dans le comportement irrationnel du sujet, qui passera par exemple très facilement du rire aux larmes, ainsi qu'au plan physique : maladies aiguës consécutives à un choc émotionnel, une perte, une rupture ou liées au « mal du pays ». Les symptômes physiques sont directement liés aux sentiments, exprimés ou non.

État psychique

Humeur pensive, maussade, silencieuse et triste ; pleurs et soupirs. Le bouleversement entraîne l'instabilité, la nervosité. Il peut s'agir de la mort d'un proche, d'une déception amoureuse ; d'une réprimande ; ou encore le sujet intériorise ses émotions. D'humeur contradictoire et changeante, il passe de la colère à l'angoisse, du rire hystérique aux sanglots ; intolérant et songeur, il préfère la solitude, refuse le réconfort, et se morfond en silence ou lorsqu'il est seul. Principaux symptômes : des soupirs profonds.

Modalités

Aggravation : contact ; café, sucreries, tabac.
Amélioration : respirer profondément ; avaler, et manger.

Aliments / boissons

Envies : fruits, mets acides.
Aversions : fruits, viande, lait, fumée de cigarette.

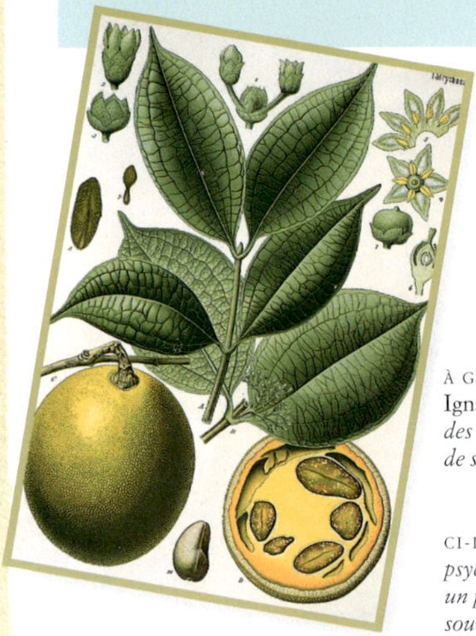

À GAUCHE *Le remède* Ignatia amara *provient des graines de la fève de saint Ignace.*

CI-DESSOUS *Le portrait psychique d'*Ign. *traduit un profond chagrin, souvent causé par la perte d'un proche.*

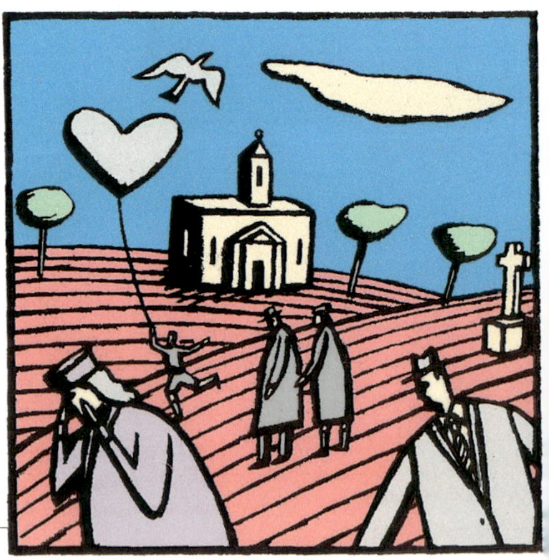

SYMPTÔMES

❖ Maux de tête
Sensation de clou enfoncé dans le crâne, soulagée en s'étendant sur le côté douloureux. Tension ou migraines après un chagrin.

❖ Bourdonnement d'oreilles
Vrombissement dans les oreilles qui s'atténue en écoutant de la musique.

❖ Toux
Quintes de toux sèche, spasmodiques, qui aggravent la toux elle-même. Plus fréquentes en restant immobile qu'en marchant.

❖ Maux de gorge
Sensation de boule dans la gorge rendant la déglutition difficile, améliorée par l'ingestion de nourriture solide. Sensation de boule dans la gorge, d'étouffement.

❖ Troubles digestifs
Appétit pour différents mets, sans pouvoir les manger. Faim accompagnée de nausée. Sensation de vide dans l'estomac qui ne disparaît pas après un repas. Nausée ou vomissements améliorés par une nourriture indigeste.

❖ Troubles intestinaux, hémorroïdes
Selles molles, mais douloureuses et difficiles ; Constriction douloureuse de l'anus après défécation. Hémorroïdes améliorées par la position assise.

❖ Rétention d'urine
Envie pressante d'uriner, mais miction impossible.

❖ Insomnie
Sommeil léger, interrompu par le moindre bruit. Cauchemars répétés. Insomnie après une épreuve, un chagrin. Bâillements violents, avec les symptômes psychiques d'*Ignatia*.

❖ État fébrile
Soif pendant les frissons, absence de soif pendant les poussées de chaleur. Les maladies aiguës, comme l'amygdalite, sont provoquées par un choc émotionnel grave.

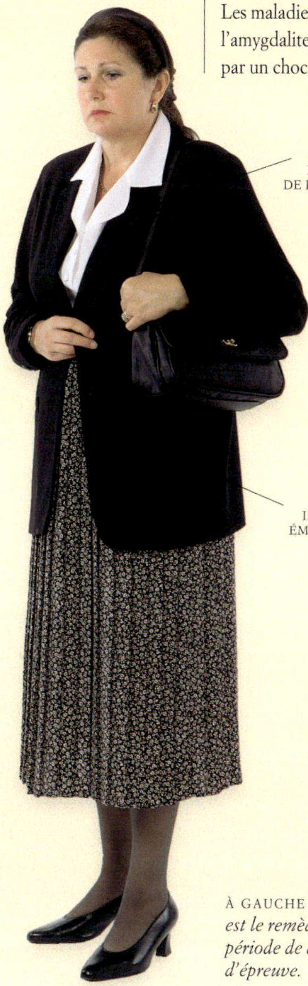

UN SYMPTÔME DÉTERMINANT : DE PROFONDS SOUPIRS

GRANDE INSTABILITÉ ÉMOTIONNELLE

À GAUCHE Ignatia amara *est le remède idéal en période de deuil ou d'épreuve.*

COMPARATIF DES REMÈDES

CHAGRIN, ÉPREUVE

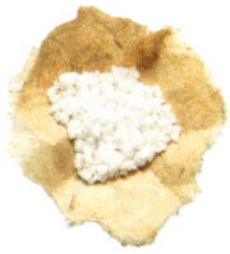

NAT-M.
Comme *Ign.*, *Nat-m.* est un remède particulièrement indiqué en cas de bouleversement émotionnel ou de chagrin, notamment en période de deuil. Le sujet intériorise davantage ses émotions, préférant la solitude pour pleurer. La sollicitude des autres ne fait qu'augmenter sa détresse, sauf s'il s'agit de la « bonne » personne. Indiqué pour un individu calme en surface, mais qui réagit de façon passionnée ou démesurée à un événement insignifiant. Le comportement d'*Ign.* est contradictoire ou incongru ; celui de *Nat-m.* traduit un refoulement des émotions.

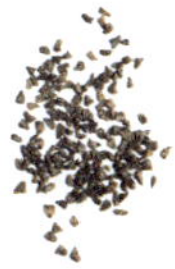

STAPH.
Affections consécutives à une profonde déception, la sensation d'avoir été bafoué, insulté ou humilié. Les sentiments ne sont pas toujours exprimés ouvertement, mais parfois refoulés ou rationalisés.

Ipecacuanha

[IP.]

Ipecacuanha *provient de la plante vivace* Cephaelis ipecacuanha, *originaire du Brésil. Le remède est préparé à partir des racines séchées et réduites en poudre, puis triturées ou mélangées avec de l'alcool pour donner la teinture. Ce remède agit principalement sur la nausée et les douleurs abdominales.*

RÉCAPITULATIF

Végétal : CEPHAELIS IPECACUANHA *racine d'ipéca*

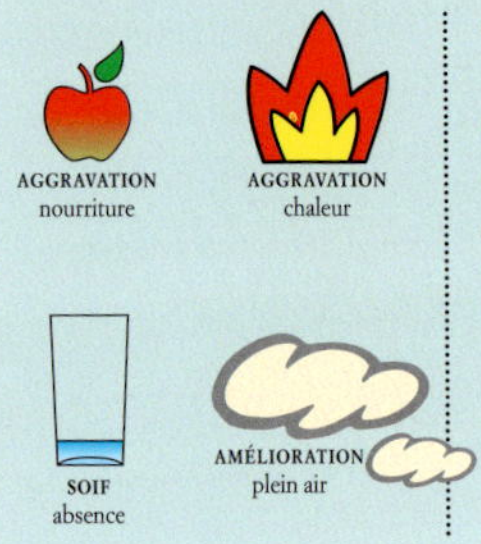

- *Affection ou douleur accompagnée de nausée*
- *Salive abondante*
- *Absence de soif*
- *Toux spasmodique*

Indications générales

La nausée est le symptôme dominant ; également association de symptômes gastriques et respiratoires. D'autres symptômes peuvent apparaître, comme d'importantes hémorragies. Les symptômes se déclenchent sous l'effet de la colère ou après un excès de nourriture. Apparition brutale. Cyanose ou pâleur du visage causée par la suffocation.

État psychique

Humeur boudeuse, contrariante ; attitude dédaigneuse, qui devrait être partagée par l'entourage. L'enfant est impatient, difficile à satisfaire, et pleurniche pour obtenir ce qu'il veut.

Modalités

Aggravation : odeur de nourriture ; viande grasse, nourriture riche, crème glacée, fruits, café ; chaleur, humidité ; froid et chaleur ; temps sec et froid.
Amélioration : plein air, boissons fraîches (soulagent la toux).

Aliments / boissons

Envies : mets délicats, sucreries.
Aversions : nourriture (manque d'appétit) ; boissons.
Soif : absence de soif.

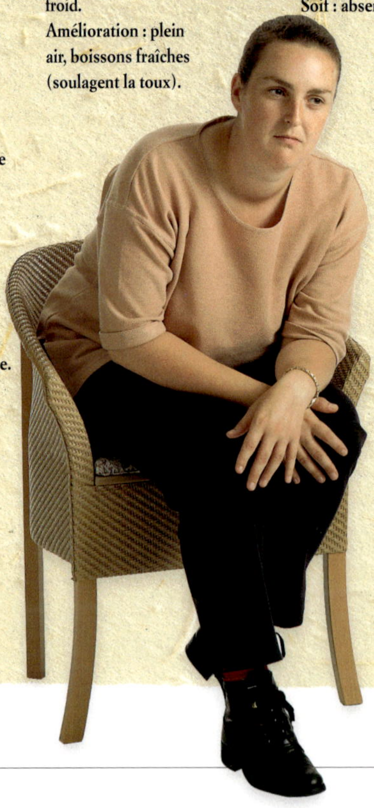

À DROITE Ip. *est le remède idéal contre les nausées, notamment dans les premiers mois de la grossesse.*

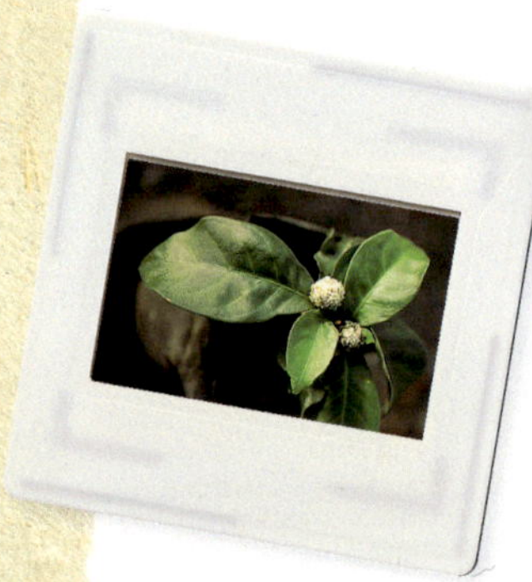

CI-DESSUS *L'arbuste* Ipecacuanha *pousse dans les forêts tropicales d'Amérique latine et en Amazonie.*

SYMPTÔMES

❖ Maux de tête
Avec une sensation de meurtrissure ; accompagnés de nausée. Migraine gastrique. Migraine accompagnée de nausée et de vomissements.

❖ Rhumes
Nez bouché la nuit, puis toux rauque accompagnée de haut-le-cœur et de vomissements.

❖ Toux
Fréquemment indiqué chez l'enfant, en cas de toux accompagnée de nausée. L'enfant se raidit, son visage devient rouge ou cyanosé, il est pris de nausées et de vomissements. Toux persistante et violente ; asphyxie ; la toux provoque des vomissements, sans nausée. Une toux sèche et spasmodique provoque l'asphyxie et des haut-le-cœur. La poitrine est sonore, crépitante, mais sans expectoration. La toux provoque des saignements de nez accompagnés de nausées. Difficultés respiratoires. Sensation de constriction dans la poitrine, aggravée par le mouvement.

❖ Nausée et douleurs abdominales
Nausée et salivation intense. Nausée constante, démoralisante ; tendance à vomir, ce qui ne soulage pas la nausée ; besoin d'évacuer des gaz ; renvois. Douleurs gastriques après une colère intense. Colique douloureuse dans la région du nombril, aggravée par le mouvement.

❖ Diarrhée
Diarrhées fréquentes de selles verdâtres, mi-solides, après ingestion d'un fruit aigre ou trop vert. Aspect écumeux, fermenté.

❖ État fébrile
Alternance de frissons et de chaleur. Absence de soif pendant les poussées de chaleur. Nausée permanente.

ENFANTS

(*Voir* Toux *ci-dessous.*)

FEMMES

❖ Nausée et vomissements
En cours de grossesse. Saignement de l'utérus accompagné de nausées ; nausées pendant l'accouchement.

CI-DESSOUS *Le tableau d'*Ip. *se caractérise par des difficultés respiratoires, la toux et des nausées.*

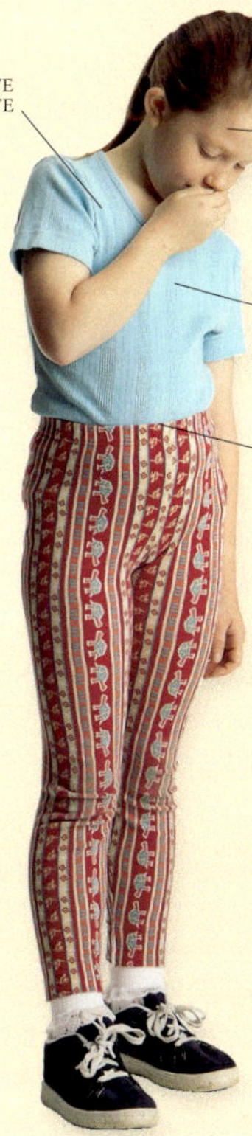

COMPARATIF DES REMÈDES

NAUSÉE DE LA GROSSESSE

CIMIC.
Nausée et baisse du moral, humeur sombre et pessimiste ; aggravation par temps froid et humide, amélioration par la chaleur.

KALI BIC.
Vomissement aqueux jaune clair pendant la grossesse. Affection fréquente des muqueuses ; frilosité.

PULS.
Vomissement de mucus pendant la grossesse. La patiente a constamment chaud et a envie d'ouvrir portes et fenêtres, ou de prendre l'air. Émotivité, humeur affectueuse, besoin de sollicitude.

SEP.
Nausée ; besoin de solitude, détachement, refus du réconfort. Frilosité, désir de chaleur.

Kali bichromium

[KALI BIC.]

Kali bichromium *est préparé à base de bichromate de potassium. Les granulés sont triturés ou dissous dans de l'eau purifiée. Le remède homéopathique s'emploie pour traiter les sécrétions des muqueuses du nez, de la gorge, du vagin, de l'urètre et de l'estomac. C'est un excellent remède contre la sinusite.*

RÉCAPITULATIF

Minéral : BICHROMATE DE POTASSIUM

AGGRAVATION
temps froid

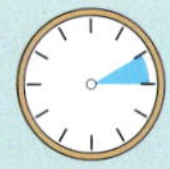

AGGRAVATION
entre 2 et 3 h du matin

AMÉLIORATION
chaleur

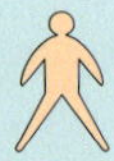

AMÉLIORATION
mouvement

- *Affection des muqueuses*
- *Apparition lente des symptômes*
- *Écoulements : épais, solides, filandreux, jaunes*
- *Frilosité*
- *Aggravation entre 2 et 3 heures du matin*

Indications générales

Ce remède agit principalement sur les muqueuses du nez, de la gorge, des poumons, de l'estomac et des intestins. Les symptômes apparaissent progressivement, et affectent l'organisme en profondeur, entraînant la fatigue, l'abattement : écoulements de mucus épais, visqueux, filandreux ou grumeleux, jaune. La langue est recouverte d'un enduit jaunâtre, ou le blanc de l'œil est jaune. Vomissements ou production de glaires. Le patient est généralement sujet au catarrhe, en particulier dans les sinus. Douleurs très localisées et intermittentes, qui changent sans cesse de lieu. Rhumatismes articulaires. Le sujet est frileux et attrape froid facilement.

État psychique

Tendance à éviter l'effort physique ou mental.

Modalités

Aggravation : temps froid et humide ; printemps, automne ; entre 2 et 3 heures du matin.
Amélioration : chaleur, mouvement.

Aliments / boissons

Envies : bière, boissons acides.
Aversions : viande (particulièrement indigeste).

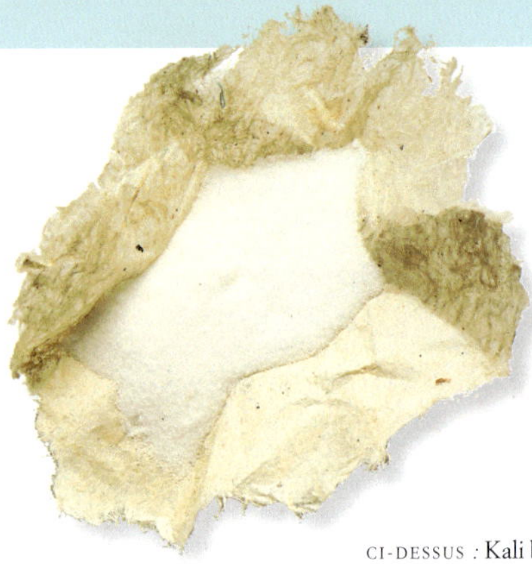

CI-DESSUS : Kali bic. *est préparé à base de bichromate de potassium.*

CI-DESSOUS *Ce remède s'adresse aux affections des muqueuses.*

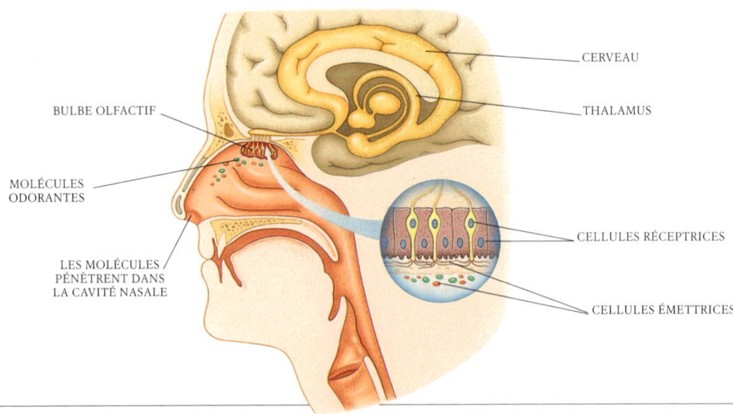

SYMPTÔMES

❖ Maux de tête
Migraine ; douleurs très localisées, accompagnées de troubles de la vision. Périodicité marquée.

❖ Douleur d'oreilles
Écoulement épais, jaune et malodorant. Latéralité gauche.

❖ Rhumes
Sinusite. Nez bouché, sensation d'oppression et de congestion dans la partie supérieure ; nez sec. Douleurs dans les sinus, au-dessus des sourcils, améliorées par une pression sur la base supérieure du nez. Écoulement épais, jaunes ou verdâtre, malodorant, irritant le tour des narines. Le mucus épais forme des croûtes incrustées difficiles à enlever, laissant la peau à vif.

❖ Maux de gorge
Gorge sèche et irritée ; le fond de la gorge est rouge, brillant, gonflé. Inflammation et ulcération profonde des amygdales, provoquant une toux fréquente avec production de glaires adhérentes, épaisses. Voix rauque et enrouée.

❖ Toux
Toux d'irritation du larynx, aggravée après un repas. Production de glaires caractéristiques – jaunes, épaisses, adhérentes, filandreuses, abondantes. La toux du croup est sèche et pénible, métallique. Douleurs traversant parfois la poitrine d'avant en arrière, entre les omoplates.

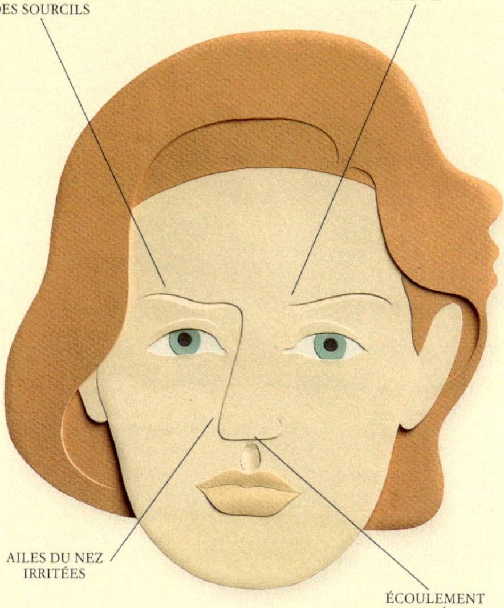
DOULEURS DANS LES SINUS LE LONG DES SOURCILS
NEZ ENCOMBRÉ, CONGESTIONNÉ À LA RACINE
AILES DU NEZ IRRITÉES
ÉCOULEMENT NASAL ÉPAIS, VISQUEUX, FILANDREUX, MALODORANT

CI-DESSUS Kali bic. *soulage la sinusite et la congestion nasale.*

❖ Troubles digestifs
Bouche sèche. Vomissement de mucus aqueux jaune clair. Amélioration après un repas. Affections et vomissements causés par un excès de bière.

❖ Diarrhée
Brune, écumeuse. Diarrhée provoquée par un excès de bière. Pression douloureuse dans le rectum.

❖ Douleurs
Les douleurs se déplacent constamment. Aggravation par un changement de temps ou par temps froid. Douleur à la base de la colonne vertébrale.

FEMMES

❖ Vomissements
Pendant la grossesse.

❖ Muguet
Écoulement vaginal, jaune, visqueux, adhérent.

HOMMES

❖ Troubles urinaires
Constriction à la base du pénis. Écoulement abondant, piquant, gélatineux, obstruant l'urètre. Douleur de la prostate obligeant à rester immobile ; aggravation en marchant. Inflammation de la prostate.

COMPARATIF DES REMÈDES

SÉCRÉTIONS DES MUQUEUSES

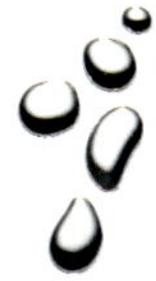

MERC.
Sécrétions verdâtres des muqueuses, irritantes, corrosives ; plus nauséabondes que pour *Kali bic.* Affection des glandes, qui sont généralement enflées. Une transpiration abondante accompagne la plupart des affections. Sensibilité aux températures extrêmes, chaudes ou froides. Seule une température modérée convient.

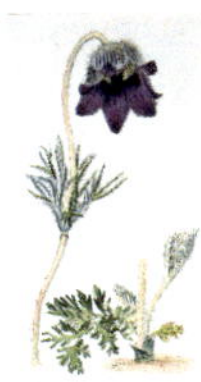

PULS.
Sécrétions épaisses, jaunes, non irritantes, s'écoulant des yeux, du nez, des oreilles, de l'urètre, etc. Tempérament chaud préférant l'air frais, le plein air. Localisation changeante des symptômes – tantôt à droite, tantôt à gauche, dans des régions différentes. Caractère émotif, avide de sollicitude, souvent plaintif. Soif généralement peu intense.

Lachesis

[LACH.]

Lachesis mutus *provient du vipéridé du même nom, originaire d'Amérique du Sud. Le remède homéopathique s'obtient par trituration du venin frais, et s'emploie dans le traitement des troubles circulatoires, de la ménopause, et des symptômes à latéralité gauche.*

RÉCAPITULATIF

Animal : CROTALUS MUTUS

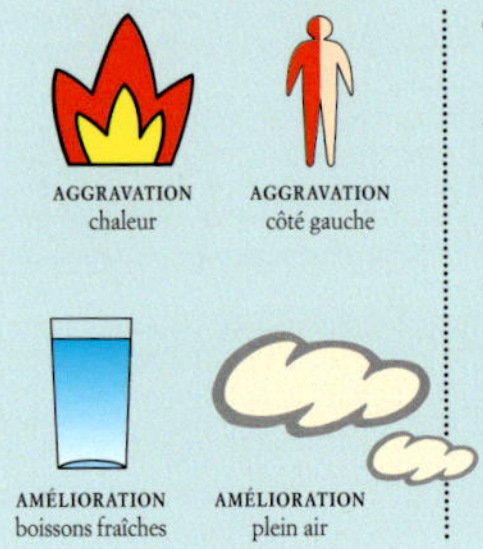

- *Volubilité, expressivité, passions intenses*
- *Latéralité gauche*
- *Chaleur*
- *Décolorations violettes*
- *Manifestation des symptômes pendant le sommeil ou au réveil*

Indications générales

Lachesis **agit principalement sur le cerveau, la circulation veineuse, la gorge et les ovaires. L'apparition des symptômes est rapide et brutale. Hémorragies ; bouffées de chaleur ; diarrhée. Les affections surviennent pendant le sommeil ou au réveil. Sensation de boule dans diverses parties du corps, de constriction. Émotions intenses. Blessures et perforations. Bleuissement de la peau autour des morsures ou des piqûres, ou régions enflammées. Symptômes de la ménopause. Latéralité gauche.**

État psychique

Humeur très volubile, passe du coq à l'âne. Langue « de vipère ». Esprit hyperactif, exprimant son agressivité en maniant le langage comme une arme – raillerie, indélicatesse, traits satiriques. Émotions intenses, extrêmes. Jalousie, suspicion, délire de la persécution ; vivacité, excitabilité, exubérance. Affections causées par un chagrin ou une déception amoureuse. Humeur dépressive et anxieuse le matin au réveil. Les affections surviennent souvent pendant le sommeil ou le matin, ce qui explique chez certaines personnes la crainte d'aller se coucher.

Modalités

Aggravation : sommeil ; chaleur ; été, soleil ; déglutition à vide ; contact ou pression légère ; alcool. Amélioration : plein air ; écoulements ; fortes pressions ; boissons fraîches.

Aliments / boissons

Envies : boissons alcoolisées, huîtres, café. Aversions : plats chauds, pain, tabac.

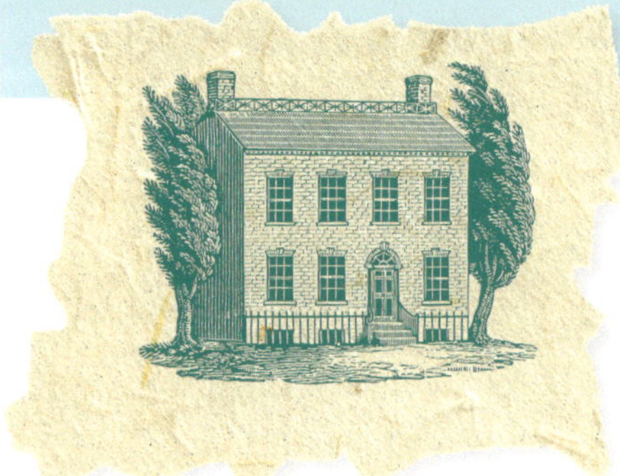

CI-DESSUS *Le sujet* Lachesis mutus *se sent mieux à l'extérieur, en plein air.*

CI-DESSOUS *Ce serpent au venin mortel est à l'origine du remède.*

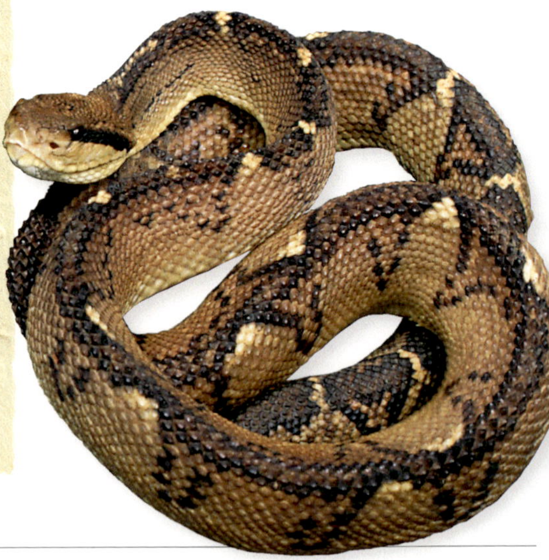

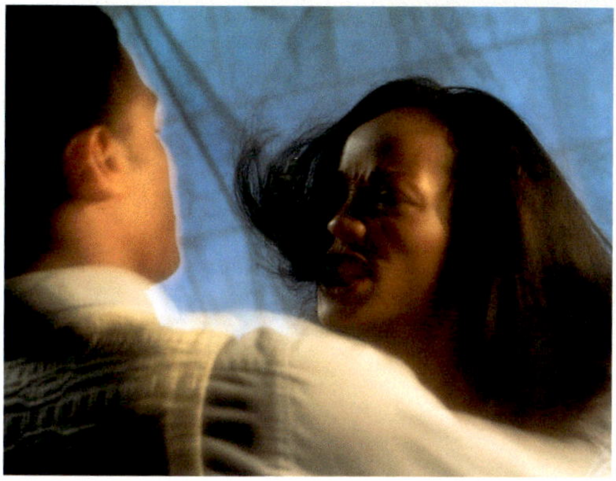

COMPARATIF DES REMÈDES

GÉNÉRAL

BELL.
Excitation, délire ; sens exacerbés ; apparition rapide des inflammations caractérisées par la sécheresse, la rougeur, la chaleur.

PULS.
Disposition moins agressive, humeur douce, avide d'air frais.

À GAUCHE Lachesis *se caractérise par l'agressivité : le sujet exprime ouvertement sa jalousie ou ses soupçons.*

SYMPTÔMES

❖ Maux de tête
Tête lourde, douleur battante, comme si tout le sang montait à la tête. Migraine lancinante, pulsations de douleur. Douleur se propageant au cou et aux épaules. Maux de tête consécutifs à une exposition au soleil, ou à un excès d'alcool.

❖ Saignement de nez
Sang noir, après un coup sur le nez.

❖ Affections de la bouche
Gencives bleuâtres, gonflées, qui saignent facilement. Mauvaise haleine. Salive épaisse.

❖ Maux de gorge
Coloration pourpre. Sensation de boule dans la gorge, qui monte et qui redescend. Sensation d'étranglement, comme quelque chose de gonflé au fond de la gorge. La douleur s'étend aux oreilles. Déglutition très pénible à vide ou pour un liquide, amélioration avec des aliments solides. Aggravation par les boissons chaudes. Cou très sensible au toucher, le sujet ne supporte rien autour du cou. Latéralité gauche.

❖ Toux
Besoin d'inspirer profondément. Le moindre contact sur le cou provoque une toux suffocante, irritante. Toux redoublée pendant le sommeil sans que le patient se réveille. Sensation de suffocation au coucher.

❖ État fébrile
Chaleur au sommet de la tête ; bouffées de chaleur pendant l'endormissement. Les frissons s'aggravent avec les boissons.

❖ Plaies et lésions cutanées
Saignement abondant, épais et rouge sombre. Les abords des plaies ont une coloration violette, de même que les escarres, furoncles et ulcères infectés.

❖ Douleurs articulaires
Coloration violette autour des articulations, qui sont enflées et brûlantes.

FEMMES

❖ Symptômes de la ménopause
Palpitations et bouffées de chaleur, accompagnées de maux de tête (*voir* Maux de tête) ; évanouissements. Saignement de nez provoqué par la ménopause.

❖ Chute des cheveux
Pendant la grossesse.

INDICATIONS SPÉCIFIQUES

Coups de soleil : visage rouge sombre ou bleuâtre après une extrême chaleur ; coups de sang ; aggravation au réveil.

Ledum

[LED.]

Ledum palustre *est tiré du lédon des marais, un arbuste qui pousse en Europe et au Canada. La plante entière est broyée puis macérée dans l'alcool. La teinture s'obtient par filtrage de la solution, et le remède s'emploie en cas de blessures par perforation et de douleur articulaire.*

RÉCAPITULATIF

Végétal : LEDUM PALUSTRE *lédon des marais*

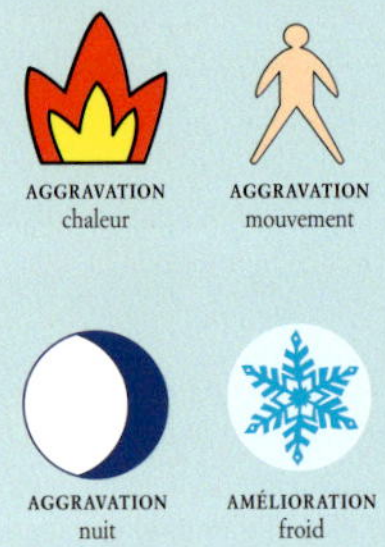

- *Lésions cutanées, articulaires, avec un gonflement*
- *Peau froide au toucher*
- *Amélioration par un traitement à froid ou une application froide*
- *Aggravation dans la chaleur du lit et par des applications chaudes*

Indications générales

Ledum palustre **agit sur la peau, les petites articulations telles que les chevilles et les poignets, et sur les tendons : gonflements, engourdissements, douleurs, sensation de froid. Malgré la frilosité du sujet, des applications froides améliorent l'état des régions affectées, et le patient se sent généralement mieux au frais. Pris immédiatement après une blessure profonde par perforation,** *Ledum* **joue un rôle préventif antitétanique.**

État psychique

Aucun symptôme notable.

Modalités

Aggravation : chaleur ; mouvement des parties affectées ; la nuit.
Amélioration : froid ; repos, immobilité des parties affectées.

Aliments / boissons

Envies : boissons alcoolisées, qui aggravent les symptômes.

CI-DESSOUS *Chez le patient* Ledum palustre, *les symptômes ont tendance à s'aggraver de nuit.*

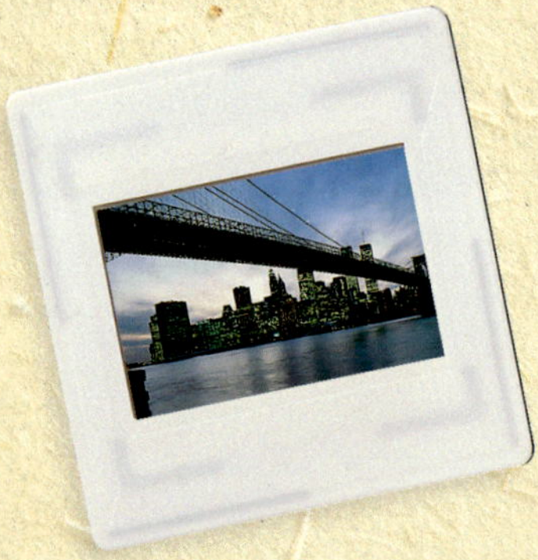

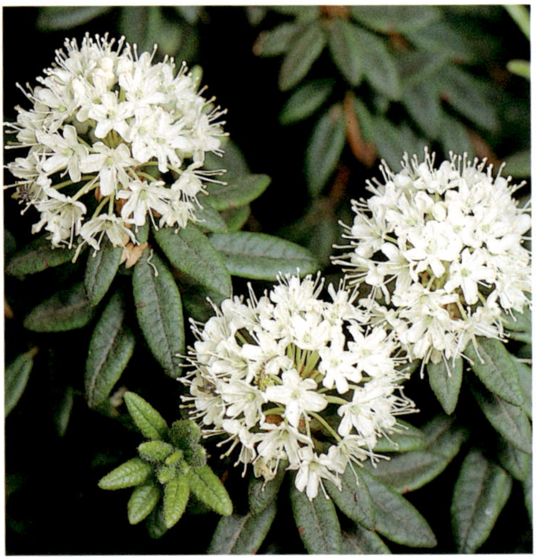

CI-DESSUS *Le lédon des marais possède des propriétés antiseptiques et joue un rôle préventif contre le tétanos.*

SYMPTÔMES

❖ Affections de l'œil
Traumatisme consécutif à un coup sur l'œil ; contusion, œil au beurre noir, ou injecté de sang.

❖ Blessures, morsures
Blessures par perforation avec une sensation de froid ou saignant peu. Blessures infligées par un instrument pointu, comme un clou. Piqûres. Ecchymoses, rougeurs, écorchures. Morsures d'animaux. Infection de la région touchée, très sensible au toucher. La douleur est toujours atténuée par des applications froides et aggravée par la chaleur.

❖ Douleurs articulaires
Articulations ankylosées, torticolis. Entorses. Douleurs dans la plante des pieds, qui empêchent de marcher ou de soulever les pieds du sol, et donnent envie de tremper les pieds dans l'eau froide. Rhumatismes : articulations enflées, froides, violettes. Douleurs rhumatismales aiguës sur des articulations chaudes et gonflées, mais pas rouges. Genoux faibles, chancelants, avec une douleur lancinante aggravée par la marche. Affection du gros orteil. Les parties atteintes sont froides au toucher, mais produisent une sensation de chaleur.

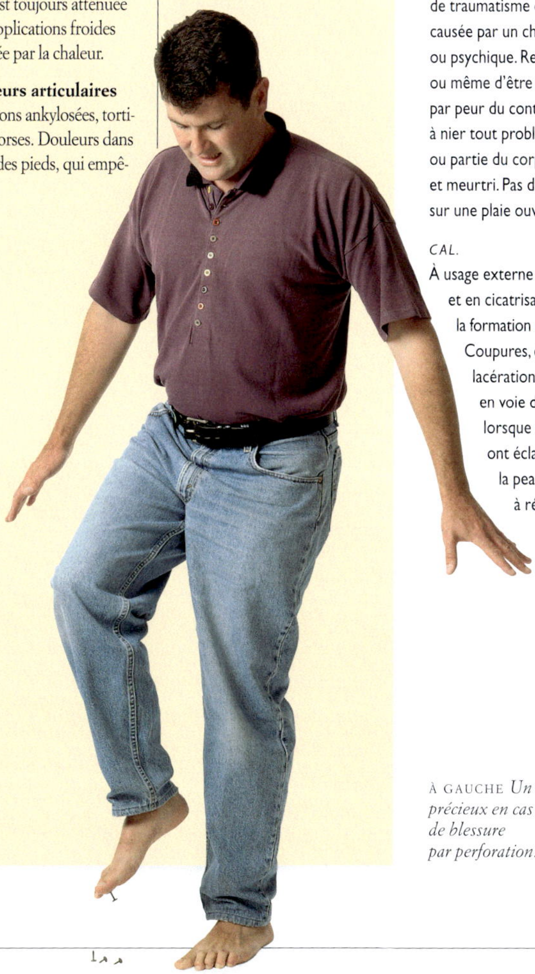

COMPARATIF DES REMÈDES

GÉNÉRAL

APIS
Piqûres d'insectes lorsque la peau devient rouge, brûlante, luisante et enflée. Également indiqué quand les articulations sont enflées, rouges et chaudes. Dans les deux cas, les douleurs sont cuisantes, piquantes, aggravées par toute forme de chaleur et améliorées par des bains ou des applications froides. Urticaire avec éruption de plaques rouges et démangeaisons intenses, sous les mêmes modalités.

ARN.
Premier recours en cas de traumatisme ou de lésion causée par un choc physique ou psychique. Refus du contact ou même d'être approché par peur du contact, tendance à nier tout problème. Tout ou partie du corps douloureux et meurtri. Pas d'application locale sur une plaie ouverte.

CAL.
À usage externe en antiseptique et en cicatrisant ; accélère la formation des tissus cutanés. Coupures, écorchures, lacérations et brûlures en voie de cicatrisation, lorsque les cloques ont éclaté. Assouplit la peau et contribue à réparer les tissus.

HYP.
Remède particulièrement indiqué lorsqu'un nerf ou une terminaison nerveuse est touchée, ou pour les blessures pénétrantes telles que les piqûres d'aiguilles. Douleurs aiguës, fulgurantes, fourmillement ou engourdissement.

LACH.
En cas de morsures d'animal ou autre lésion cutanée caractérisée par une coloration bleuâtre / violette de la peau ou un saignement rouge sombre. Lésions articulaires enflées, marbrées de bleu / violet. Chaleur : la peau est chaude au toucher ; aggravation sous l'effet de la chaleur, du contact ou d'une légère pression, amélioration par le froid et une forte pression.

RHUS T.
Courbatures articulaires et entorses améliorées par la chaleur, aggravées par le froid et l'humidité. La partie affectée est raide et douloureuse au premier mouvement, mais elle s'assouplit et s'améliore avec un mouvement continu. L'agitation, la « bougeotte » sont des symptômes caractéristiques de *Rhus t.*

RUTA
Lésions du cartilage, des ligaments, des os, plus rarement d'un muscle ou d'un tendon. Lésion profonde des articulations. Douleur, sensation de meurtrissure améliorée par la chaleur et le mouvement, aggravée par le froid et l'humidité.

À GAUCHE *Un secours précieux en cas de blessure par perforation.*

Lycopodium

[LYC.]

Le lycopode ou pied-de-loup pousse dans les forêts montagneuses de l'hémisphère nord. Les spores broyées de la plante macèrent dans l'alcool, et la solution est filtrée pour donner la teinture. Le remède homéopathique s'utilise dans le traitement des troubles digestifs.

RÉCAPITULATIF

Végétal : LYCOPODIUM CLAVATUM *lycopode, pied-de-loup*

AGGRAVATION
chaleur

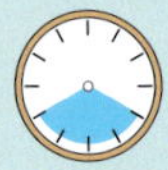

AGGRAVATION
entre
16 et 20 heures

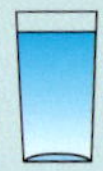

AMÉLIORATION
boissons chaudes

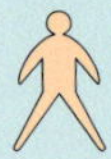

AMÉLIORATION
mouvement

- *Envie de sucreries et de boissons chaudes*
- *Aggravation entre 16 et 20 heures*
- *Symptômes à prédominance psychique*
- *Flatulences, pesanteur après les repas*
- *Les douleurs se manifestent essentiellement du côté droit, mais peuvent évoluer vers la gauche*

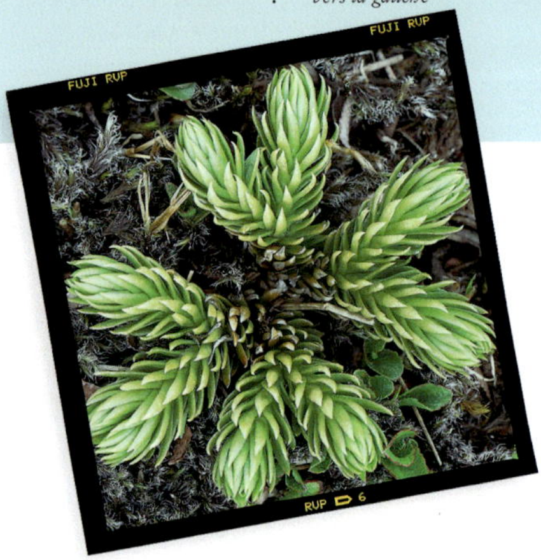

CI-DESSUS *Le remède est préparé avec les spores du lycopode ou pied-de-loup.*

Indications générales

Lycopodium **agit principalement sur le système digestif, sur le foie et sur l'appareil urinaire : flatulences, ballonnements. Les affections évoluent progressivement. Les symptômes se manifestent principalement du côté droit, mais ils peuvent se déplacer de la droite vers la gauche, en particulier dans les affections de la gorge. Tendance au froid et au dessèchement. Envies de sucreries.**

État psychique

Sensibilité, anxiété, peur de la solitude ; le patient recherche la compagnie. Derrière une façade assurée et dominatrice se cachent parfois une grande timidité et un manque de confiance en soi. Appréhension avant une épreuve, un examen, une apparition en public. Réticence face au changement, à la nouveauté.

Modalités

Aggravation : chaleur ; vêtements trop serrés ; lait, légumes, chou, haricots, pain, pâtisserie, repas froids ; entre 16 et 18 heures.
Amélioration : boissons chaudes ; mouvement ; renvois.

Aliments / boissons

Envies : sucreries, plats chauds, olives, alcool.
Aversions : haricots, petits pois, chou (provoquent des flatulences).

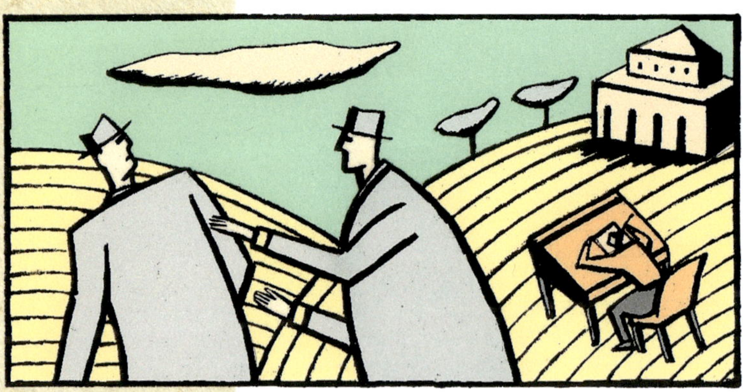

À DROITE *Le patient* Lyc. *n'aime pas être seul et redoute les examens.*

SYMPTÔMES

❖ **Troubles émotionnels**
Anxiété avant un examen, trac, causés par le manque d'assurance et la peur de l'échec (généralement sans fondement). Troubles du sommeil résultant des appréhensions avant un événement important, comme un examen.

❖ **Maux de tête**
Provoqués ou aggravés par une alimentation déséquilibrée, ou le surmenage mental. Migraine catarrhale concentrée sur le front et accompagnant un rhume sérieux. La douleur se déplace de droite à gauche.

❖ **Rhumes**
Migraine frontale, nez encombré de mucus jaune, obligeant à respirer par la bouche. Le nez est bouché mais sec, surtout du côté droit. Écoulement nasal brûlant, peu abondant, formant des croûtes et des bouchons élastiques.

❖ **Maux de gorge**
Douleur intense ; améliorée par les boissons chaudes et la déglutition. Amygdales enflées, ulcérées. Latéralité droite s'étendant à gauche.

❖ **Affections de l'oreille**
Bourdonnement d'oreilles ; congestion entraînant des accès de surdité. Écoulement épais, visqueux, jaune, malodorant (bouchons).

❖ **Toux**
Toux sèche, irritante. Difficultés respiratoires et poitrine crépitante aggravées en position couché sur le dos, par le bâillement et une respiration profonde. La toux provoque des crachats jaune verdâtre, salés, grumeleux ou de mauvais aspect. Asphyxie.

❖ **Troubles digestifs**
Le patient est rassasié après quelques bouchées, et ressent un poids sur l'estomac. Brûlures d'estomac ou indigestion accompagnée de renvois acides. L'anxiété se répercute sur l'estomac. Flatulences sonores. Pesanteur, distension, ballonnement. Abdomen sensible à la moindre pression, obligeant le patient à desserrer ses vêtements.

❖ **Constipation**
Impression de ne pas avoir évacué toutes les selles du rectum ; aucune envie d'évacuer, bien que le rectum soit plein. Constipation en voyage.

❖ **Cystite**
Rétention d'urine ; miction difficile, forcée. Miction abondante la nuit. Sensation d'oppression sur la vessie et dans l'abdomen. Envie constante. Urine laiteuse, sanguinolente, présence de sédiments rouges.

ENFANTS

❖ **Nez encombré**
Chez le nourrisson. Difficulté respiratoire / à téter ; respiration par la bouche.

❖ **Colique**
Aggravée en soirée, distension de l'abdomen ; aggravée par la chaleur, les couches ou les vêtements trop serrés.

❖ **Infections urinaires**
L'enfant pleure avant d'uriner.

CI-DESSOUS *Le nourrisson* Lyc. *est sujet à la colique, souvent aggravée par des couches trop serrées.*

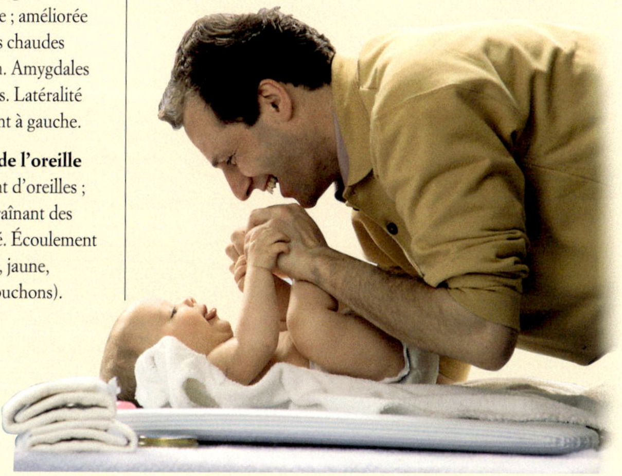

COMPARATIF DES REMÈDES

GÉNÉRAL

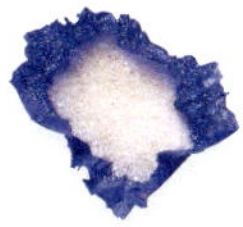

ARG-N.
Humeur plus impulsive, impatiente. Diarrhée nerveuse.

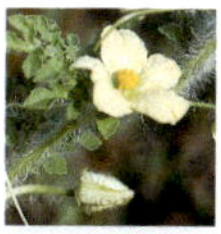

COLOC.
Colique améliorée en se pliant en deux, ou par une forte pression sur l'estomac.

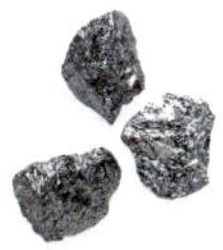

SIL.
Docilité et hypersensibilité. Tendance à transpirer, spécialement de la tête et des pieds. Frilosité, soif.

Magnesium phosphoricum

[MAG-P.]

Il s'agit d'un mélange en solution aqueuse de sulfate de magnésium et de phosphate de soude. Les cristaux ainsi formés sont triturés. Le remède homéopathique soulage les spasmes et les crampes, y compris les règles douloureuses.

RÉCAPITULATIF

Minéral : PHOSPHATE DE MAGNÉSIUM

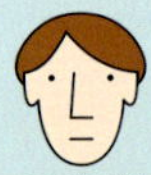

SENSIBILITÉ
douleur

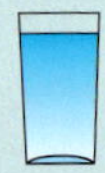

SOIF
boissons fraîches

AMÉLIORATION
chaleur

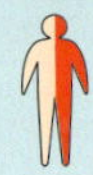

AGGRAVATION
latéralité droite

- *Patient obnubilé par la douleur*
- *Névralgies très pénibles, douleurs tenaillantes*
- *Aggravation par le froid, amélioration sous l'effet de la chaleur, d'une forte pression*

Indications générales

Névralgies (douleurs localisées sur le trajet d'un nerf) et spasmes. Les douleurs sont particulièrement pénibles : violentes, aiguës, affolantes, coupantes, perçantes, tenaillantes ; améliorées par la chaleur et une forte pression. Frilosité ; aggravation par le froid, amélioration par la chaleur. Fatigue, épuisement. Crampes dues au surmenage.

État psychique

Le patient est très plaintif, obnubilé par la douleur.

Modalités

Aggravation : latéralité droite ; contact ; froid de toute nature : vent, bain, nuit, lait. Amélioration : chaleur, bain chaud ; pression.

Aliments / boissons

Envies : boissons glacées. Aucune aversion notable.

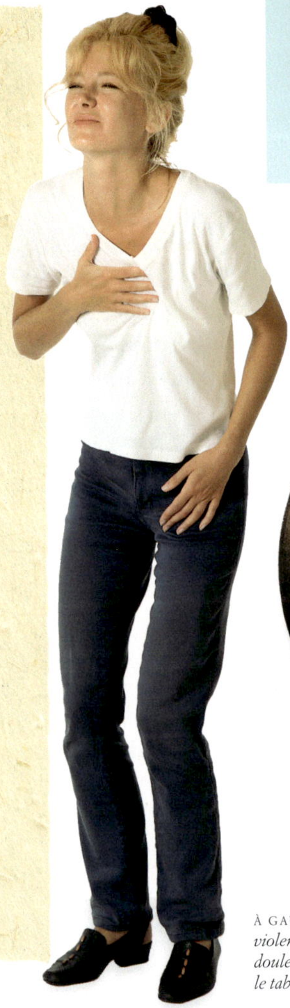

À GAUCHE *Spasmes et crampes violentes, caractérisés par des douleurs lancinantes, figurent dans le tableau des symptômes de* Mag-p.

CI-DESSOUS Mag-p. *provient du phosphate de magnésium, un sel présent dans certains tissus du corps humain.*

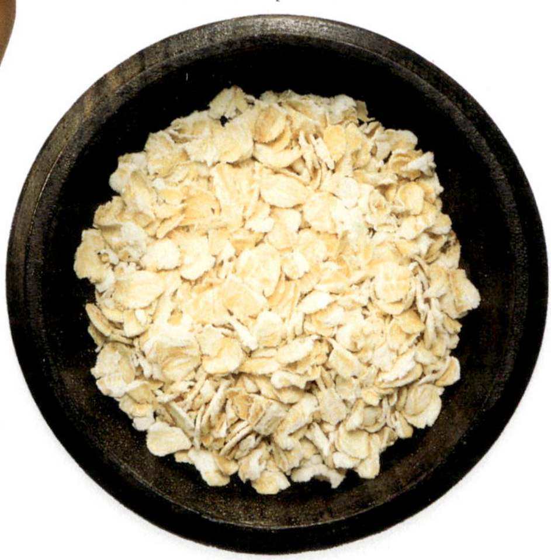

À GAUCHE *Les céréales sont riches en phosphate de magnésium.*

SYMPTÔMES

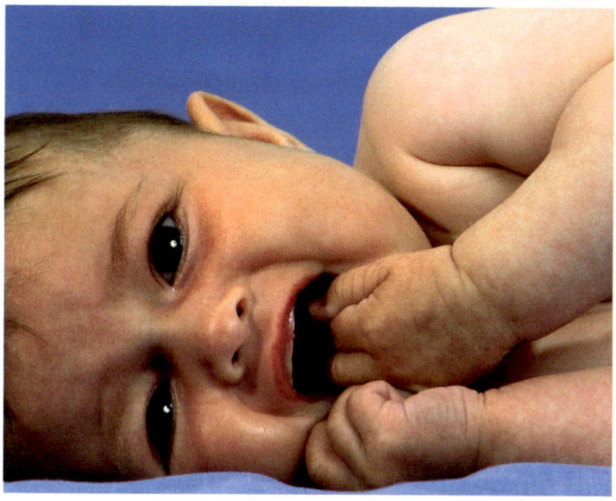

CI-DESSUS *Pensez à* Mag-p. *en cas de poussées dentaires, pour soulager les gencives enflammées et douloureuses des tout-petits.*

❖ Maux de tête
Céphalées névralgiques, lancinantes ; améliorées par des compresses chaudes bien serrées, dans une pièce chaude.

❖ Douleurs faciales
Latéralité droite ; névralgies aggravées par le froid sous toutes ses formes.

❖ Affections de l'œil
Douleurs spasmodiques, fulgurantes, piquantes, se déplaçant ; étincelles devant les yeux.

❖ Maux de dents
Améliorés par la chaleur ; fluides brûlants dans la bouche. Poussée dentaire chez l'enfant.

❖ Troubles digestifs
Spasmes, crampes d'estomac. Douleurs tenaillantes, pincements, que les renvois ne soulagent pas. Sensation d'avoir le corps pris dans un étau. Colique due à des flatulences, soulagée en se pliant en deux. Amélioration sous l'effet de la chaleur, du massage, de la pression. Abdomen ballonné, obligeant à desserrer les vêtements et à marcher.

❖ Crampes musculaires
Crampes aux mains et aux doigts, etc., dues à des efforts excessifs, sous les modalités décrites plus haut.

ENFANTS

❖ Colique
Oblige à relever les jambes

❖ Poussée dentaire
Poussée douloureuse, améliorée par des applications externes chaudes.

FEMMES

❖ Règles douloureuses
Améliorées par une pression et des compresses chaudes sur l'abdomen.

AVERTISSEMENT

Les troubles menstruels chroniques doivent faire l'objet d'un traitement de fond prescrit par un homéopathe.

COMPARATIF DES REMÈDES

DOULEURS ABDOMINALES

CHAM.
Douleurs physiques intolérables associées à la mauvaise humeur, à un comportement caractériel et hypersensible. L'enfant veut être pris dans les bras, rejette tout ce qu'on lui offre après l'avoir réclamé. L'adulte est vindicatif, cinglant, agressif. Plaintes, cris de douleur.

COLOC.
Crampes abdominales accompagnées de douleurs violentes, soudaines, coupantes ou mordantes. Colique ou indigestion provoquée par la colère ou la surexcitation, par un fruit vert ou de l'eau non potable. Douleurs améliorées en se pliant en deux, ou en exerçant une forte pression sur l'abdomen. Rémission temporaire par l'évacuation de gaz.

NUX V.
Affections dues à un excès de table ou d'alcool. Sensation d'estomac trop plein, indigestion, nausée ; migraine : douleur sourde accompagnée de vertiges. Ballonnement de l'abdomen, aggravé par la pression, obligeant à desserrer les vêtements autour de la taille. Envie de vomir pour se soulager, impossible à satisfaire. Humeur irritable, hypersensible et surexcitée comme pour *Cham.*, avec une plus grande sensibilité au froid et une soif moins intense. Ces symptômes sont caractéristiques de la « gueule de bois ».

Mercurius

[MERC.]

Le remède s'obtient en mélangeant de l'oxyde de mercure à de l'acide nitrique. On l'utilise dans le traitement de symptômes sensibles à la fois à la chaleur et au froid, et comparables à ceux d'un empoisonnement.

RÉCAPITULATIF

Élément : HYDRARGYRUM OXYDUM
vif-argent, mercure

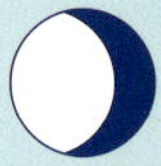
AGGRAVATION
nuit

AGGRAVATION
froid

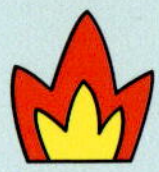
AGGRAVATION
chaud

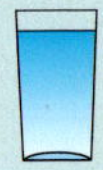
SOIF
eau

- *Inflammation glandulaire, avec des sécrétions abondantes, nauséabondes, jaune verdâtre*
- *Aggravation la nuit*
- *Hypersensibilité à la chaleur comme au froid*
- *Instabilité à tous les niveaux ; lunatique, mais intolérance au changement.*

Indications générales

Mercurius solubilis **agit principalement sur les glandes (lymphatiques, salivaires, ganglions de la gorge), les amygdales et les muqueuses : suppurations et/ou ulcération, ganglions enflés, augmentation des sécrétions. Écoulements abondants : une forte transpiration accompagne la plupart des affections ; salivation intense. Haleine fétide. Sécrétions fluides, âcres, brûlantes, malodorantes, ou épaisses, jaune verdâtre, irritantes. Hypersensibilité au chaud, au froid, aux changements de température.**

État psychique

Humeur renfermée, peu sociable. Insatisfaction. Versatilité, mais intolérance au changement.

Modalités

Aggravation : nuit ; air nocturne ; humidité, froid, ou chaleur (lit, feu, chambre) ; transpiration (n'apporte aucun soulagement) ; position allongée sur le côté droit. Amélioration : température modérée ; position allongée sur le ventre ; repos ; matinée.

Aliments / boissons

Envies : pain beurré, boissons fraîches. Aversions : mets riches, salés, sucreries. Soif : intense, de grandes quantités d'eau, malgré une salivation abondante.

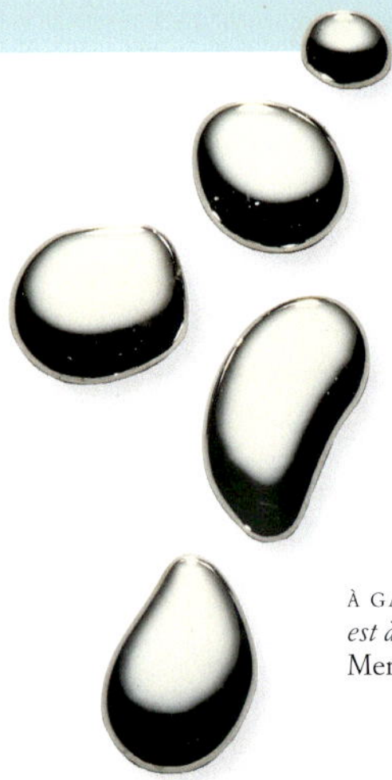

À GAUCHE *Le mercure est à l'origine du remède* Mercurius solubilis.

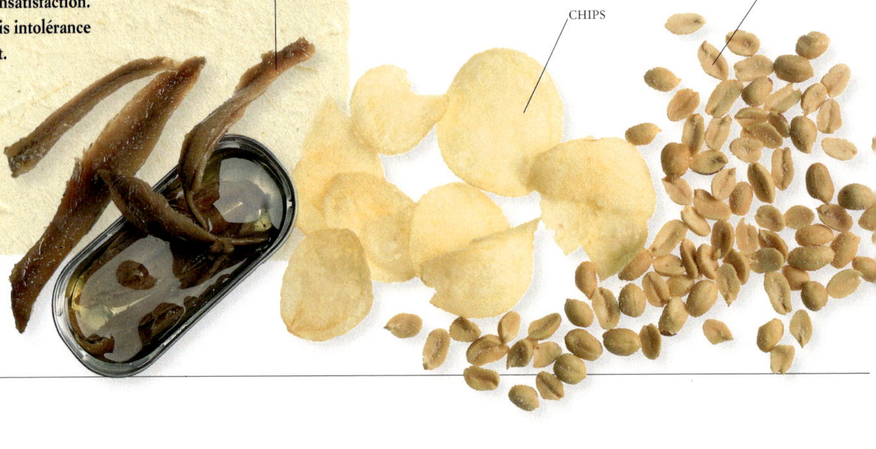

CI-DESSOUS Merc. *se caractérise parfois par une aversion pour les mets salés.*

SYMPTÔMES

❖ Maux de tête
Tension du cuir chevelu, comme s'il était bandé. Tête dans un étau.

❖ Affections de l'œil
Photophobie. Larmoiement, écoulement brûlant ; inflammation avec production de mucus ou suppuration. Aggravées par le froid, la chaleur du lit.

❖ Douleur d'oreilles
Inflammation de l'oreille externe et interne (otite moyenne). Douleur intense, lancinante, picotements. Écoulement sanguinolent, de mauvais aspect et nauséabond. La douleur se propage aux dents et à la gorge.

❖ Rhumes
Éternuements violents, écoulement de mucus vert et corrosif, odeur de fromage fait.

❖ Maux de dents, affections de la bouche
Glandes salivaires gonflées et douloureuses ; salivation abondante. Goûts et sensation inhabituels dans la bouche : salés, sucrés, métalliques, viscosité. Langue enflée, molle ; saignement de gencive ; haleine fétide. Sensation d'avoir les dents déchaussées, mal de dent violent, accompagné de frissons.

❖ Maux de gorge
Gorge sèche ; inflammation et ulcération des amygdales, douleurs lancinantes, suppuration. Déglutition pénible ; amygdales pourpres et enflées ; aggravées par les boissons chaudes ou fraîches.

❖ Diarrhée
Présence de mucus verdâtre ; sensation de ne pas avoir complètement évacué. Selles variables. Diarrhée due aux changements de température. Diarrhée du voyageur. Défécation forcée et douloureuse.

❖ État fébrile
Accompagné d'embarras gastriques ; transpiration abondante pendant le sommeil. (ne soulage pas). Odeurs fortes. Alternance de frissons et de poussées de chaleur.

ENFANTS

❖ Varicelle
Suppuration des vésicules.

❖ Oreillons
Aggravés du côté droit. Salive malodorante ; langue chargée ; transpiration.

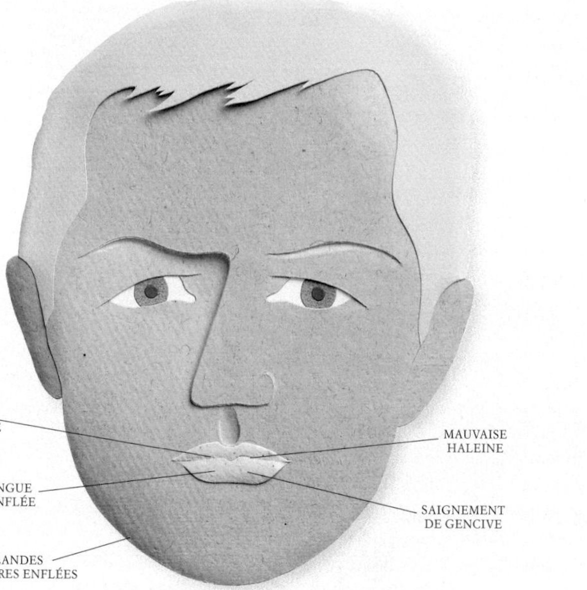

COMPARATIF DES REMÈDES

GÉNÉRAL

ARS.
Rhumes avec écoulement nasal fluide et aqueux, brûlant. Généralement accompagnés de frissons et d'une soif intense, avec des douleurs brûlantes soulagées par la chaleur. Agitation, incapacité à tenir en place ; tendance à dramatiser, à chercher la petite bête, insatisfaction permanente. Apparition de troubles digestifs rappelant l'intoxication alimentaire.

HEP.
Amygdales enflées et ganglions dans le cou, sensation d'avoir une écharde dans la gorge. Hypersensibilité à la douleur, ainsi qu'à la moindre influence extérieure : contact, bruit, courant d'air. Amélioration sous l'effet d'une chaleur humide, en restant bien couvert. Écoulements malodorants comme pour *Merc.*, mais sensibilité et douleur plus aiguës pour *Hep.*

PHYT.
Inflammations glandulaires. Douleurs aiguës, intermittentes. Ulcération des amygdales ; gorge soulagée par les boissons fraîches. Sensation de boule dans la gorge. Pensez à ce remède pour les affections des glandes – seins, amygdales, etc. – caractérisées par des grosseurs douloureuses, dures, sans symptômes psychiques manifestes.

À GAUCHE Merc. *est indiqué pour traiter les affections de la gorge et de la bouche.*

Natrum muriaticum

[NAT-M.]

Ce remède s'obtient par trituration de cristaux purs de sel marin, ou sel de table, avec du lactose. Il s'emploie dans le traitement des troubles émotionnels, surtout lorsque le chagrin est refoulé.

RÉCAPITULATIF

Minéral : CHLORURE DE SODIUM *sel de table*

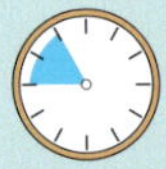

AGGRAVATION
entre
9 et 11 heures

AGGRAVATION
soleil

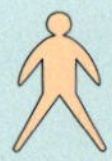

AGGRAVATION
mouvement (effort)

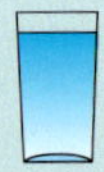

SOIF
toutes
les boissons

- *Dessèchement ; écoulements fluides, aqueux ; soif*
- *Aggravation le matin, au lever du soleil, et après exposition au soleil*
- *Affections consécutives à une peine*
- *Désir de sel ou de mets salés*

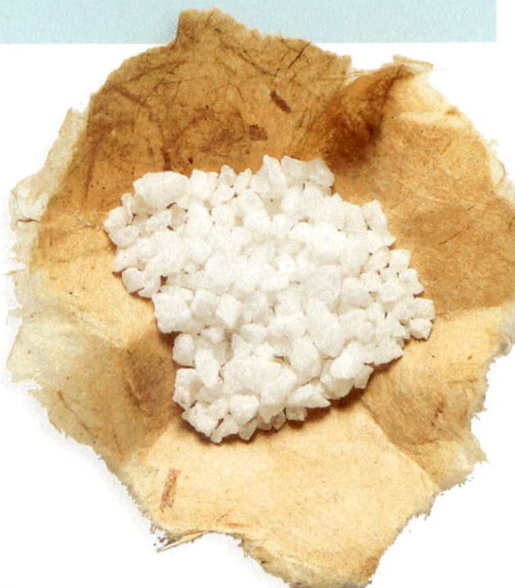

CI-DESSUS Natrum muriaticum *est issu du sel marin, formé par évaporation de l'eau de mer.*

Indications générales

Le remède produit sur un sujet sain les symptômes causés par une alimentation trop riche en sel : fatigue fréquente, faiblesse physique et mentale. En raison d'un déséquilibre de l'hydratation, les symptômes peuvent alterner, allant du dessèchement (lèvres, peau, selles, ou muqueuses) accompagné d'une soif intense, à une surabondance d'écoulements aqueux. *Natrum muriaticum* **est employé dans le traitement des symptômes résultant de bouleversements émotionnels (surtout négatifs).**

État psychique

Triste et déprimé, le patient ne supporte pas la sollicitude d'autrui ; elle ne fera qu'augmenter sa détresse, voire provoquer sa colère, à moins qu'il ne s'agisse de la personne attendue. Sous des dehors calmes, le sujet préfère s'isoler pour pleurer. Il ressasse les événements désagréables, et réagit de façon démesurée à des incidents insignifiants.

Modalités

Aggravation : en matinée, entre 9 et 11 heures ; après une exposition au soleil ; avant les règles ; après les repas ; surmenage.
Amélioration : repos ; transpiration.

Aliments / boissons

Envies : mets salés ou amers
Aversions : pain, substances gluantes, comme les huîtres ou le gras.
Soif : insatiable.

CI-DESSOUS *Une seule personne peut consoler le chagrin de* Nat-m.

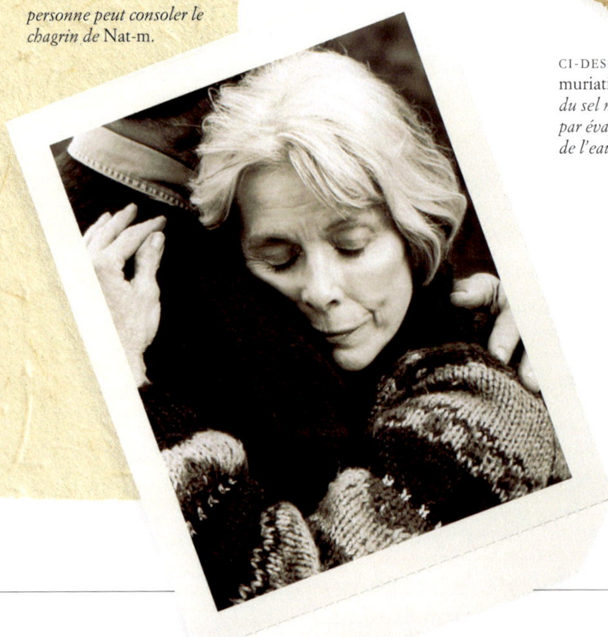

SYMPTÔMES

❖ **Troubles émotionnels**
Sentiments de tristesse ou de peine, impossibles à exprimer. Uniquement en cas de crise aiguë.

❖ **Maux de tête**
Maux de tête fulgurants, comme des coups de marteau sur le crâne. Apparition en matinée, au réveil. Œil douloureux, larmoyant. Aggravation avec la chaleur du soleil, la toux, et toute activité mentale (réflexion, lecture). Généralement consécutifs à un chagrin ou une peine, pendant ou après les règles, avec des nausées et des vomissements. Amélioration par une pression ferme sur la tête, par le sommeil.

❖ **Gerçures**
Autour et aux coins de la bouche, sur la lèvre inférieure, après une exposition au soleil ou un chagrin refoulé. Lèvres sèches, lèvre inférieure craquelée au milieu.

❖ **Rhumes**
Les rhumes commencent par de violents éternuements. Écoulement nasal filant comme du blanc d'œuf, suivi de dessèchement et de congestion. Nez sec et fluent en alternance. Perte du goût et de l'odorat. Accompagnés de gerçures et/ou de migraines *(voir ci-dessus)*. Les symptômes s'aggravent à l'extérieur. Symptômes physiques et psychiques caractéristiques du remède.

❖ **Indigestions, brûlures d'estomac**
Indigestion lorsque les émotions se répercutent sur l'estomac. Brûlures d'estomac et renvois acides, laborieux, insuffisants, qui ne soulagent pas. Goût amer et saumâtre dans la bouche. Le patient a faim mais n'apprécie pas la nourriture, ou se sent mieux l'estomac vide. Distension de l'abdomen et douleurs coupantes dues aux gaz.

❖ **Constipation**
Selles dures, sèches, morcelées, difficiles à évacuer. Impression de ne pas avoir évacué complètement.

❖ **Rétention d'urine**
Paresse de la vessie. Miction longue à démarrer. Le patient est incapable d'uriner dans des toilettes publiques.

❖ **État fébrile**
Fièvre intermittente (le remède s'emploie en prévention du paludisme). Migraine, visage rouge et brûlant, soif intense et fréquente. Nausée et vomissements ; vue trouble ; sensation de faiblesse. Fièvre sans frisson. Aggravée entre 10 et 11 heures du matin. Ou bien : frissons et soif, migraine intense, nausée et vomissements, sensation de grand froid intérieur. Les symptômes apparaissent tous les jours au même moment.

INDICATIONS SPÉCIFIQUES

Coup de soleil : bouffées de chaleur, visage rouge, nausée et vomissements, sensation d'avoir la tête prête à éclater ; aveuglements passagers, éclairs devant les yeux. Après le paludisme ou un mauvais usage de la quinine, lorsque les symptômes concordent.

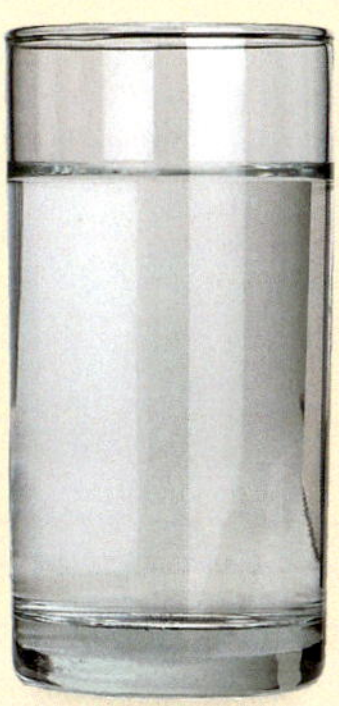

À GAUCHE Nat-m. *se caractérise notamment par une soif insatiable.*

COMPARATIF DES REMÈDES

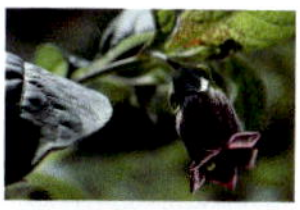

BELL.
Apparition soudaine, forte fièvre, inflammations, affections cérébrales.

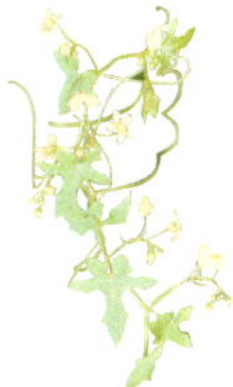

BRY.
Apparition lente des inflammations. Tous les symptômes s'aggravent au moindre mouvement.

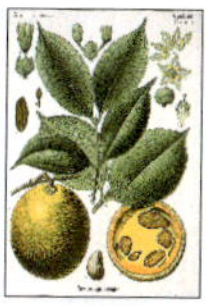

IGN.
Émotions fortes, soupirs ; aggravation en plein air. États émotionnels contradictoires et successifs ; aversion pour les fruits et la fumée de cigarette.

Nux vomica

[NUX V.]

Nux vomica *est extrait du vomiquier, originaire d'Australie et d'Inde. Les graines séchées sont macérées dans l'alcool, et la teinture s'obtient par filtrage de la solution. Le remède s'emploie dans le traitement des troubles digestifs, du rhume et de la fièvre.*

RÉCAPITULATIF

Végétal : STRYCHNOS NUX VOMICA *noix vomique*

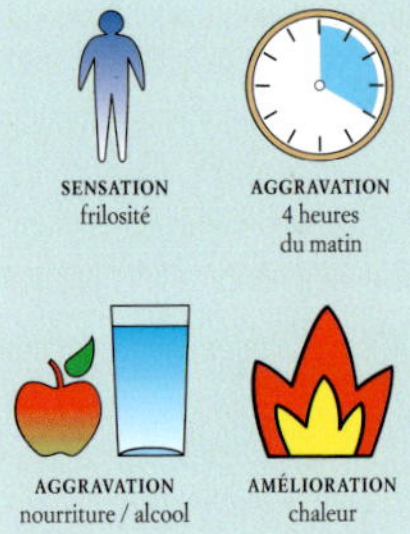

- *Désir de stimulants, qui ont des effets néfastes*
- *Troubles gastriques dus aux excès de table, à la surexcitation, au surmenage*
- *Envie de vomir impossible à satisfaire*
- *Frilosité améliorée par le repos*
- *Douleurs soulagées par la chaleur*

Indications générales
Troubles digestifs. Irritabilité, hypersensibilité à la douleur, ou surexcitation. Tempérament farouche, susceptible, querelleur, tendance à l'agressivité, colères incontrôlables. Envies de stimulants, qui aggravent l'état.

État psychique
Irritabilité, impatience, mauvaise humeur. Tendance hypocondriaque ; le patient parle sans cesse de la maladie. Aversion pour le bruit, les odeurs, la lumière. Intolérance à la douleur.

Modalités
Aggravation : tôt le matin (vers 4 heures) ; froid ; excès de table et d'alcool ; vie sédentaire ; surmenage intellectuel. Aggravation légère : contact, vêtements serrés. Amélioration : écoulements abondants ; siestes ; boissons chaudes ; lait ; air humide ; pièce chauffée, vêtements chauds.

Aliments / boissons
Envies : stimulants – alcool, café, tabac ; nourriture ; graisse. Aversions : malt, bière, café, nourriture, viande, tabac, eau.

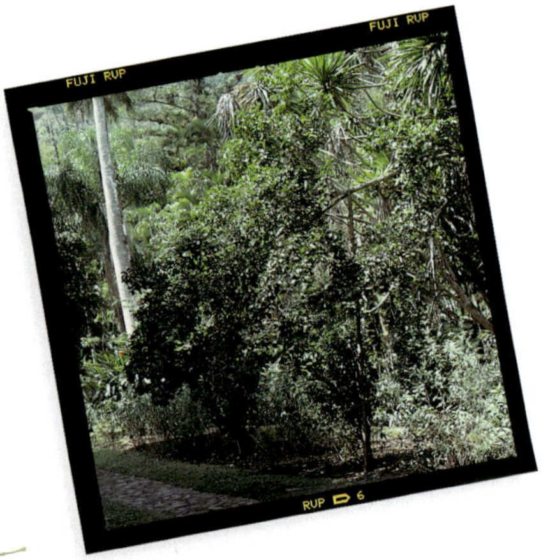

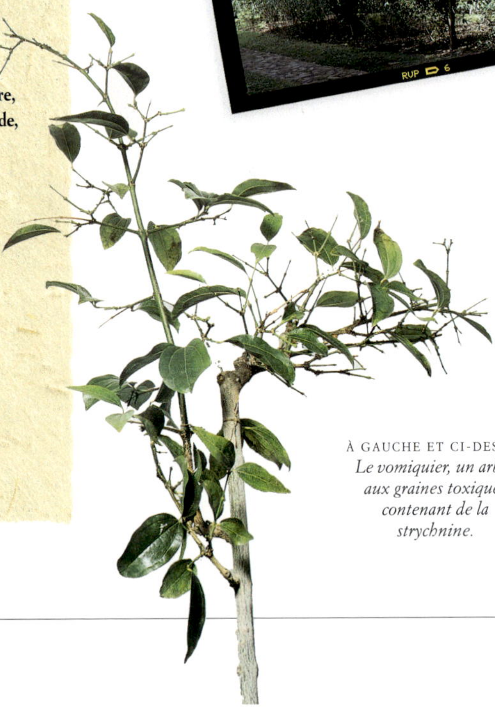

À GAUCHE ET CI-DESSUS
Le vomiquier, un arbre aux graines toxiques contenant de la strychnine.

SYMPTÔMES

❖ Maux de tête
Sensation d'empoisonnement ; maux de tête caractérisés par une douleur sourde, en étau, au sommet du crâne ou au front. Vertiges ; tête qui tourne. Amélioration dans une pièce chauffée, assis au calme ou étendu. Maux de tête provoqués par le soleil.

❖ Rhumes
Écoulement nasal abondant en journée ; nez plein la nuit et en pein air. Congestion ; éternuements violents.

❖ Maux de gorge
Irritation, grattements dans la gorge. Chatouillement au réveil le matin. Sensation de rugosité, de tiraillement, de tension. Constriction du larynx, luette enflée, picotements dans les oreilles. La déglutition augmente la douleur.

❖ Toux
La toux provoque des migraines fulgurantes. Respiration superficielle. Toux après un effort intellectuel ; amélioration par les boissons chaudes, aggravation après un effort physique.

❖ État fébrile
Extrême frilosité ; aggravation au moindre mouvement. Le malade a froid mais refuse de se couvrir. Frissons et soif ; migraines et absence de soif.

CI-DESSOUS *Le patient* Nux vomica *consomme trop d'aliments lourds ou indigestes, bien que ce penchant aggrave son état.*

❖ Troubles digestifs
Nausées ; vomissements aigres dues à des excès de table. Pesanteur sur l'estomac après les repas. Colique ou indigestion provoquant la nausée. Envie de vomir impossible à satisfaire. Distension et flatulences juste après avoir mangé. Appétit malgré une aversion pour la nourriture. Estomac lourd, douloureux, très sensible au toucher. Rétablissement rapide par le repos, en position assise ou allongée. Douleurs atténuées par la chaleur. Symptômes typiques de la gueule de bois.

❖ Constipation / diarrhée
Douleur du rectum après le repas. Envie fréquente mais inefficace d'aller à la selle ; évacuation de petites quantités à chaque passage, impression de ne pas avoir évacué complètement. Diarrhée sombre ; le matin ou immédiatement après le repas.

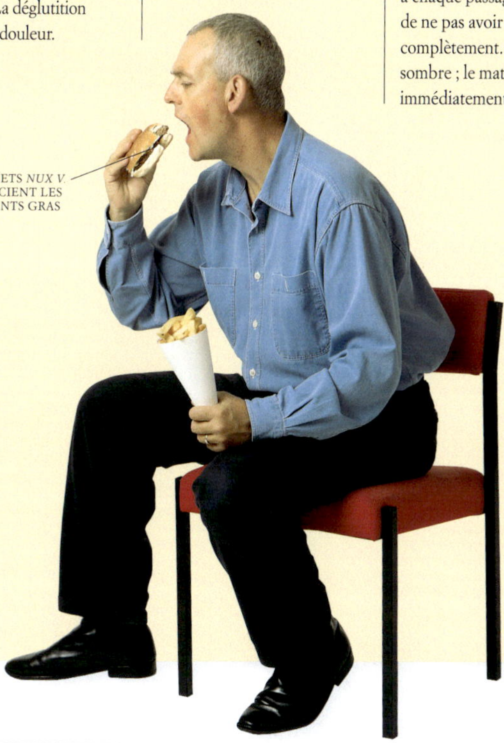

LES SUJETS *NUX V.* APPRÉCIENT LES ALIMENTS GRAS

COMPARATIF DES REMÈDES
GÉNÉRAL

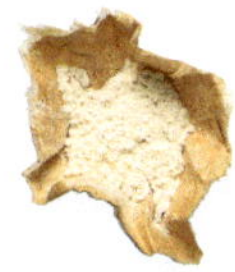

ARS.
Douleurs brûlantes améliorées par la chaleur. Soif inextinguible. Peur de la solitude.

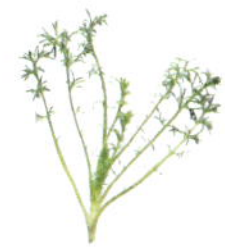

CHAM.
Humeur irascible, hypersensible et coléreuse, comparable à celle de *Nux v.*, supportant encore moins les douleurs accompagnant certaines affections telles que les poussées dentaires, la colique, le mal d'oreilles.

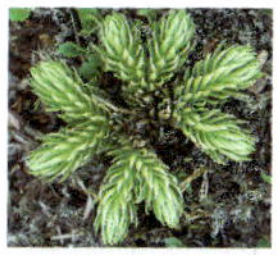

LYC.
Aggravation entre 4 et 8 heures du matin. Gaz, flatulences, améliorés au passage des gaz. Manque d'assurance.

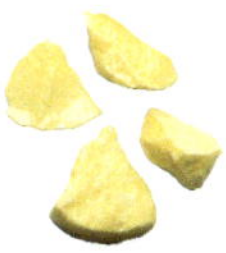

SUL.
Indigestion, colique, distension de l'abdomen, avec des gargouillements d'intestins. Le patient a généralement chaud, et son état s'aggrave avec la chaleur. Amélioration en plein air, en mouvement. Rougeur des paupières, des lèvres, de l'anus. Poussée dentaire accompagnée

Phosphorus

[PHOS.]

Le phosphore est un minéral essentiel à la vie, présent dans toute matière vivante. Employé aujourd'hui en homéopathie, il était utilisé en médecine traditionnelle dans le traitement de la malaria et de l'épilepsie. Le remède homéopathique s'obtient par trituration.

RÉCAPITULATIF

Minéral : PHOSPHORUS *phosphore blanc*

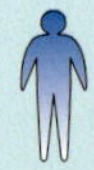

SENSATION
frilosité

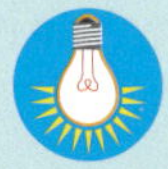

AGGRAVATION
contact, odeurs, lumière

AGGRAVATION
temps froid

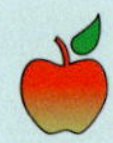

AMÉLIORATION
alimentation

- *Frilosité*
- *Soif de boissons fraîches, qui soulagent la douleur*
- *Comportement ouvert, sensible, impressionnable, ou indifférent*
- *Nervosité, peur de la solitude, du noir ou des orages*

Indications générales

Phosphorus **agit sur les tissus et le métabolisme, en particulier sur la nutrition, le sang, et les muqueuses des appareils respiratoires et digestifs. La pathogénésie inclue irritations et inflammations. Douleurs brûlantes. Faim impérieuse : le sujet défaille s'il ne mange pas. Hémorragies. Saignement abondant et rouge vif des petites plaies. Écoulements sanguinolents. Saignements persistants : le sang ne coagule pas. Généralement frileux, le patient recherche la fraîcheur et les boissons fraîches.**

État psychique

Affectueux, compatissant, sensible à son entourage, le patient réclame la compagnie, la sympathie, le contact physique ; ou bien comportement opposé : détaché, indifférent. Anxiété, crainte. Tempérament très impressionnable et imaginatif. Peur de la solitude, surtout pendant les orages.

Modalités

Aggravation : émotions, conversation, contact, odeurs, lumière. Plats chauds ; fatigue intellectuelle ; temps froid, orages ; position allongée sur le côté gauche. Amélioration : alimentation ; sommeil ; eau fraîche et plats froids ; eau fraîche sur le visage.

Aliments / boissons

Envies : nourriture et boissons froides, crème glacée, mets épicés et salés. Aversions : fruits, boissons et plats chauds, ail, oignons, café. Soif : soif intense d'eau glacée.

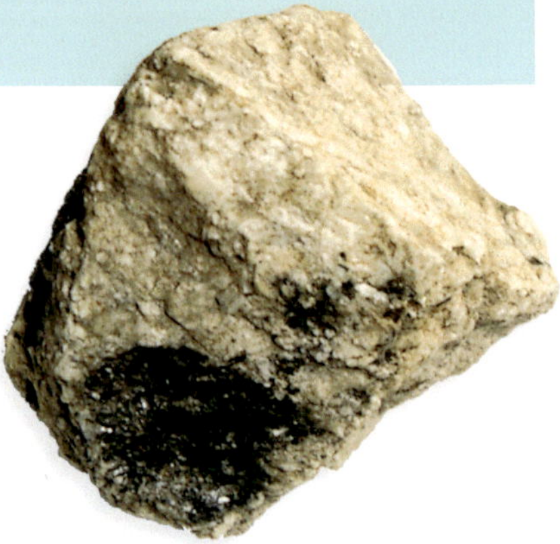

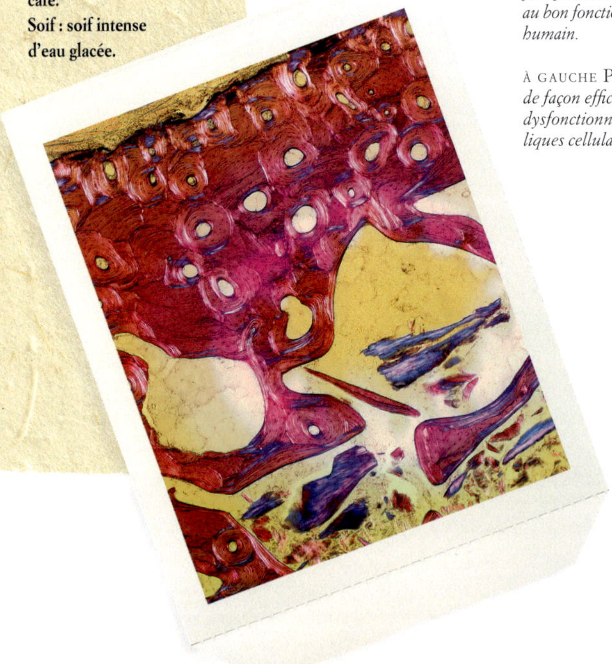

CI-DESSUS *Le squelette d'un adulte contient plus de 1,4 kg de phosphore, un minéral essentiel au bon fonctionnement du corps humain.*

À GAUCHE Phos. *contribue de façon efficace à traiter les dysfonctionnements métaboliques cellulaires ou tissulaires.*

SYMPTÔMES

❖ Maux de tête
Maux de tête provoqués par le jeûne. Douleur sourde, lancinante, et sensation de chaleur. Améliorés par l'air froid, en se lavant le visage à l'eau froide, ou par des compresses froides sur le front.

❖ Rhumes
Migraine concentrée sur un œil : douleur sourde. Laryngite avec irritation et chatouillement dans le larynx ; voix rauque, poitrine oppressée, encombrée. Écoulement nasal fluide et abondant ; en séchant, formation de croûtes adhérant aux narines. Écoulement d'une narine sur deux ; ou alternance de sécheresse et d'écoulement, coryza avec écoulement sanguinolent. Muqueuses nasales enflées, sensation d'encombrement. Nez bouché, amélioration en plein air. Écoulement abondant jaune verdâtre ; saignement en se mouchant.

❖ Maux de gorge
Amygdales enflées, sensation de brûlure et de dessèchement ; aggravation en passant du chaud au froid (température d'une pièce). Éternuements provoquant des douleurs à la gorge. Extinction de voix due à une émotion, à la nervosité, ou après avoir forcé la voix. Laryngite aiguë combinée à une toux sèche d'irritation.

❖ Toux
Toux sèche due à une irritation du larynx ou de la trachée. Toux sèche, oppressante, violente, épuisante et provoquant des tremblements. Sensation de poids sur la poitrine. Expectorations salées, jaune et/ou rouge vif, douces ou amères. Le fait de parler ou de rire aggrave la toux et provoque des douleurs dans les voies respiratoires.

❖ État fébrile
Joues rouges, surtout la gauche. Transpiration la nuit ; grand appétit. Transpiration abondante sur tout le corps. Absence de soif.

❖ Troubles digestifs
Inflammation gastrique ; douleurs brûlantes s'étendant à la gorge et aux intestins. Les boissons chaudes donnent la nausée, les boissons fraîches, la nourriture solide et la crème glacée soulagent la douleur. Vomissement d'eau froide lorsque l'estomac est chaud. Vomissement après une intervention chirurgicale (effet de l'anesthésie).

❖ Diarrhée
Indolore, abondante, épuisante, liquide. Aggravée le matin.

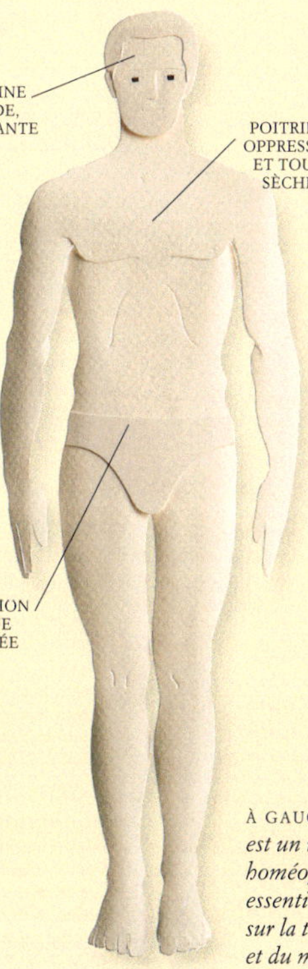

À GAUCHE Phos. *est un remède homéopathique essentiel : il agit sur la totalité des tissus et du métabolisme.*

INDICATIONS SPÉCIFIQUES

Hémorragie après une extraction de dent.

COMPARATIF DES REMÈDES

GÉNÉRAL

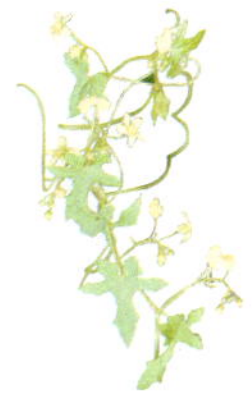

BRY.
Toux sèche, aggravée au moindre mouvement. Soif de grandes quantités d'eau.

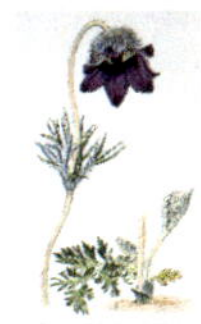

PULS.
Humeur plaintive, avide de sollicitude. Absence de soif.

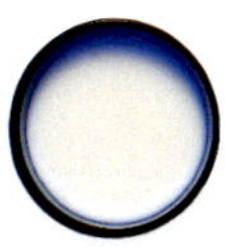

CAUST.
Toux sèche, caverneuse ; expectoration impossible. Tendance à la compassion, sensibilité à l'injustice. Amélioration par temps humide.

Phytolacca

[PHYT.]

Les Indiens d'Amérique utilisaient cette plante comme purgatif et pour soigner les maladies de peau. La racine séchée est réduite en poudre, puis macérée dans l'alcool ; la solution est ensuite filtrée pour obtenir la teinture.

RÉCAPITULATIF

Végétal : PHYTOLACCA *phytolaque, raisin d'Amérique*

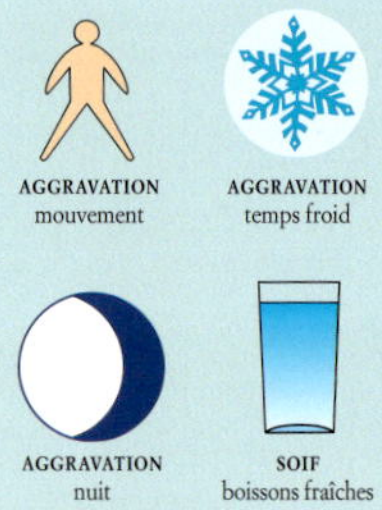

- *Inflammations et gonflement des glandes ; grosseurs dures et sensibles.*
- *Douleurs rhumatismales*
- *Accès brusques et intermittents de douleurs aiguës*

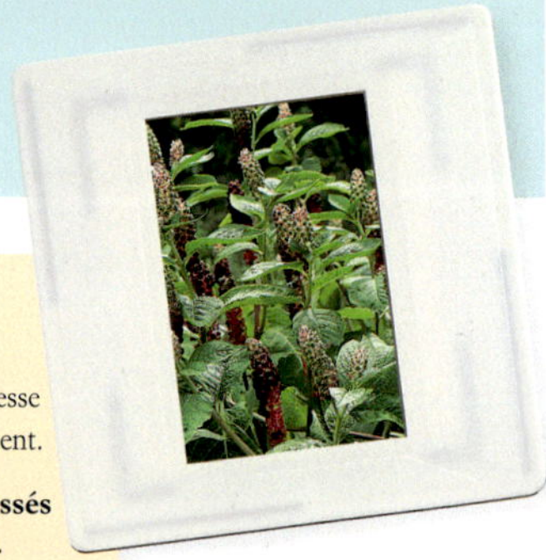

À DROITE Phytolacca *s'emploie dans le traitement des troubles glandulaires, notamment pour soigner les mammites.*

Indications générales

Inflammations glandulaires, particulièrement des glandes mammaires et des amygdales. Ganglions enflés, durs et douloureux. Douleurs aiguës, par accès brusques et intermittents. Sensation de meurtrissure dans les tendons et les articulations. Indiqué également en cas de douleurs musculaires et articulaires (rhumatismes), en particulier la nuque et le dos. Douleurs aiguës, par accès brusques et intermittents. Agitation caractérisée par un besoin de mouvement, qui ne fait qu'aggraver les symptômes.

État psychique

Aucun symptôme notable.

Modalités

Aggravation : temps froid et humide ; mouvement ; nuit.
Amélioration : boissons fraîches ; temps sec.

Aliments / boissons

Aucune aversion ni désir marqué.

SYMPTÔMES

❖ Maux de gorge
Amygdales enflées, surtout du côté droit. Gorge brûlante, rugueuse, rouge foncé et sensation de constriction. La déglutition provoque des douleurs d'oreilles lancinantes. Sensation de boule dans la gorge. Boissons chaudes impossibles à avaler, les boissons fraîches soulagent la douleur. Amygdalite folliculaire (ulcération des amygdales).

❖ Douleurs
Douleurs fulgurantes, électriques. Le corps est douloureux et comme meurtri. Le patient désire bouger, mais le mouvement aggrave l'état.

FEMMES

❖ Mammite
Seins durs et très sensibles. Présence de nodules. Ganglions hypertrophiés sous les bras. Douleur dans tout le corps pendant l'allaitement. Mammite de la grossesse ou pendant l'allaitement.

❖ Mamelons crevassés
Pendant l'allaitement. Douleur irradiant tout le corps.

ENFANTS

❖ Poussée dentaire
Pénible, douloureuse ; besoin de mordre quelque chose de dur, ou de serrer les dents ou les gencives.

❖ Oreillons
Glande parotide gonflée.

COMPARATIF DES REMÈDES

MAMMITES

BELL.
Symptômes comparables à ceux de *Phyt.* Coloration rouge vif de la peau avec des stries en étoile autour des mamelons. La peau est généralement plus rouge pour *Bell.*, avec une tendance fébrile ; apparition violente et brutale des symptômes. Les douleurs sont lancinantes.

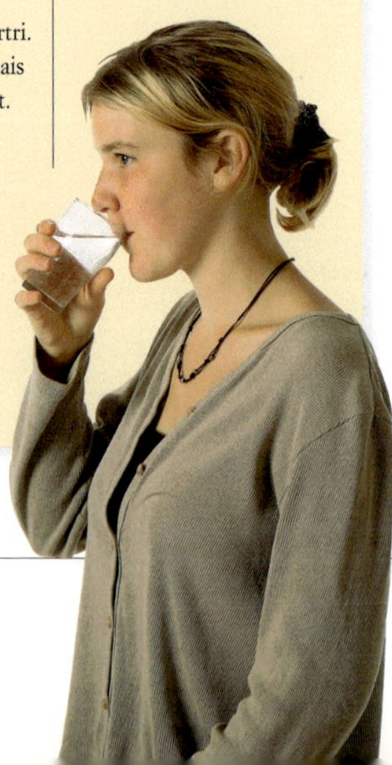

À GAUCHE *Les symptômes de* Phytolacca *sont généralement améliorés par les boissons fraîches.*

Podophyllum

[PODO.]

Expérimenté pour la première fois au XIXe siècle, Podophyllum *est préparé à partir de la racine de podophylle, macérée dans l'alcool ; la teinture s'obtient par filtrage de la solution. Ce remède est indiqué en cas de troubles digestifs.*

RÉCAPITULATIF

Végétal : PODOPHYLLUM PELTATUMA *podophylle*

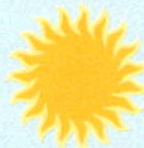

AGGRAVATION
temps chaud

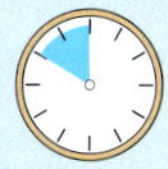

AGGRAVATION
milieu de matinée

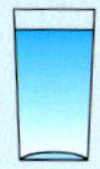

ENVIE
boissons fraîches

AVERSION
odeur de nourriture

- *Diarrhée abondante, liquide, explosive*
- *Gargouillements dans l'abdomen*

Indications générales
Remède très efficace en cas de diarrhée aiguë et épuisante, caractérisée par des selles abondantes, liquides, explosives et nauséabondes. Selles involontaires ou émises en jets fréquentes, soudaines, indolores. Douleur provoquant des crampes accompagnées de gargouillements ou de borborygmes dans l'abdomen et annonçant les selles. Évacuation de gaz sonores avec les selles. Diarrhée après avoir bu de l'eau. Indiqué chez le nourrisson sujet à une poussée dentaire présentant les mêmes symptômes.

État psychique
Aucun symptôme notable.

Modalités
Aggravation : ingestion de nourriture et d'eau ; temps chaud, milieu de matinée.

Aliments / boissons
Envies : boissons fraîches. Aversions : odeur de nourriture.

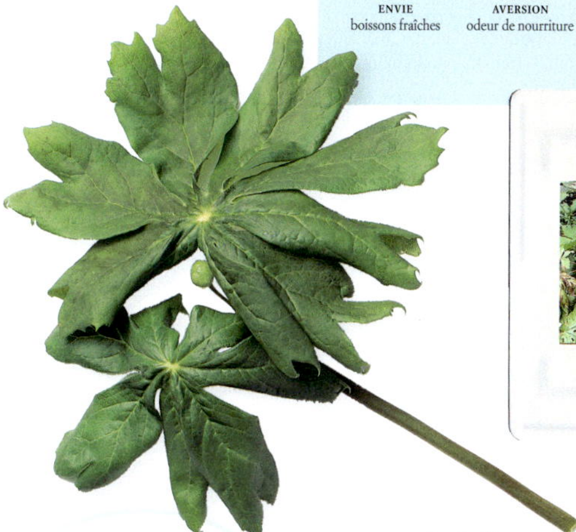

Affections
Voir **Indications générales, ci-contre.**

CI-DESSUS *Les Indiens d'Amérique utilisaient le podophylle comme purgatif intestinal.*

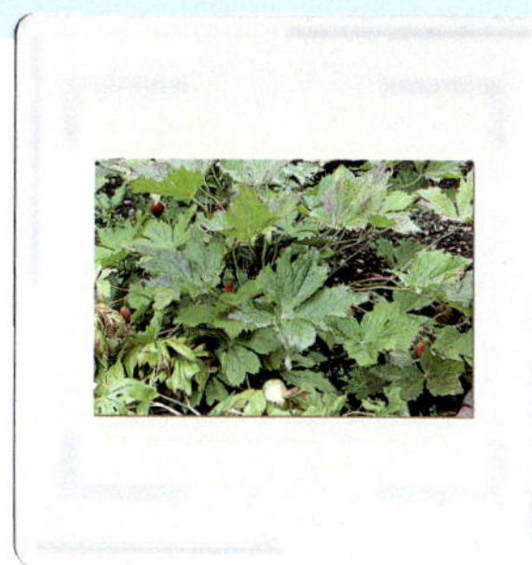

CI-DESSUS *Le podophylle est originaire d'Amérique du Nord.*

COMPARATIF DES REMÈDES

DIARRHÉE

ALOE
Diarrhée du voyageur accompagnée de gaz fréquents et de douleurs brûlantes. Selles et urines sont souvent simultanées. Pas de selle sans miction et vice versa. Envies pressantes, selles liquides émises en jets. Forte sensation d'inconfort, incertitude entre gaz et selles, envie pressante après avoir mangé ou bu. Faiblesse, défaillances du sphincter – parfois selles involontaires au lit. Indiqué également pour les douleurs brûlantes de la dysenterie.

CHINA
Diarrhée due aux fruits, au lait ou à la bière. Selles brunes, jaunes, liquides, pouvant contenir des aliments non digérés. Faiblesse extrême après une diarrhée abondante.

SIL.
Envie permanente mais inopérante d'aller à la selle. Diarrhée due à une mauvaise hygiène alimentaire, une poussée dentaire, un temps chaud, ou lorsque les selles ont été retenues longtemps dans le rectum. Indolore mais nauséabonde, pouvant contenir des aliments non digérés.

Pulsatilla

[PULS.]

L'anémone pulsatille, originaire d'Europe, a été utilisée pour traiter un large éventail d'affections, notamment les troubles digestifs et les migraines. La teinture est préparée avec la plante entière fraîche et fleurie, et le remède s'utilise entre autres dans le traitement des troubles émotionnels et des affections féminines.

Indications générales

Pulsatilla **agit sur de nombreuses parties du corps, mais avant tout sur le psychisme, les muqueuses et les organes génitaux. Les écoulements sont doux, épais et jaunes. Les symptômes se distinguent par leur caractère changeant, variable, à la fois au plan physique et psychique. Les inflammations restent bénignes et n'évoluent pas en affection grave ou profonde. Problèmes liés à la grossesse. Latéralité droite. Nature chaude, amélioration en plein air.**

État psychique

Comportement affectueux, doux, émotif ; patient avide de sollicitude, de sympathie et de réconfort. L'enfant veut être pris dans les bras. Tendance à pleurer facilement. Sentiment d'être mal aimé, exclu. Parfois alternance de douceur et d'irritabilité, mais absence totale de violence. Aggravation fréquente en soirée.

Modalités

Aggravation : la chaleur sous toutes ses formes – air, température de la pièce, lit, nourriture ; aliments riches ou gras.
Amélioration : plats froids et boissons fraîches, air frais, fenêtres ouvertes, bains froids ; mouvement doux ; besoin de se rafraîchir, même lorsque l'on a froid.

Aliments / boissons

Envies : plats froids, boissons alcoolisées, œufs, crème glacée, beurre de cacahuètes, mets nombreux et variés.
Aversions : Beurre, œufs, fruits, viande, plats et boissons chaudes.
Soif : absence de soif.

RÉCAPITULATIF

Végétal : PULSATILLA NIGRICANS *anémone pulsatille*

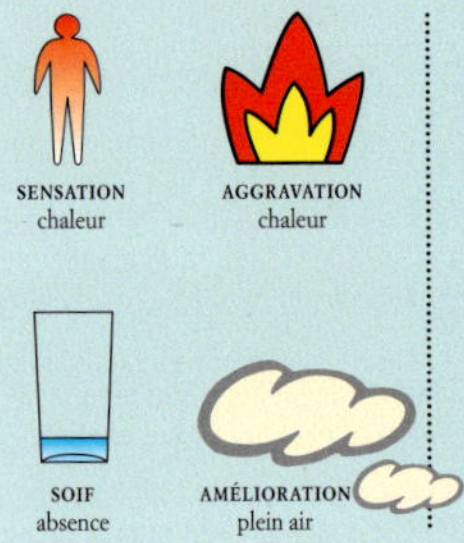

- *Comportement affectueux ; besoin de consolation, de sollicitude, désir de plaire*
- *Symptômes changeants*
- *Écoulements abondants, épais, non irritants, jaunes verdâtres*
- *Absence de soif*
- *Amélioration en plein air*
- *Aversion pour les graisses, la nourriture trop riche*

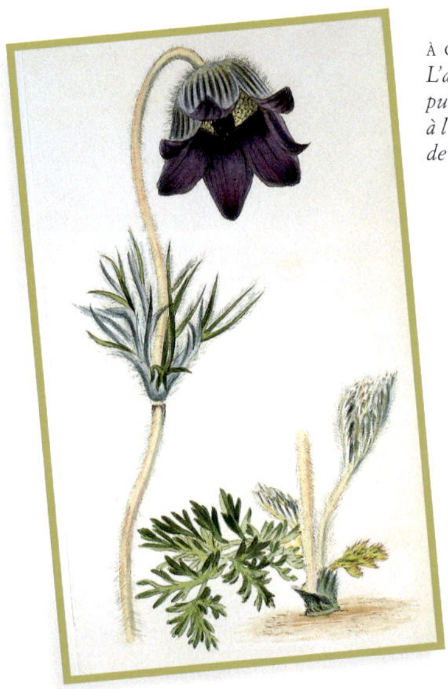

À GAUCHE *L'anémone pulsatille, à l'origine de* Pulsatilla.

COMPARATIF DES REMÈDES

GÉNÉRAL

ARS.
Anxiété, agitation, frilosité ; douleurs brûlantes améliorées par des applications chaudes.

IGN.
Affections liées à des troubles émotionnels ; soupirs ; symptômes contradictoires.

KALI BIC.
Écoulements épais, adhérents, visqueux, irritants, laissant la peau à vif.

PHOS.
Frilosité ; aggravation par le froid. Soif de boissons fraîches.

SYMPTÔMES

❖ **Maux de tête**
Douleur frontale ou dans les tempes, ou d'un seul côté. Sensation de constriction ou douleur fulgurante. Vertiges dus à la chaleur. Améliorée par des compresses froides, une pression, et un exercice léger en plein air. Maux de tête accompagnant une indigestion causée par une nourriture riche ou grasse. Généralement améliorés en se penchant en avant, en s'asseyant ou en s'allongeant et en bougeant les yeux.

❖ **Affections de l'œil**
Conjonctivite avec écoulement épais, jaune et non irritant. Remède indiqué chez l'enfant présentant cet écoulement caractéristique. Orgelets sur les paupières supérieures améliorés par des bains chauds ou froids, et en plein air.

❖ **Rhumes**
Éternuements fréquents, écoulement jaune verdâtre parfois malodorant qui peut irriter les narines. Nez davantage congestionné dans une pièce chauffée, amélioration au grand air.

❖ **Toux**
Toux sèche en soirée et la nuit, plus grasse le matin. Toux d'irritation due à un chatouillement dans la gorge. Aggravée en position allongée, obligeant le patient à s'asseoir. Expectoration parfois difficile de glaires épaisses et jaunes, amères ou salées.

❖ **Douleur d'oreilles**
Infections, otites, avec les oreilles bouchées ou une douleur lancinante. Sifflements, bourdonnements et tintements, dus à un excès de mucus dans les oreilles. Écoulement clair, irritant et abondant, contenant du pus.

❖ **Troubles digestifs**
Maux d'estomac dus à une alimentation riche ou grasse, ou aux fruits. Bouche tapissée d'un enduit blanc et épais ; mauvaise haleine. Nausée avec un goût amer ou acide, une sensation de viscosité dans la bouche. Douleur se déplaçant dans l'abdomen inférieur avec des gargouillements et des borborygmes. Aversion particulière pour les aliments gras, comme le porc et le lait. La fumée de tabac donne la nausée.

❖ **Diarrhée**
Selles molles, contenant un mucus visqueux, verdâtre. Remède indiqué dans les maladies infantiles présentant cette diarrhée : rougeole, varicelle.

❖ **Cystite**
Urine peu abondante, à forte odeur d'ammoniac. Douleur brûlante, pendant et après la miction, à l'entrée de l'urètre. Écoulement neutre, jaune verdâtre.

❖ **État fébrile**
Frissons et absence de soif. La frilosité n'empêche pas de préférer l'air frais. Intolérance à la chaleur ; le malade se découvre.

❖ **Douleurs**
Douleurs dans les membres changeant rapidement de localisation ; aggravées par la chaleur. Grosseurs articulaires mouvantes.

ENFANTS

❖ **Rougeole**
Présentant les caractéristiques psychiques et physiques, cutanées et catarrhales du remède.

❖ **Oreillons**
Avec propagation aux seins et aux testicules.

FEMMES

❖ **Nausées de la grossesse**
Aversion pour toute nourriture (*voir ci-dessus,* Troubles digestifs) ; vomissements de mucus le matin.

❖ **Accouchement**
Moments de suffocation et d'affaiblissement, besoin de garder portes et fenêtres ouvertes pendant le travail. Contractions trop faibles, irrégulières, variables. Présentation anormale (*Pulsatilla* peut permettre au bébé de se retourner s'il se présente par le siège).

❖ **Allaitement**
Stimule la montée de lait en cas d'insuffisance.

HOMMES

❖ **Urétrite non caractérisée**
Inflammation de la prostate, avec symptômes urinaires (*voir* Cystite) et écoulement jaune et épais de l'urètre.

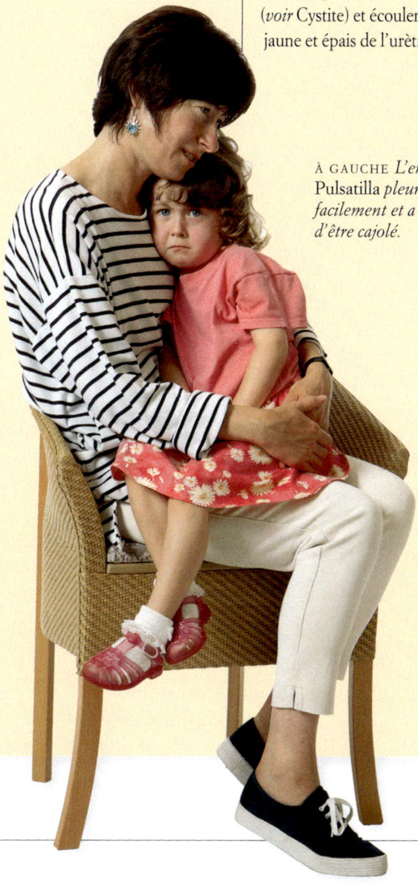

À GAUCHE *L'enfant* Pulsatilla *pleure très facilement et a besoin d'être cajolé.*

Rhus toxicodendron

[RHUS T.]

Connu sous le nom de lierre empoisonné, le sumac vénéneux peut causer chez certaines personnes de violentes réactions cutanées. La teinture homéopathique s'obtient à partir des feuilles fraîches cueillies la nuit, à leur plus haut point de toxicité. Le remède s'emploie dans le traitement des affections cutanées et des douleurs articulaires.

RÉCAPITULATIF

Végétal : RHUS TOXICODENDRON
lierre empoisonné, sumac vénéneux

AGGRAVATION
temps froid et humide

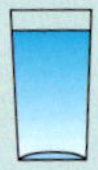
AGGRAVATION
boissons fraîches

AMÉLIORATION
chaleur

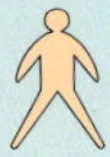
AMÉLIORATION
mouvement constant

- *Extrême agitation, autant physique que psychique*
- *Aggravation la nuit*
- *Courbatures et entorses dues à des lésions articulaires : élongation, charge lourde ; aggravées par le repos et les premiers gestes, améliorées par un mouvement continu*
- *Aggravation par temps froid et humide ; amélioration par la chaleur*

Indications générales

Affections cutanées : éruptions rouges, gonflements sous-cutanés, formations de vésicules, avec de violentes démangeaisons. Douleurs articulaires dues à une lésion ou au surmenage. Extrême agitation ; inconfort permanent, changement constant de position. Aggravation de nuit et déclenchement ou aggravation après exposition à un temps froid et humide. Soif intense.

État psychique

Tristesse, besoin de solitude. L'agitation se retrouve au plan psychique, chez un patient anxieux, impatient, soucieux, qui a la « bougeotte ».

Modalités

Aggravation : humidité, air froid ou courant d'air après avoir transpiré ou s'être échauffé ; début d'exercice ; entorses ; repos ; après minuit ; boissons fraîches, plats froids.

Amélioration : exercice continu, mouvement de la partie affectée ; changement de position ; chaleur (bain chaud, temps chaud et sec, boissons et couvertures chaudes).

Aliments / boissons

Envies : lait, boissons fraîches, toniques, sucreries.
Aversions : excitants alcoolisés ; nourriture, après avoir mangé un peu.
Soif : intense.

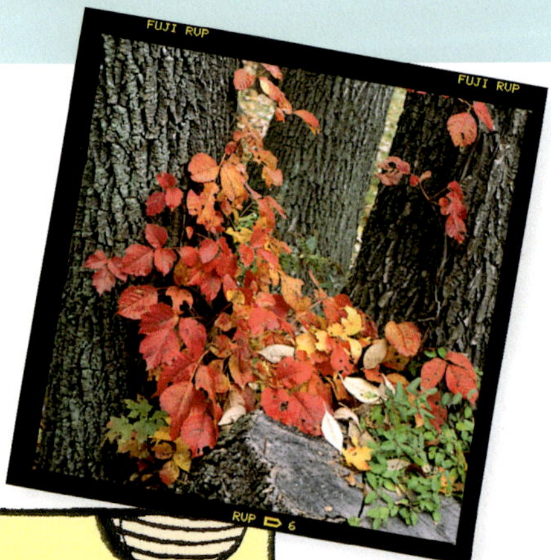

CI-DESSUS *La teinture* Rhus t. *est tirée des feuilles fraîches du sumac vénéneux.*

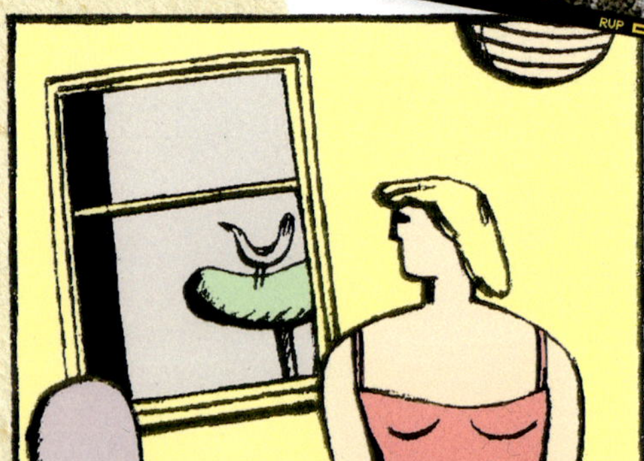

À GAUCHE *Extrêmement agité, le patient* Rhus t. *a du mal à trouver une position confortable. Un mouvement permanent et de fréquents changements de position contribuent à une nette amélioration des symptômes.*

SYMPTÔMES

❖ Troubles émotionnels
Grande agitation, irritabilité. Anxieux au lit ou entre quatre murs, le patient se tourne et se retourne dans son lit. La nervosité oblige le patient à se relever.

❖ Maux de tête
Tête lourde et brûlante, comme si le cerveau flottait dans la boîte crânienne. Tête douloureuse au toucher. Migraines provoquant la stupeur ; besoin de rester allongé. Maux de tête après un bain froid, les cheveux mouillés, ou par temps humide.

❖ Affections de l'œil
Douleur derrière les yeux, aggravée par le mouvement. Œil gonflé, enflammé. Orgelets. Paupières gonflées chez le nourrisson après une exposition au froid et à l'humidité.

❖ Douleur d'oreilles
Otite moyenne, inflammation interne et externe, avec une gorge enflée et douloureuse. Écoulement de pus sanguinolent. Ganglions derrière les oreilles.

❖ Rhumes
Éternuements violents et nez chargé le matin. Gorge enflée, déglutition pénible. Ganglions enflés et durs, bouche sèche et soif insatiable, mais aggravée par les boissons froides et la déglutition. Voix rauque, usée, améliorée à l'usage. Langue chargée, à l'exception d'un triangle rouge à la pointe.

❖ Grippe
Douleurs articulaires et osseuses lancinantes, raideur, lourdeur. Sensation généralisée de meurtrissure et d'épuisement. La douleur des premiers gestes s'atténue avec un mouvement continu.

❖ Éruptions cutanées
Urticaire, démangeaisons cuisantes, aggravées en se grattant. Agitation, démangeaisons qui empêchent de dormir.

❖ Douleurs et lésions articulaires
Articulations gonflées, douloureuses et chaudes. Douleurs déchirantes des ligaments, des tendons, et dans les muscles. Membres raides et paralysés. Sciatique. Affections dues à un surmenage physique/pratique d'un sport, élongation, charges trop lourdes. Rhumatismes, douleurs articulaires : courbatures ou entorses ; aggravées aux premiers gestes, améliorées par un mouvement continu.

ENFANTS

❖ Varicelle, rougeole
Éruptions particulièrement brûlantes, accompagnées de démangeaisons violentes ; améliorées par l'eau chaude (*voir ci-dessus,* Affections de l'œil).

FEMMES

❖ Risque de fausse couche
Dû à une charge trop lourde, une tension musculaire et ligamentaire excessive.

HOMMES

❖ Testicules
Oreillons : propagation aux testicules. Scrotum rouge foncé, enflé, violentes démangeaisons.

❖ Prostate
Douleur de la prostate en forçant l'évacuation des selles.

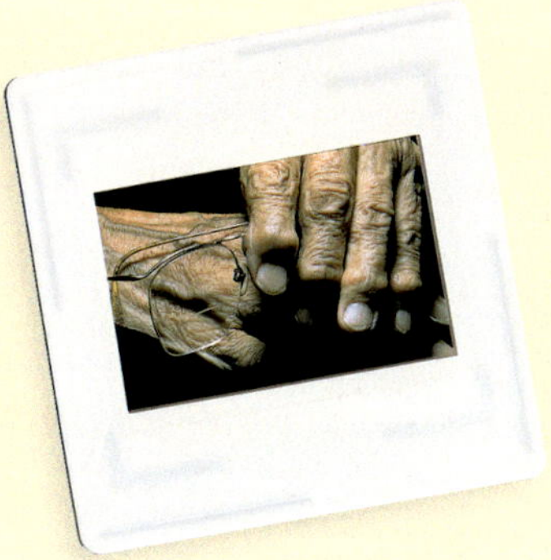

À GAUCHE *L'une des indications majeures de* Rhus t. *: les douleurs articulaires, notamment les rhumatismes.*

COMPARATIF DES REMÈDES

LÉSIONS ARTICULAIRES

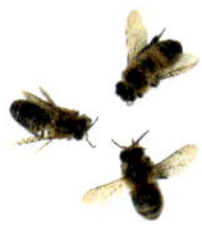

APIS
Peau enflée, luisante et rouge vif ; aggravation par la chaleur.

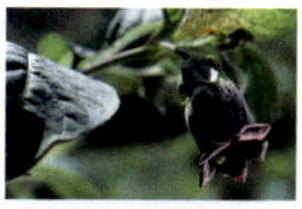

BELL.
Rougeur cutanée accompagnant les inflammations ; affection des vaisseaux sanguins.

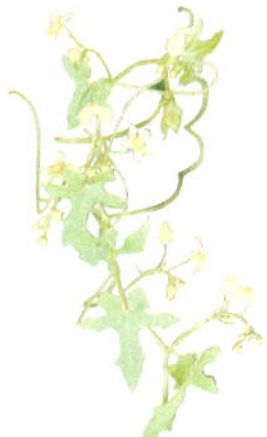

BRY.
Aggravation au moindre mouvement. Anxiété, irritabilité, humeur maussade ; patient obnubilé par les soucis professionnels.

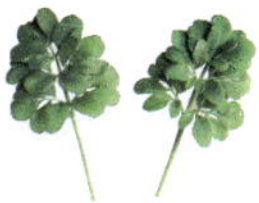

RUTA
Affections du périoste, des ligaments, et des tissus conjonctifs ; aggravées par le mouvement des parties atteintes.

Ruta graveolens

[RUTA]

Herbe médicinale connue de longue date, la rue s'employait au Moyen Âge pour combattre la peste. Elle servait également d'antidote contre les poisons. La plante entière est récoltée avant la floraison, puis macérée dans l'alcool pour donner la teinture. Le remède homéopathique traite les courbatures osseuses et musculaires.

RÉCAPITULATIF

Végétal : RUTA GRAVEOLENS *rue*

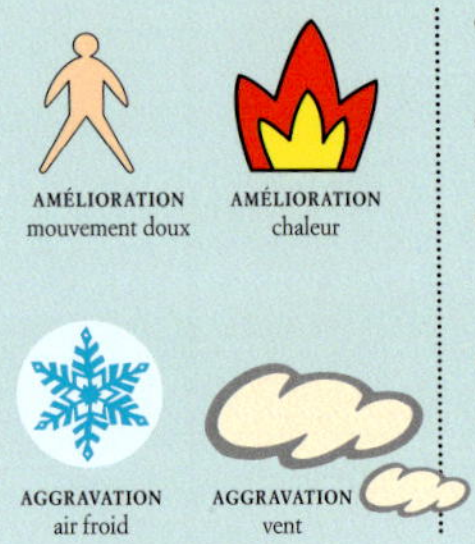

- *Douleurs, sensation de meurtrissure*
- *Lésions des tendons, des ligaments et du périoste*
- *Aggravation par le mouvement des parties affectées*
- *Aggravation par le froid ; amélioration par la chaleur*

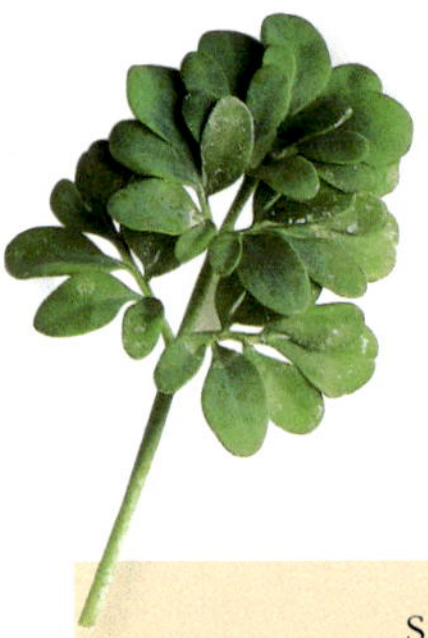

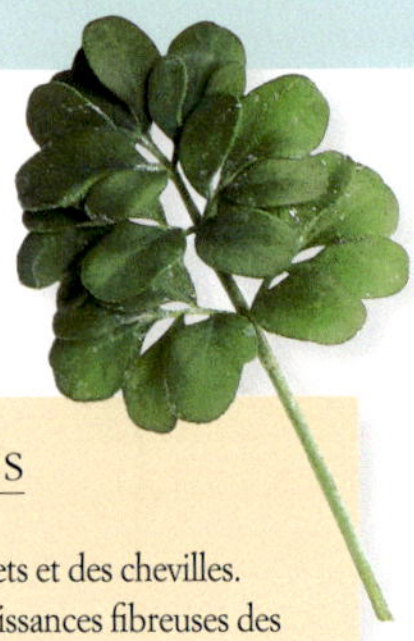

À GAUCHE *La rue, à l'origine du remède* Ruta graveolens.

Indications générales
Ruta graveolens **agit sur les tissus fibreux : ligaments, cartilage, tissus osseux, et en particulier sur les articulations, en cas de traumatisme et de surmenage. Articulations douloureuses, meurtries, sensibles.**

État psychique
Mécontentement de soi, tendance à pleurer, pessimisme.

Modalités
Aggravation : surmenage ; air froid, vent, humidité ; position assise, allongée, inclinée ; crudités. Amélioration : mouvement doux et continu ; chaleur ; journée.

Aliments / boissons
Aucune aversion ni désir marqué.

SYMPTÔMES

❖ Fatigue oculaire
Les yeux sont rouges, brûlants et douloureux ; la vision est brouillée. Remède indiqué après un travail long et soutenu ; amélioration en plein air ; aggravation par la chaleur.

❖ Douleurs et lésions
Sensation douloureuse de meurtrissure, faiblesse dans les tendons, les ligaments, les tissus musculaires. Meurtrissures du périoste. Mal de dos, soulagé en position allongée sur le dos. Nodules du périoste et des tendons consécutifs à une lésion. Les meurtrissures disparaissent progressivement pour laisser place à un durcissement très localisé, avec un épaississement de l'os. Claudication suite à une entorse, spécialement des poignets et des chevilles. Excroissances fibreuses des tendons dues à un travail excessif des mains ou d'autres parties du corps (courbatures à répétition). Sensation de faiblesse des périphéries articulaires ; la douleur est plus manifeste lorsque l'articulation travaille. Après une période de repos, la douleur des premiers gestes s'atténue avec un peu d'exercice. Le remède s'administre après *Arnica* et *Rhus t.* en cas de guérison lente. Inflammations autour des petites articulations : poignets, genoux, chevilles.

FEMMES

❖ Descente du rectum
Après l'accouchement, due à une tension des muscles du périnée.

COMPARATIF DES REMÈDES

LÉSIONS ARTICULAIRES

ARN.
Contusions à leur début, sensibles au toucher. Sensation douloureuse de meurtrissure dans tout le corps.

BRY.
Courbatures, entorses aggravées par le mouvement.

RHUS T.
Douleurs articulaires aggravées aux premiers mouvements après un repos, mais améliorées par l'exercice. Affections des muscles et des tendons.

Sepia

[SEP.]

C'est en observant une nette amélioration des symptômes chez un artiste qui suçait la peinture à base d'encre de seiche imbibant ses pinceaux, qu'Hahnemann eut l'idée d'expérimenter Sepia. *Le remède est préparé à partir du pigment de l'encre de seiche et s'avère efficace dans le traitement des affections féminines.*

RÉCAPITULATIF

Animal: SEPIA OFFICINALIS *seiche*

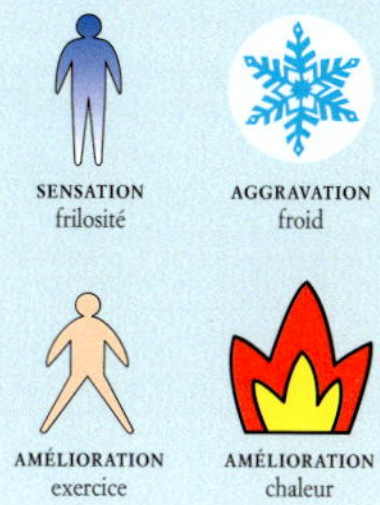

- *Troubles liés à des modifications hormonales*
- *Frilosité*
- *Incommunicabilité*
- *Humeur aggravée par la sollicitude d'autrui*
- *Amélioration par des efforts vigoureux, par la danse*
- *Douleurs persistantes*

Indications générales
Agit sur la circulation veineuse et les organes pelviens de la femme. Latéralité droite prédominante. Sensibilité au froid et à la chaleur intenses. Agit également sur la digestion. Troubles liés aux modifications hormonales.

État psychique
Comportement plein de sollicitude à l'égard des autres, puis épuisement, lassitude et indifférence. Besoin de solitude, de calme ; tendance colérique.

Modalités
Aggravation : froid, grossesse, ménopause, excès sexuels, avortement. Amélioration : exercice énergique, chaleur ; occupation en général.

Aliments / boissons
Envies : alcools, boissons fraîches, chocolat, cornichons, sucreries, mets acides.

SYMPTÔMES

❖ **Maux de tête**
Douleurs fulgurantes, lancinantes, oppressantes, par élancements intermittents.

❖ **Toux**
Toux irritante, hachée, grasse, qui trouble le sommeil. Expectorations abondantes, claires, salées.

❖ **Troubles digestifs**
Nausée matinale ; causée par l'odeur, la vue ou l'idée de la nourriture. Nausée après avoir mangé, ou soulagée par un repas ; vomissements de bile et d'aliments le matin. Sensation de vide dans l'estomac, soulagée temporairement par la nourriture. Faim dévorante ou faible appétit ; fringales.

❖ **Constipation**
Évacuation forcée de selles dures, précédée de douleurs.

FEMMES

❖ **Hémorroïdes**
En cours de grossesse.

❖ **Nausées, vomissements, constipation**
En cours de grossesse (*voir ci-dessus* Troubles digestifs).

❖ **Contractions**
Tiraillements dans la partie inférieure de l'utérus, comme si tout allait descendre. Rétention de placenta.

❖ **Traumatisme postnatal**
Périnée ; relâchement des organes pelviens. Prolapsus.

❖ **Troubles urinaires**
Causés par le relâchement des muscles du périnée. Fuites provoquées par la toux ou le rire. Envie constante d'uriner ; urine laiteuse, brûlante, sanguinolente.

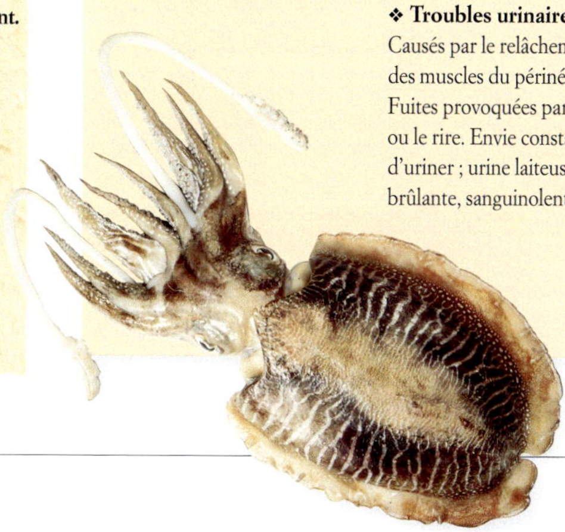

COMPARATIF DES REMÈDES

GÉNÉRAL

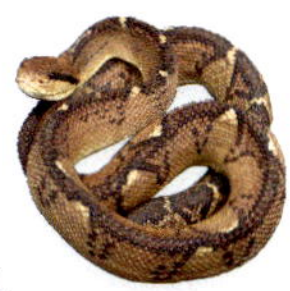

LACH.
Tempérament chaud, aggravé par la chaleur ; expressivité ; les plaies saignent abondamment.

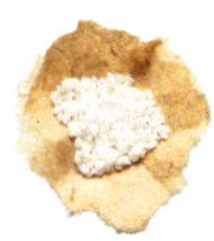

NAT-M.
Soif intense, augmentée par la chaleur du soleil et le surmenage ; désir de sel.

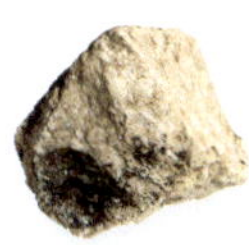

PHOS.
Besoin de compagnie, anxiété ; désir de boissons fraîches ; fatigue aggravée par l'exercice.

À GAUCHE *La seiche, à l'origine du remède, vit surtout en Méditerranée.*

Silicea

[SIL.]

Silicea *est préparé à partir du dioxyde de silicone, extrait du quartz, du cristal de roche et du grès. Le remède s'obtient par trituration avec du lactose. Il contribue à l'expulsion de corps étrangers, comme les échardes et les épines.*

RÉCAPITULATIF

Minéral : DIOXYDE DE SILICIUM
silice pure extraite du cristal de roche, du quartz

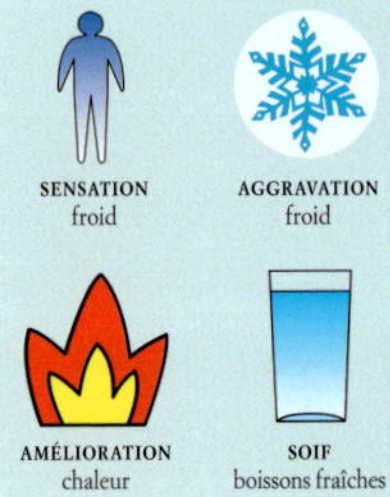

- *Frilosité, aggravée par le froid, améliorée par la chaleur*
- *Tempérament sensible, doux et soumis, mais capable d'obstination et de résistance*
- *Tendance à la transpiration et à la suppuration*
- *Favorise l'expulsion de corps étrangers*
- *Effets secondaires de la vaccination*

Indications générales

Affections glandulaires, abcès. Contribue à l'expulsion d'échardes, d'épines, et autres corps étrangers. Furoncles à évolution lente. Effets secondaires de vaccination. Tempérament délicat, soumis, timide, mais résistant intérieurement. Extrêmement frileux et difficile à réchauffer, même avec de l'exercice. Tendance à la transpiration, particulièrement des pieds et de la tête (fréquente odeur de pieds). Manque d'énergie.

État psychique

Tempérament sensible, impressionnable, anxieux, craintif, manque d'assurance. Nature soumise, avec cependant une forte résistance intérieure (capable d'obstination, d'idées fixes). Grand souci de l'apparence. État de surmenage mental.

Modalités

Aggravation : froid (air, courants d'air, humidité, couverture insuffisante, bains) ; suite de vaccination ; lait.
Amélioration : chaleur (en particulier autour de la tête), pièce chauffée ; miction abondante.

Aliments / boissons

Envies : plats froids, lait. Soif.
Aversions : viande, lait maternel.

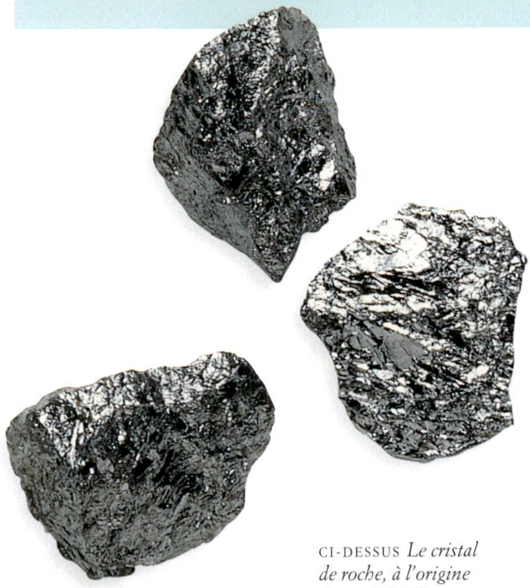

CI-DESSUS *Le cristal de roche, à l'origine du remède* Silicea*, se trouve à l'état naturel dans la croûte terrestre.*

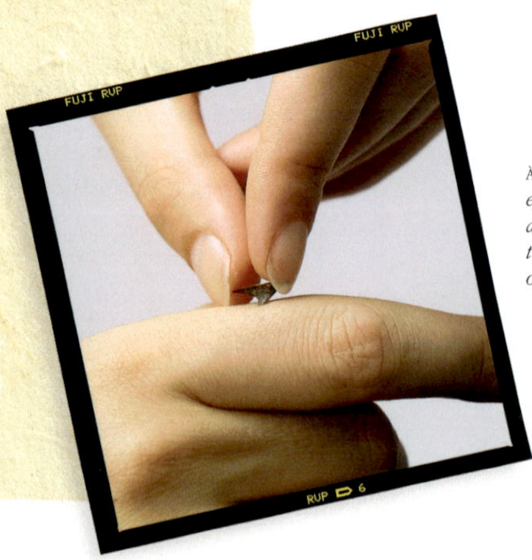

À GAUCHE Silicea *contribue efficacement à l'expulsion de corps étrangers douloureux tels que les échardes ou les épines.*

SYMPTÔMES

❖ **Maux de tête**
Causés par le jeûne, des repas décalés. Soumis à certaines modalités : aggravés par l'effort intellectuel, le bruit, les sons dissonants et les mouvements, la lumière, la position penchée en avant, le froid, les courants d'air. Améliorés par la chaleur en général, en particulier quand la tête est bien enveloppée. Abondante transpiration de la tête. Les migraines altèrent la vision.

❖ **Abcès dentaires**
Abcès purulents aux racines, aggravés par l'eau froide. Mauvaise odeur.

❖ **Douleur d'oreilles**
Bourdonnements dans les oreilles. Perforation du tympan ; écoulement épais, sanguinolent, malodorant. Sensation d'oreille bouchée et démangeaisons à l'intérieur de l'oreille, améliorées en bâillant ou en avalant.

❖ **Constipation**
Envie permanente mais inopérante d'aller à la selle. Selles dures, sèches, claires, mais difficiles à évacuer. Les selles sont évacuées partiellement, puis remontent dans le rectum lorsque le patient, fatigué, cesse ses efforts.

❖ **Diarrhée**
Causée par une mauvaise hygiène alimentaire, une poussée dentaire, un temps chaud, où lorsque les selles sont restées longtemps dans le rectum. Diarrhée nauséabonde, indolore, contenant des aliments non digérés.

❖ **Plaies cutanées**
Infection et suppuration de la moindre plaie. Les blessures cutanées sont longues à guérir, avec une tendance à la suppuration : abcès, furoncles, ulcération, pustules. Démangeaisons, aggravées la nuit, soulagées par des applications chaudes. *Silicea* contribue à l'extraction de corps étrangers tels que les échardes, les épines.

FEMMES

❖ **Mammites**
Grosseurs mammaires ; douleurs aiguës et soudaines pendant l'allaitement.

❖ **Mamelons crevassés**
Tendance à l'ulcération. Élancements brûlants dans le mamelon gauche.

CI-DESSOUS Silicea *agit efficacement en cas d'otite présentant les symptômes physiques et psychiques caractéristiques du remède.*

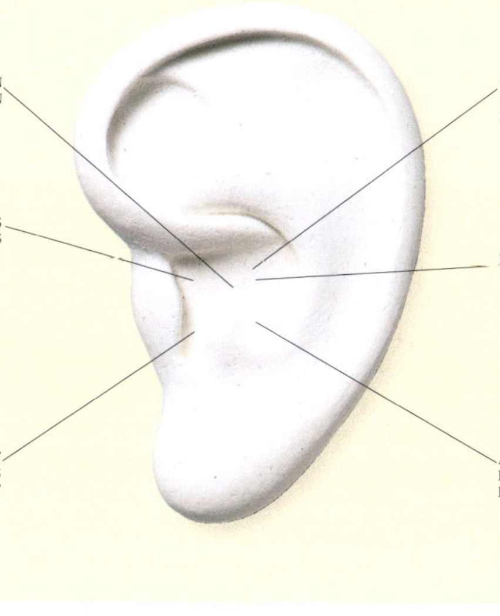

COMPARATIF DES REMÈDES

GÉNÉRAL

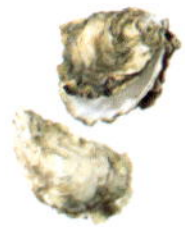

CALC.
Frilosité, transpiration de la tête la nuit. Diarrhée nauséabonde accompagnant les poussées dentaires chez l'enfant et le nourrisson.

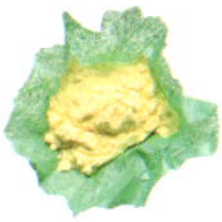

HEP.
Hypersensibilité à la douleur, au froid, au moindre courant d'air. Formation d'abcès dentaires, cutanés et glandulaires profonds et très douloureux. Lorsque l'abcès n'a pas encore percé. Intolérance au moindre contact.

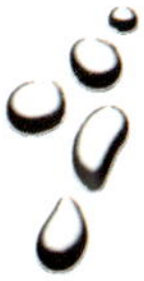

MERC.
Sécrétions abondantes : salive, transpiration, etc. Écoulements copieux, verdâtres, irritants. Mauvaises odeurs, davantage que pour *Hep.* ou *Sil.* Sensibilité aux changements de température – aggravation par le froid ou par la chaleur.

PULS.
Écoulements doux et non irritants, jaune verdâtre accompagnant la plupart des affections. Tempérament chaud, besoin d'air frais, de pièce aérée, généralement absence de soif. Humeur douce et émotive, recherchant l'attention et la sollicitude.

Spongia tosta

[SPONG.]

Expérimenté par Hahnemann en personne, le remède Spongia *est préparé à partir de l'éponge de mer torréfiée puis macérée dans l'alcool. La solution est pressée et filtrée pour donner la teinture homéopathique.* Spongia *est un excellent remède contre le croup.*

RÉCAPITULATIF

Animal : CERATOSPONGIA *éponge de mer*

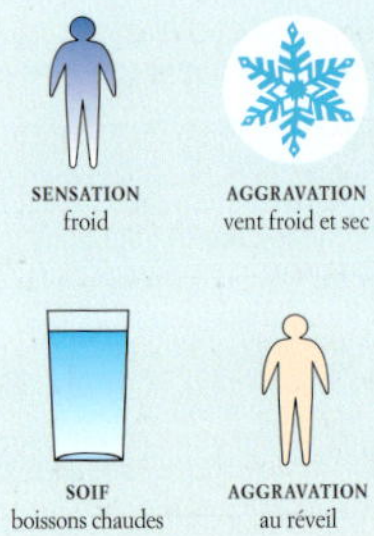

- *Toux sèche, caverneuse, aboyante, sifflante ; croup*
- *Amélioration par les boissons et les plats chauds*
- *Absence de mucus*
- *Aggravation pendant le sommeil, provoquant une angoisse intense au réveil*

Indications générales
Le remède agit principalement sur le larynx et la trachée. Dessèchement des muqueuses. Toux, croup et maux de gorge. Le malade se réveille en suffoquant, dans un état d'anxiété. Difficultés respiratoires. Extrême sécheresse des voies respiratoires. Sensation de « respirer à travers une éponge sèche ». Les symptômes s'aggravent pendant le sommeil.

État psychique
Angoisses nocturnes qui réveillent le sujet endormi.

Modalités
Aggravation : tabac, graisses ; froid, vent sec ; position couchée sans oreiller. Amélioration : en avalant des boissons chaudes.

Aliments / boissons
Aucune aversion ni désir marqué. Soif intense, faim dévorante.

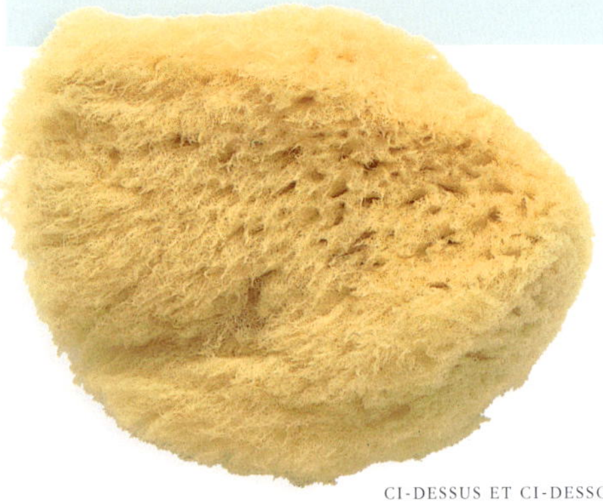

CI-DESSUS ET CI-DESSOUS Spongia tosta *est issu de l'éponge de mer, notamment de la mer Méditerranée.*

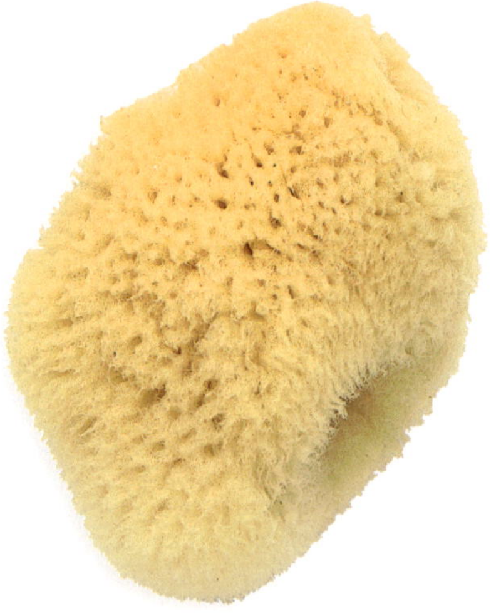

CI-DESSOUS *Le tabac aggrave les symptômes chez le patient* Spongia.

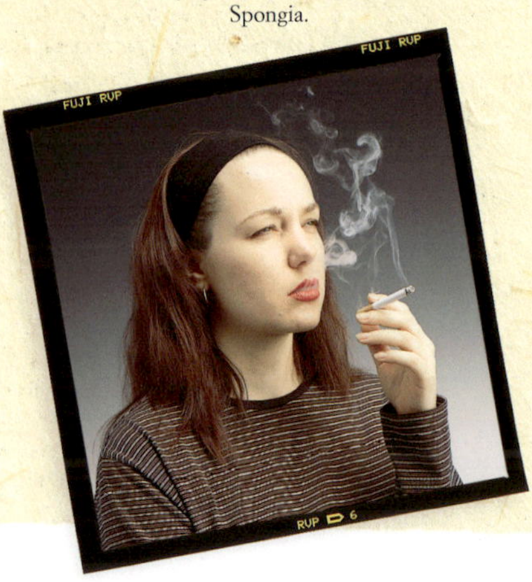

SYMPTÔMES

❖ **Toux**
Toux sèche, constante, aboyante, caverneuse, sifflante, qui trouble le sommeil, provoquant au réveil une sensation de brûlure dans la poitrine et la gorge. Meurtrissure et brûlures dans la poitrine. Améliorée par les boissons chaudes. Aggravée par la chaleur de la pièce et par la parole.

❖ **Croup**
Toux sèche, pénible, irritante ; comme un chatouillement au fond de la poitrine, ou comme une obstruction du larynx. Absence de mucus, de crépitation ou d'expectoration. Seuls quelques crachats remontent dans la gorge, après une toux prolongée et de grosses difficultés respiratoires. Toux accompagnée d'une grande anxiété ; sensation de suffocation la nuit en se réveillant. Aggravée par l'inspiration, et avant minuit. À prescrire lorsque *Aconitum* reste sans effet.

❖ **Laryngite**
Inflammation du larynx. Dessèchement, brûlure, constriction, douleur ; aggravée par le contact, l'usage de la voix ou la déglutition. Enrouement. Aggravation par la rotation de la tête, ou par les sucreries ou les boissons, lesquelles chatouillent la gorge.

CI-DESSOUS *Les principaux symptômes de* Spongia tosta *: difficultés respiratoires, toux sèche et pénible.*

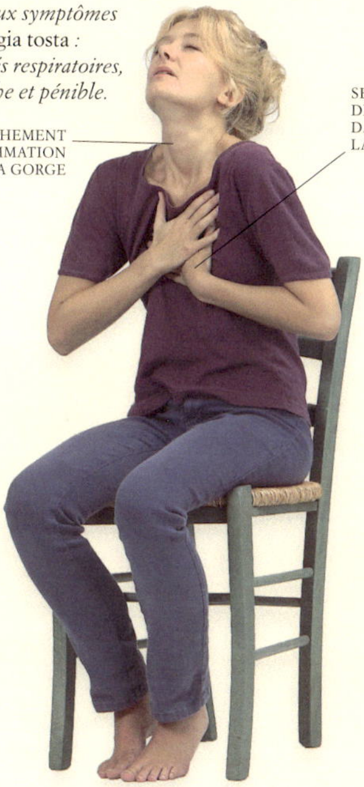

COMPARATIF DES REMÈDES

TOUX / CROUP

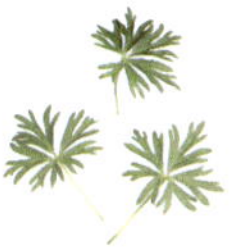

ACON.
Apparition brutale des symptômes, après exposition à un vent froid et sec. Soif de boissons fraîches. (*Spong.* remplace avantageusement *Acon.* lorsque celui-ci reste sans effet.)

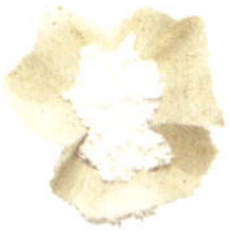

ANT-T.
Poitrine plus crépitante, mais sans énergie pour expectorer.

BRY.
Toux d'irritation de la gorge, sèche et pénible, qui oblige le malade à se redresser. Aggravation après ingestion de nourriture ou de boisson, vomissement, ou par le mouvement. Picotements dans la poitrine.

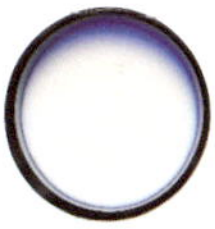

CAUST.
Toux sèche et pénible, caverneuse, poitrine douloureuse. Difficulté à expectorer ; les glaires doivent être avalées. Amélioration en buvant de l'eau froide. Douleurs fréquentes dans les hanches.

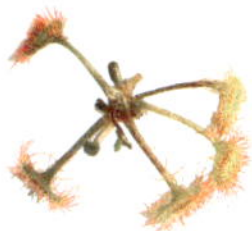

DROS.
Toux sèche et irritante, par quintes aboyantes ou suffocantes, prolongées et incessantes. Difficultés respiratoires. Aggravation la nuit. Chatouillement violent dans la gorge, comme sous l'effet d'une plume. Voix rauque, enrouée.

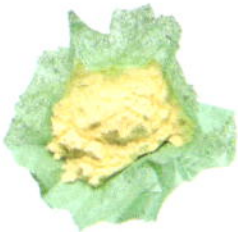

HEP.
Croup à un stade avancé, lorsque le malade est frileux et hypersensible à toute influence extérieure : bruit, lumière, contact. Amélioration par la chaleur.

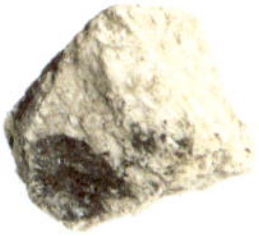

PHOS.
Toux sèche et dure, suffocante, parfois violente, épuisante, pouvant entraîner des tremblements. Sensation de poids sur la poitrine. Expectoration abondante de glaires, parfois salées, jaunes ou sanguinolentes. Envies de boissons glacées.

Staphysagria

[STAPH.]

Cette plante s'employait dans l'Antiquité comme émétique et purgatif. Les graines séchées et broyées sont macérées dans l'alcool ; le mélange est ensuite filtré pour donner la teinture.

RÉCAPITULATIF

Végétal : DELPHINIUM STAPHYSAGRIA
staphisaigre, herbe-aux-poux.

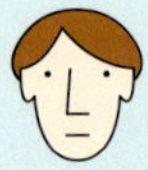
AGGRAVATION
contrariétés

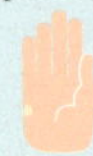

AGGRAVATION
contact

AGGRAVATION
froid

AMÉLIORATION
chaleur

- *Affections dues à des sentiments refoulés : colère, indignation, humiliation*
- *Hypersensibilité au toucher*
- *Cystite après les rapports sexuels, ou l'introduction d'un cathéter*
- *Après une incision chirurgicale, une césarienne, une blessure ou une coupure nette par instrument tranchant.*

Indications générales

Émotions exprimées par des vagues de colère ou d'indignation. Hypersensibilité à toute influence déplaisante – extrêmement susceptible, le sujet s'offense d'un rien, prend très mal la moindre remarque et ne supporte pas qu'on le contrarie. Troubles fonctionnels : migraines, douleurs localisées, colique causée par la contrariété. Remède bien indiqué pour ce type de troubles physiques et émotionnels. Agit sur l'appareil génito-urinaire. Douleurs occasionnées par des blessures par instrument coupant, ou par une tension du sphincter, par exemple lors de l'accouchement. Douleurs aggravées par le contact ou la pression.

État psychique

Symptômes liés ou provoqués par un sentiment d'indignation : « Pourquoi moi ? Qu'est-ce que j'ai fait ? » Sentiments d'offense ou de colère non exprimés. Déception amoureuse, ou sentiment d'humiliation, blessure ou offense, réelle ou imaginaire. Malgré un effort de rationalisation, le sujet est profondément atteint. ***Staphysagria*** **est également approprié lorsque la personne a le sentiment d'avoir été injustement punie, brutalisée ou trompée, sans pouvoir réagir ; les sentiments d'injustice et d'impuissance prédominent.**

Modalités

Aggravation : émotions (peine, vexation, indignation), querelles ; toucher ; froid, boissons fraîches.
Amélioration : chaleur ; repos ; petit déjeuner copieux.

Aliments / boissons

Envies : soupe, sucreries, boissons alcoolisées, viandes.
Aversions : lait, fromage, aliments solides.

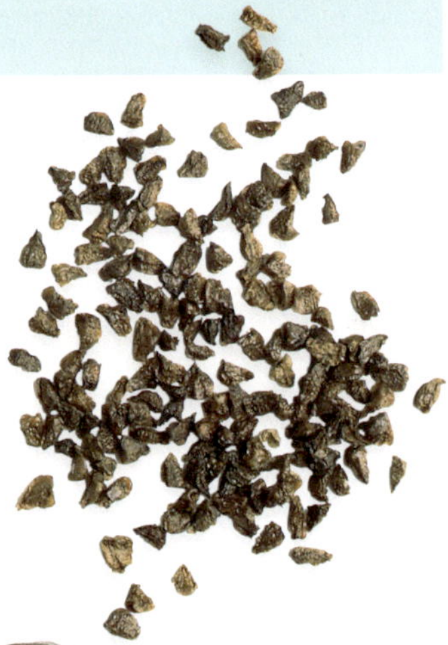

À DROITE *Les graines du* Delphinium staphysagria, *à l'origine du remède.*

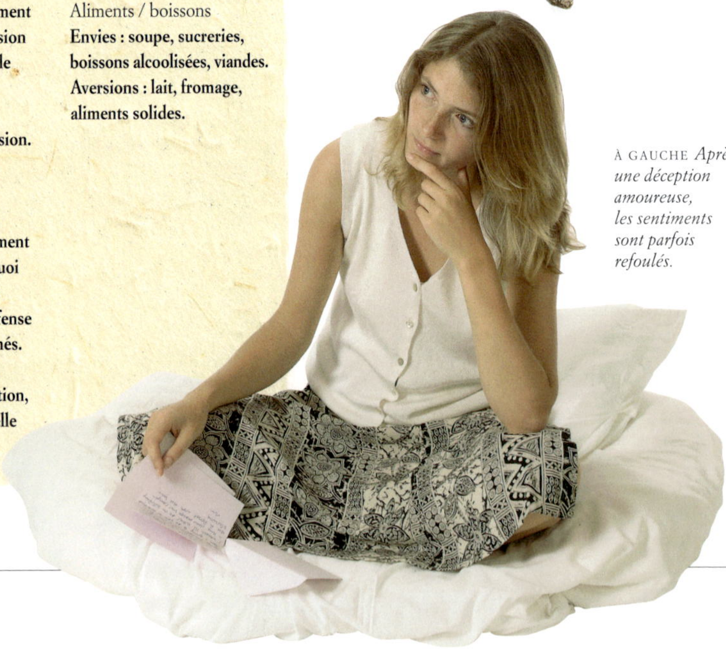

À GAUCHE *Après une déception amoureuse, les sentiments sont parfois refoulés.*

SYMPTÔMES

❖ Troubles digestifs
Colique et diarrhée, ou tout problème gastrique lié aux troubles psychiques décrits ci-dessus. Mal de mer accompagné de vertiges. À prendre en cas de mal des transports associé au sentiment d'indignation décrit plus haut.

❖ Cystite
Douleur entre les mictions, contrairement aux cystites répondant à d'autres remèdes. Sensation d'oppression de la vessie, comme si elle ne se vidait pas. Brûlures pendant la miction. Mictions abondantes et involontaires provoquées en particulier par la toux.

FEMMES

❖ Cystite
Due à une hypersensibilité de la vessie, après les rapports sexuels.

❖ Accouchement
Troubles urinaires, douleurs pelviennes, douleurs et/ou infection postopératoire des organes génitaux : épisiotomie, césarienne, interruption de grossesse, etc. Associés aux symptômes psychiques du remède : sentiments de colère ou d'humiliation qui peuvent être dus à des complications inattendues lors d'un accouchement. Malgré une acceptation apparente, il arrive que la parturiente se sente profondément blessée dans son intégrité et refoule ses émotions.

HOMMES

❖ Troubles de la prostate
Mictions fréquentes ; brûlures de l'urètre entre les mictions. Les douleurs s'étendent de l'anus à l'urètre.

❖ Orchite
Complication des oreillons.

CI-DESSOUS Staphysagria *est un excellent remède en cas de troubles urinaires, chez l'homme et la femme.*

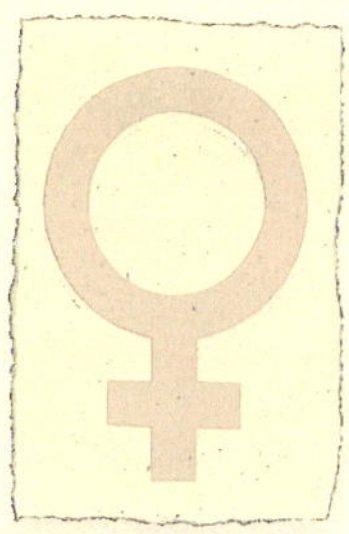

INDICATIONS SPÉCIFIQUES

Soins postopératoires : douleurs consécutives à une incision, une blessure par instrument tranchant ; épisiotomie, césarienne, laparoscopie, etc.

INDICATIONS SPÉCIFIQUES

Comme l'indique son nom courant, cette plante est connue pour ses propriétés antipoux. La teinture *Staph.* s'applique sur les lentes du cuir chevelu et du pubis (phtiriasis, ou « morpions »). Tremper les cheveux ou les poils dans un bain de 15 ml de teinture. Ne pas rincer : laisser le produit agir au moins deux heures, de préférence toute la nuit. Répéter l'opération au bout de deux semaines pour éviter toute récidive.

COMPARATIF DES REMÈDES

GÉNÉRAL

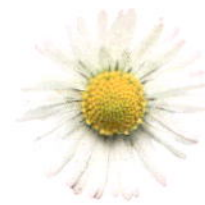

BELL-P.
Traumatisme interne ou des organes du petit bassin, suite à une lésion ou une intervention chirurgicale. Blessures très douloureuses, ne tolérant aucun contact. Généralement aggravées par le froid.

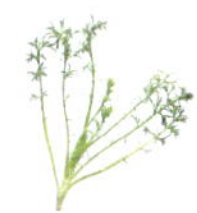

CHAM.
Colère exprimée ouvertement. Le patient rejette tout ce qu'il a réclamé, et manifeste par des cris une douleur intense et intolérable.

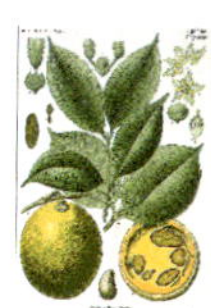

IGN.
Aggravation suite à un chagrin, soupirs fréquents ; le réconfort d'autrui ne fait qu'augmenter le chagrin. Humeur changeante.

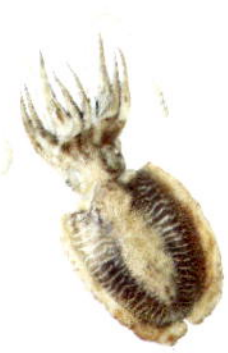

SEP.
Indifférence, détachement. Troubles dus à un déséquilibre hormonal.

Sulfur

[SUL.]

De toute la Matière médicale, Sulfur *est le remède associé au plus grand nombre de symptômes : connu de longue date en médecine, il a largement fait ses preuves. La teinture homéopathique s'obtient par trituration de fleur de soufre avec du lactose, ou par dissolution dans l'alcool.*

RÉCAPITULATIF

Minéral : SULFUR *fleur de soufre*

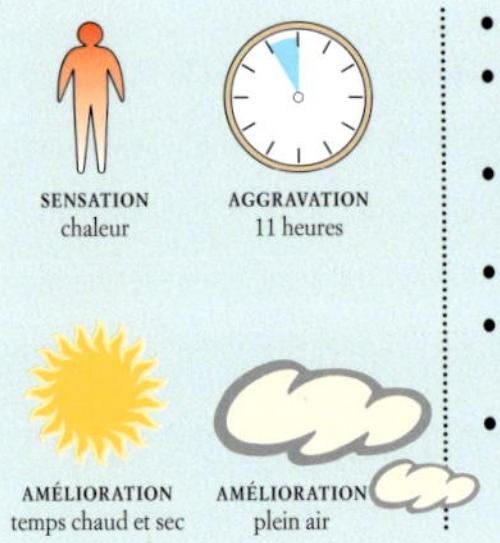

- *Affections à guérison lente*
- *Chaleur ; besoin d'air, de pièce aérée*
- *Sensations et douleurs brûlantes*
- *Rougeurs localisées*
- *Envies de sucreries et de mets épicés*
- *Sécrétions malodorantes*

Indications générales

Sensation de brûlure et/ou de démangeaisons, aggravée par la chaleur du lit. Rougeur des lèvres, du visage, des paupières, des orifices, de la peau. Nature chaude aspirant au plein air, mal à l'aise dans une pièce chaude ou confinée, et qui a vite trop chaud dans un lit. La faim peut affaiblir considérablement le malade. Envies fortes de sucreries, et de mets épicés. Sécrétions malodorantes : transpiration, selles, urine, transpiration des pieds. Apparence souvent négligée ou brouillonne. Le sujet déteste le bain, qui aggrave souvent les symptômes. Ceux-ci apparaissent ou s'aggravent de nuit, ou tard dans la matinée, vers 11 heures.

État psychique

Le tableau du remède est si large qu'il pourrait convenir à n'importe qui. Cependant, le trait prédominant de *Sulfur* reste l'imagination, qui peut se traduire par une inclination pour les spéculations religieuses ou philosophiques ; un *Sulfur* plus pragmatique sera capable de créativité et d'idéalisme. Une telle nature se préoccupe assez peu de son hygiène ou des besoins de son corps ; parfois réfractaire au bain ou à la toilette, *Sulfur* se soucie peu de son apparence. Prêt à tous les projets, il les mène rarement à leur terme.

Modalités

Aggravation : bain ; échauffement, pièce chauffée ou fermée ; en fin de matinée, vers 11 heures, et la nuit. Amélioration : plein air ; mouvement ; temps chaud et sec.

Aliments / boissons

Envies : graisses et sucreries, mets très relevés, alcools, viandes. Aversions : œufs, viande, olives, fromages forts.

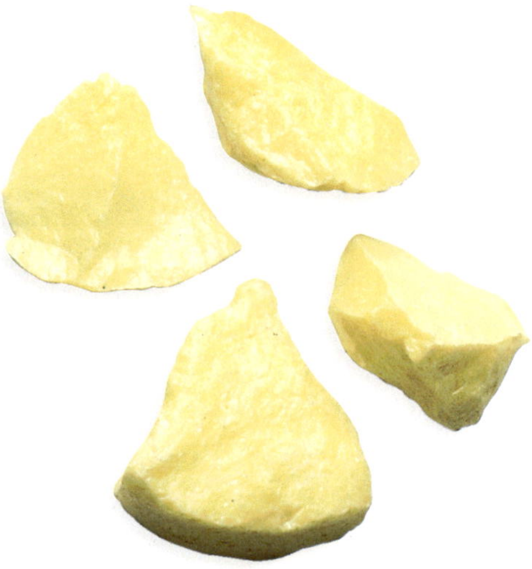

CI-DESSUS *On extrait de la fleur de soufre une poudre jaune.*

AVERTISSEMENT

Presque tous les remèdes présentent des points communs avec *Sulfur*. Passez soigneusement en revue tous les symptômes avant de faire votre choix.

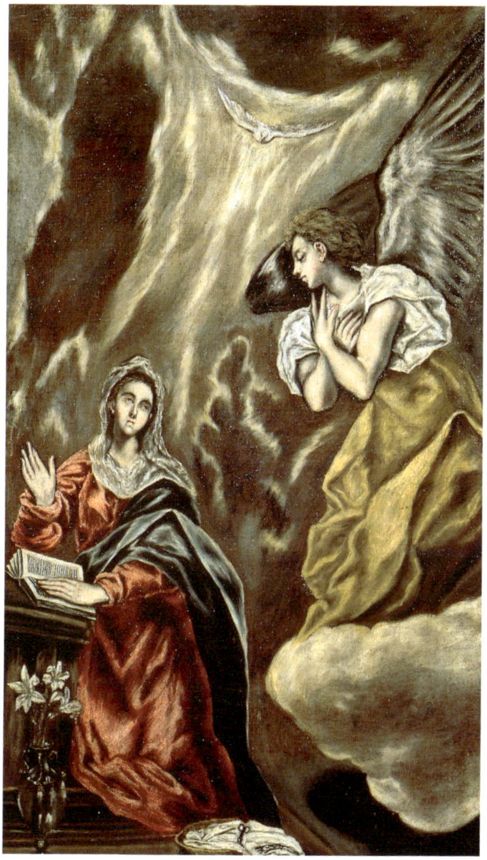

CI-DESSUS *Le type* Sulfur *se caractérise souvent par son inclination pour les spéculations intellectuelles et religieuses.*

SYMPTÔMES

❖ Maux de tête
Impression de porter une « casquette ». Sensations de brûlures au sommet du crâne, sous la plante des pieds, un peu partout. Migraines accompagnées de nausée. Aggravée par l'ingestion de nourriture, la position inclinée en avant, et tard le matin. Améliorée par la fraîcheur ou des compresses froides. Migraine consécutive à une indigestion, un excès de table.

❖ Affections de l'œil
Inflammation caractérisée par des brûlures, des rougeurs, la chaleur. Sensation d'avoir du sable dans les yeux. Rougeur et démangeaisons des paupières en journée ; les yeux sont collés le matin. Bain d'œil insupportable.

❖ Rhumes
Suite à un bain, un surmenage, un échauffement ou un refroidissement. Éternuements fréquents. Écoulement nasal fluide et abondant, âcre et brûlant. Après *Aconitum.*

❖ Grippe
Grande sensibilité à l'air extérieur, aux courants d'air. Sensations et douleurs brûlantes : au sommet du crâne, dans la poitrine, aux pieds. Après *Aconitum.*

❖ Toux
Trouble le sommeil. Toux sèche la nuit, grasse en journée. Poitrine encombrée, congestionnée. Besoin d'air frais.

❖ Colique, indigestion
Abdomen distendu, flatulences, gargouillements dans les intestins. Diarrhée extrêmement pressante tôt le matin. Brûlures d'estomac. Faim dévorante vers les 11 heures.

ENFANTS

❖ Diarrhée
Accompagne les poussées dentaires. Rougeur autour de l'anus, des lèvres et des paupières. Selles acides, irritantes, érythème fessier. Peau et cheveux rêches. L'enfant a trop chaud la nuit et se découvre.

❖ Maladies infantiles
Démangeaisons en fin de varicelle, rougeoles, oreillons, et autres symptômes aggravés par la chaleur et/ou le bain.

COMPARATIF DES REMÈDES

GÉNÉRAL

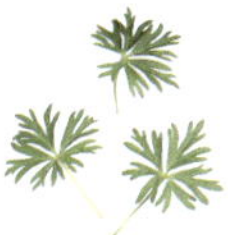

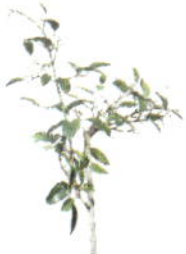

ACON.
Inflammations au premier stade de la maladie.

NUX V.
Symptômes gastriques et digestifs comparables, avec une plus grande sensibilité au froid.

AFFECTION AIGUË

On peut faire appel à *Sulfur* en fin d'affection aiguë, en relais des remèdes appropriés au début de la maladie. Référez-vous dans chaque cas aux caractéristiques générales.

Symphytum

[SYMPH.]

Symphytum *est préparé à partir de la consoude officinale – une plante connue depuis longtemps des herboristes pour ses vertus curatives – principalement employée pour soigner les fractures osseuses. Le remède homéopathique se prépare avec la racine fraîche hachée et macérée dans l'alcool ; la solution obtenue par filtrage donne la teinture.*

RÉCAPITULATIF

Végétal : SYMPHYTUM GENUS *consoude*

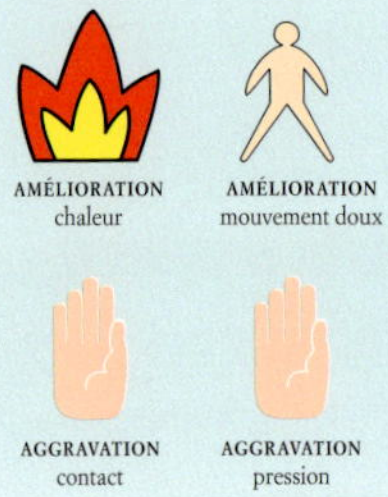

- *Lésions des os, du cartilage et du périoste*
- *Coups portés par des instruments contondants*
- *Amélioration par la chaleur et les mouvements doux*
- *Aggravation par le mouvement, la pression ou le contact*

Indications générales
***Symphytum* est employé depuis longtemps pour consolider les fractures, en particulier les fractures osseuses, les lésions des cartilages et du périoste. C'est également le grand remède du globe oculaire, après un traumatisme ou une lésion.**

État psychique
Aucun symptôme notable.

Modalités
Aggravation : contact, mouvement, pression. Amélioration : chaleur ; mouvement doux.

Aliments / boissons
Aucune aversion ni désir marqué.

SYMPTÔMES

❖ **Blessures oculaires**
Indication spécifique dans les cas de lésions et traumatismes du globe oculaire et des os périphériques. Après *Arnica*, qui réduit le gonflement initial.

❖ **Fractures**
Fractures osseuses ; lésion du cartilage et du périoste, en particulier sur les os très exposés, comme les tibias. Fractures, lésions osseuses longues à guérir.

CI-DESSOUS *La consoude, à l'origine du remède* Symphytum.

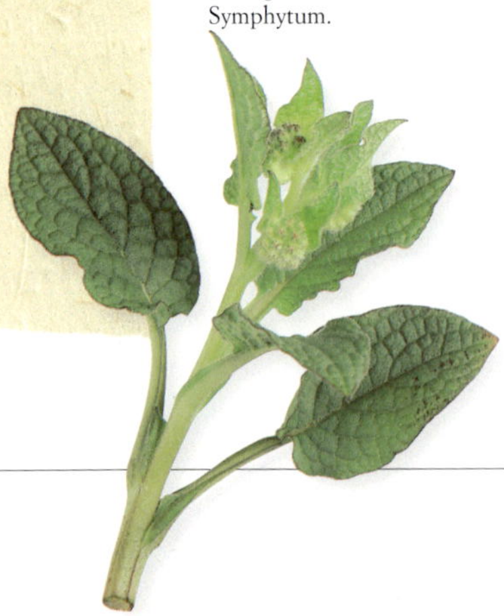

COMPARATIF DES REMÈDES

GÉNÉRAL

ARN.
Sensation douloureuse de meurtrissure. Début d'entorses et de courbatures. D'autres remèdes peuvent prendre le relais après amélioration du traumatisme initial. *Arn.* accélère l'élimination des contusions, soigne les tissus endommagés et contribue à réduire les inflammations.

RHUS T.
Courbatures, entorses, problèmes musculaires, premiers mouvements difficiles et douloureux qui s'améliorent avec un peu d'exercice.

AVERTISSEMENT

Sachez évaluer la gravité d'une lésion et n'oubliez pas d'accompagner l'administration de remèdes homéopathiques de mesures élémentaires : repos, surélévation, poches de glace, immobilisation. Vous accélérerez ainsi la guérison. N'hésitez pas à faire appel à un médecin.

RUTA
Lésions des tissus fibreux : cartilage, ligaments, articulations. Coups dans l'œil. Davantage indiqué pour les tissus plus proches de l'os.

HYP.
Lésions des terminaisons nerveuses : chute sur coccyx ou la colonne vertébrale, coup à la colonne vertébrale ou à la tête, extrémités des doigts ou des orteils écrasées. Blessures par perforation et douleurs lancinantes.

LED.
Blessures par perforation (clou par exemple). Les régions touchées sont enflées, marbrées, froides au toucher, et des applications froides atténuent la douleur.

AVERTISSEMENT

Le remède homéopathique contribuant à accélérer la consolidation des os, il est impératif de réduire la fracture avant toute prise.

Urtica urens

[URT-U.]

Remède extrait de l'ortie brûlante ou petite ortie. La plante fraîche fleurie est hachée puis macérée dans l'alcool ; la solution est ensuite filtrée pour donner la teinture. Urtica urens *s'emploie pour traiter les brûlures, les piqûres d'insectes et l'urticaire.*

RÉCAPITULATIF

Végétal : URTICA URENS *ortie brûlante ou petite ortie*

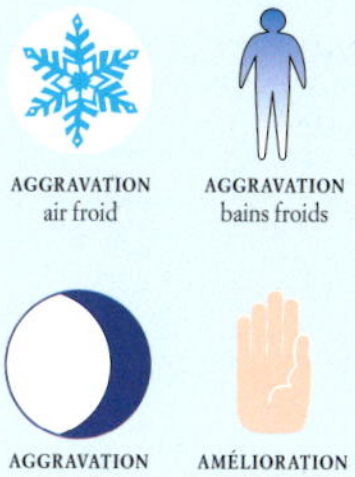

- *Brûlures cuisantes et violentes démangeaisons*
- *Problèmes cutanés/poussées d'urticaire dus à une réaction allergique*
- *Aggravation par le bain, l'effort, la chaleur*
- *Remède stimulant la lactation*

Indications générales
Réactions allergiques cutanées : brûlures, démangeaisons, peau enflée. Brûlures au premier degré, avec de violentes démangeaisons. Lactation insuffisante, prurit vulvaire.

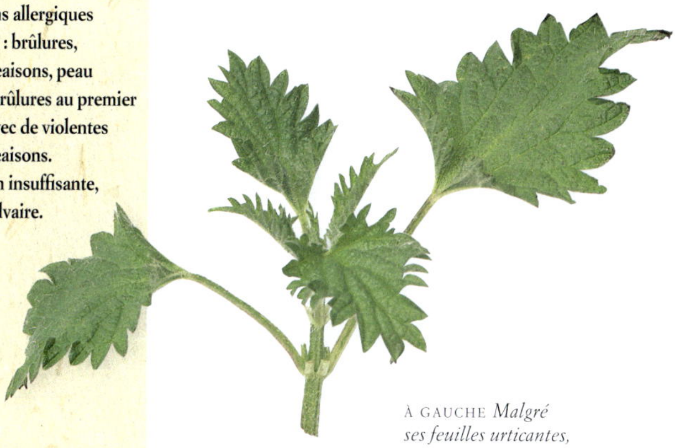

À GAUCHE *Malgré ses feuilles urticantes, l'ortie fournit un remède efficace.*

État psychique
Aucun symptôme notable.

Modalités
Aggravation : air frais, bains froids ; piqûres d'insectes ; ingestion de fruits de mer. Amélioration : massage.

Aliments / boissons
Aucune aversion ni désir marqué, bien que les fruits de mer provoquent des poussées d'urticaire.

SYMPTÔMES

❖ **Affections cutanées**
Urticaire causée par les piqûres d'insectes ou l'ingestion de coquillages. Éruptions en plaques. La zone affectée s'étend autour de la piqûre. Aggravation par le bain, les efforts violents, la chaleur. Brûlures au premier degré, coup de soleil, ou peau ébouillantée avec démangeaisons. Remède en applications locales et à usage interne.

FEMMES

❖ **Allaitement**
Absence de lait sans raison apparente. À usage interne pour stimuler la lactation.

COMPARATIF DES REMÈDES

AFFECTIONS CUTANÉES

APIS
Piqûres d'insectes lorsque la peau est chaude, aggravées par la chaleur ; éruptions de plaques gonflées, rouges, luisantes.

CAL.
En applications locales, contribue à la repousse de la peau ; coupures, écorchures, plaies ouvertes et peau déchirée (moins approprié pour l'urticaire et autres réactions allergiques).

CANTH.
Brûlures du second degré accompagnées de douleurs violentes. Avant la formation de cloques. Brûlures à vif et cuisantes.

CAUST.
Brûlures au troisième degré, agressions chimiques ou peau ébouillantée. Douleurs brûlantes, formation de cloques. Effets secondaires de brûlures ; anciennes brûlures mal cicatrisées.

RHUS T.
Urticaire, éruptions accompagnées de brûlures et de démangeaisons. Agitation, aggravation par le froid, l'humidité, le fait de se gratter.

Veratrum album

[VERAT.]

Veratrum album *est préparé à partir des rhizomes de l'hellébore blanc, longtemps employé par la médecine traditionnelle pour traiter la folie, la mélancolie et l'épilepsie. Extrêmement toxique, la plante servait chez les Romains à empoisonner les flèches. Le remède homéopathique est indiqué chez les sujets en état de prostration.*

RÉCAPITULATIF

Végétal : VERATRUM ALBUM *hellébore blanc*

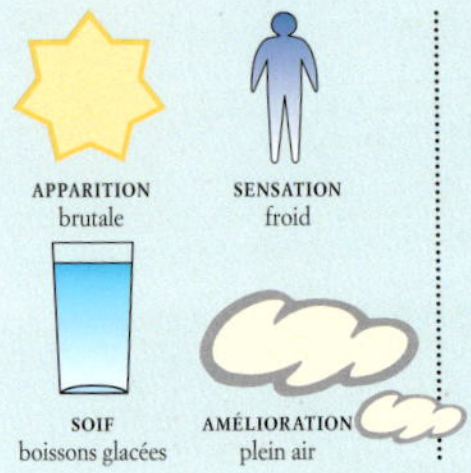

- *Apparition brutale et violente*
- *Peau glacée*
- *Sueur froide*
- *Vomissements et diarrhée abondants, épuisants*

Indications générales
Prostration ; le patient est froid, cyanosé, affaibli. Début violent et brutal. Troubles graves de l'appareil gastro-intestinal, avec vomissements et diarrhées simultanés, frilosité extrême, sueurs froides abondantes, soif intense, abattement soudain. Évanouissement.

État psychique
Agitation, désespoir ; ou humeur silencieuse, renfermée, maussade.

Modalités
Aggravation : boissons fraîches, fruits.
Amélioration : plats chauds, boissons chaudes, lait.

Aliments / boissons
Envies : fruits acides, mets salés, boissons fraîches, fruits, glaces.
Aversions : plats chauds ou froids.
Soif : intense, de grandes quantités d'eau glacée.

CI-DESSOUS *Le patient* Verat. *a envie de fruits acides qui aggravent son état.*

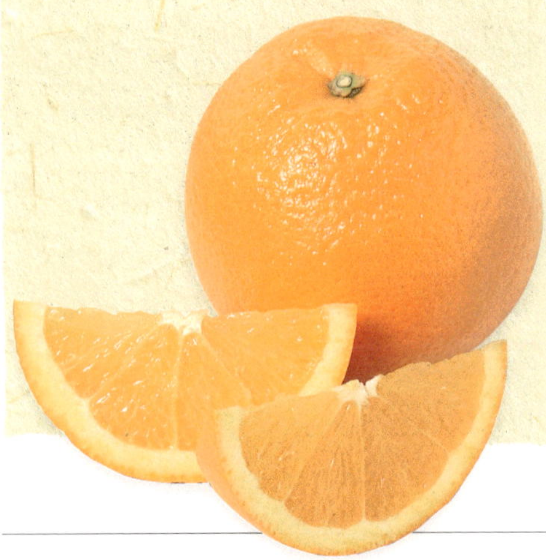

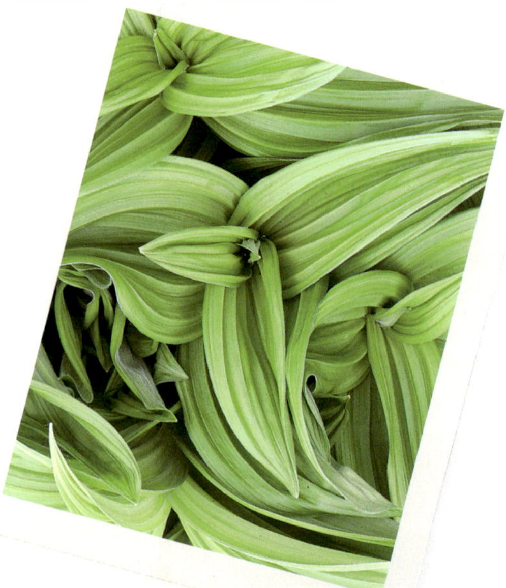

CI-DESSUS *L'hellébore blanc prospère dans les régions montagneuses d'Europe.*

SYMPTÔMES

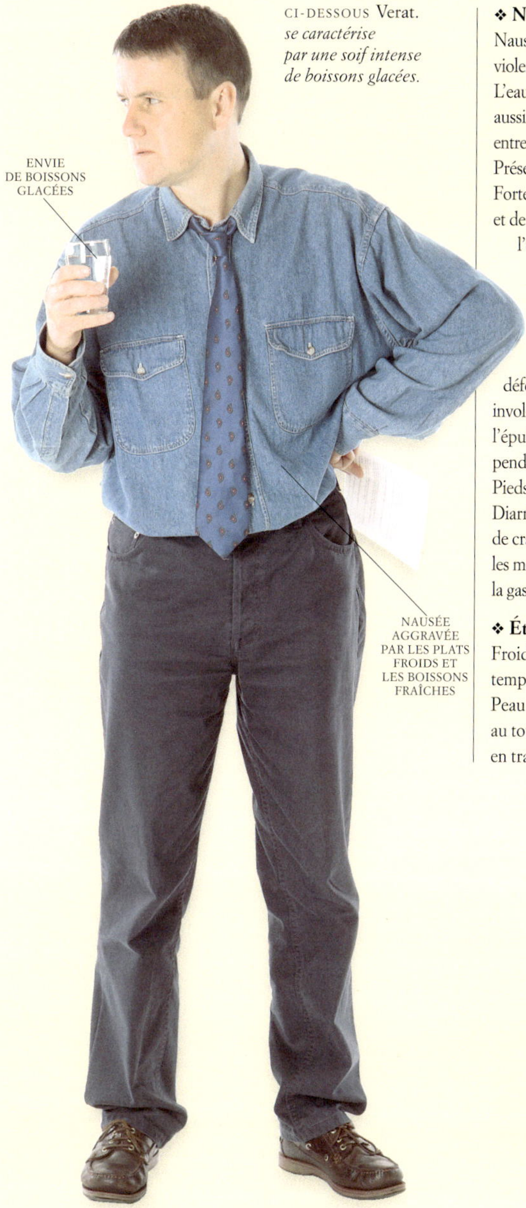
ENVIE
DE BOISSONS
GLACÉES
NAUSÉE
AGGRAVÉE
PAR LES PLATS
FROIDS ET
LES BOISSONS
FRAÎCHES

CI-DESSOUS Verat. *se caractérise par une soif intense de boissons glacées.*

❖ Nausée, vomissements

Nausée intense, vomissements violents et très abondants. L'eau fraîche est vomie aussitôt bue. Faim et appétit entre les crises de vomissement. Présence de mucus verdâtre. Forte envie de plats froids et de fruits, qui aggravent l'état du malade.

❖ Diarrhée

Douloureuse, liquide, abondante, verdâtre ; comme de l'eau de riz ; défécation forcée ou involontaire. Provoque l'épuisement. Transpiration pendant et après la défécation. Pieds et mains glacées. Diarrhée accompagnée de crampes musculaires dans les membres. Symptômes de la gastro-entérite.

❖ État fébrile

Froid et soif intense ; température interne élevée. Peau très pâle et froide au toucher. Aggravation en transpirant.

COMPARATIF DES REMÈDES

AFFAIBLISSEMENT / PROSTRATION

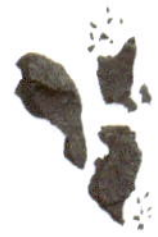

CARB-V.

Un autre exemple de sujet frileux avec une baisse de tonus considérable ; mais bien que faible et glacé (au point que certaines parties du corps bleuissent), le malade a besoin d'air et veut s'éventer. La diarrhée est douloureuse, avec des brûlures dans le rectum (comme *Ars.*) mais les selles sont fétides et nauséabondes, et même les selles molles sont évacuées avec difficulté. Flatulence de l'appareil digestif, améliorée par des renvois. État dû à un excès de table ou une alimentation trop riche.

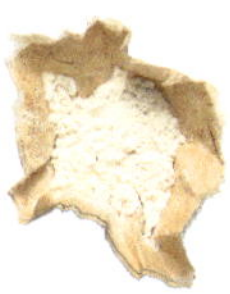

ARS.

Indiqué dans les cas d'intoxication alimentaire. Le patient est très sensible au froid. La diarrhée provoque des brûlures dans l'estomac, les intestins et le rectum, améliorées par la chaleur. Écoulements brûlants peu abondants, légers. Le malade, bien qu'agité, ressent une anxiété et un épuisement presque disproportionnés avec la maladie. Désir de boissons fraîches par petites gorgées pour soulager une soif brûlante.

Comment utiliser le Répertoire thérapeutique?

LE RÉPERTOIRE THÉRAPEUTIQUE *constitue pour l'homéopathe un outil de référence permettant de trouver le remède approprié. Ce répertoire classe les symptômes à traiter de façon systématique et énumère, pour chacun d'eux, les remèdes indiqués sous leur forme abrégée. Chaque liste forme une « rubrique ». Le répertoire de cet ouvrage présente un certain nombre de rubriques importantes destinées à l'automédication : premiers secours, lésions bénignes, affections aiguës, et grossesse. (En cas de maladie grave, il est impératif de consulter un médecin homéopathe ou un généraliste.) Bien que bref et concis, ce répertoire vous permettra de compulser et d'utiliser d'autres ouvrages plus détaillés.*

Les rubriques principales du répertoire sont divisées en sous-rubriques. Lorsque vous devez traiter une toux, par exemple, consultez la rubrique « Toux » du répertoire : vous y trouverez des sous-rubriques, comme « grasse » ou « sèche ».

Nommer une maladie est un moyen commode de désigner un certain nombre de symptômes partagés par plusieurs malades. L'homéopathe observe dans chaque cas les caractéristiques propres à chaque individu. Recensez tous les symptômes observés. Par exemple, un rhume se manifeste, entre autres, par des maux de tête, un nez bouché ou fluent, des maux de gorge, etc. Essayez d'être le plus précis possible.

Si la douleur fait partie des symptômes, recherchez « Douleur » et la description du type de douleur : brûlante, lancinante, etc.

Les modalités sont les circonstances d'aggravation ou d'amélioration des symptômes. Vous devez vérifier à la fois les modalités générales et les symptômes spécifiques.

Les sécrétions ont plusieurs origines : yeux, nez, oreilles, bouche, vagin, pénis, pores (coupures, furoncles). Pourtant, ce sont les caractéristiques de l'écoulement – couleur, viscosité, odeur, sensation – plutôt que sa localisation, qui désigneront le remède le plus indiqué. Ainsi, on peut lire sous la rubrique « Sécrétions » du répertoire que *Pulsatilla* s'applique aux écoulements verdâtres, qu'ils proviennent des yeux, des oreilles ou du nez ; de même, le remède *Arsenicum* est indiqué pour des écoulements brûlants et âcres du nez ou de l'anus ; *Mercurius* présente les caractéristiques des deux types d'écoulement.

Chaque symptôme du répertoire renvoie à une sélection de remèdes indiqués : vous devez alors lire la description complète de chaque remède dans la Matière médicale pour faire le bon choix. N'oubliez pas qu'un même remède peut soigner plusieurs affections. Assurez-vous que les indications générales, ainsi que les symptômes, concordent avec la maladie.

CI-DESSOUS *Recherchez les principaux symptômes dans le Répertoire thérapeutique, par exemple « Fièvre ».*

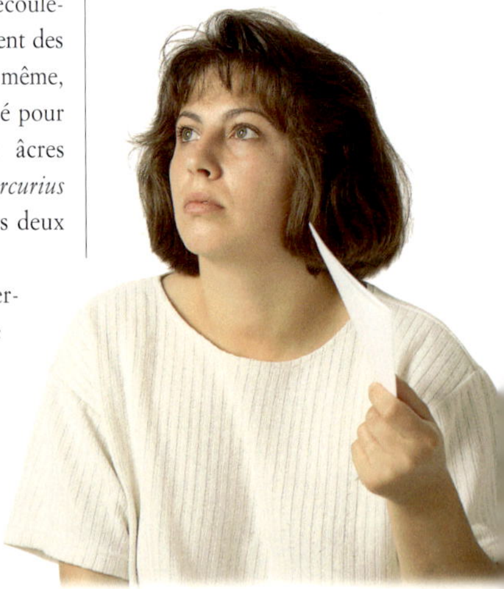

À LA RECHERCHE DU BON REMÈDE

Transpiration : *Calc., Merc., Sil., Verat.*
(absence de) pendant la fièvre : *Ars., Bell., Bry., Gels.*
froide : *Ant-t., Ars., Carb-v., China, Cocc., Hep., Ip., Lyc., Merc., Sep., Verat.*
chaude : *Acon., Cham., Ign., Ip., Nux v., Sep.*
abondante : *Ant-t., Ars., Calc., Carb-v., China, Hep., Lyc., Merc., Phos., Sep., Sil., Sul., Verat.*

La rubrique principale – ici, la transpiration – est indiquée en caractères gras. Tous les remèdes figurant sous cette rubrique principale sont associés au symptôme caractéristique et général de la transpiration.

- Le symptôme principal est suivi des sous-rubriques qui permettent de le définir plus précisément. Dans notre exemple, « (Absence de) pendant la fièvre » est une sous-rubrique de Transpiration, ce qui signifie que les remèdes énumérés sont indiqués pour une fièvre sèche.
- Les remèdes figurant dans les sous-rubriques « froide » et « chaude » renseignent sur la température du patient lorsqu'il transpire. Bien qu'*Arsenicum* ne figure pas dans la rubrique principale Transpiration, un patient ayant des sueurs froides peut prendre ce remède, désigné par ailleurs par d'autres symptômes. De même, la plupart des remèdes figurant sous « abondante » ne se retrouvent pas dans la rubrique principale ; mais, encore une fois, il se peut que l'un d'eux soit tout à fait indiqué si d'autres symptômes viennent confirmer ce choix.
- On constate également que de nombreux remèdes énumérés dans « froide » sont également mentionnés dans « abondante ». Si la transpiration du patient présente ces deux caractéristiques, retenez les remèdes mentionnés dans les deux sous-rubriques : *Ant-t., Ars., Carb-v., China, Hep., Lyc., Merc., Sep., Verat.* Pour faire le tri entre tous ces remèdes, vous aurez besoin d'un autre symptôme caractéristique de l'affection – par exemple, vomissements accompagnés de diarrhée, qui désignent *Ars., Nux v., Verat.* De ces trois derniers, *Ars.* et *Verat.* sont également indiqués pour une sueur abondante et froide (*Nux v.* est de type chaud). Votre choix se limite donc à *Ars.* et *Verat.* Consultez la Matière médicale qui donne une description complète de chacun des remèdes. À partir de là, vous devriez être capable d'isoler le remède approprié, celui dont la pathogénésie est la plus proche des symptômes.

CI-DESSOUS *Pour trouver le remède le plus approprié à l'affection observée, utilisez à la fois le Répertoire et la Matière médicale.*

1. Recherchez les principaux symptômes caractéristiques dans le Répertoire thérapeutique.

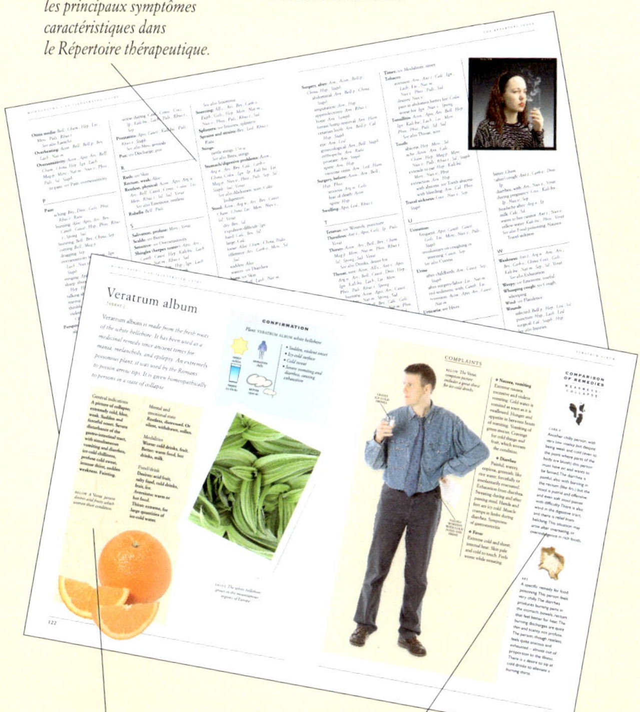

2. Les indications générales vous mettront sur la piste du remède susceptible d'agir le plus efficacement.

3. N'oubliez pas de consulter le comparatif qui renvoie à d'autres remèdes associés à des symptômes similaires.

Le Répertoire thérapeutique

A

Abattement : *Carb-v., Verat.*
chez les personnes âgées : *Carb-v.*
Abcès : *Calc., Hep., Merc., Sil.*
Abdomen :
ballonnement : *Acon., Aloe, Arg-n., Ars., Bell., Bry., Calc., Carb-v., Cham., China, Lyc.*
flatulence : *Mag-p., Nat-m., Nux v., Sul.*
Accidents :
choc : *Acon., Arn.*
lésions : *Arn., Hyp.*
Voir aussi Blessures
Accouchement : *Arn., Cal., Caul., Cham., Cimic., Gels., Hyp., Sep., Mag-p., Puls., Ruta, Sep., Staph.*
contractions :
cessation : *Arn., Cimic.*
descendant vers les cuisses : *Caul., Cham.*
descente d'utérus après : *Ruta, Sep.*
épuisantes : *Caul., Cimic.*
fausses : *Caul., Gels.*
irrégulières : *Caul., Cham., Cimic., Puls.*
se déplaçant dans l'abdomen : *Caul., Cimic.*
trop espacées : *Caul., Cimic., Gels., Pul.*
trop rapprochées : *Arn., Acon.*
épuisement après : *Arn., China*
intolérance à la douleur : *Cham., Cimic.*
perte de sang pendant : *China*
peur avant : *Acon., Gels.*
suite de couches : *Arn., Hyp., Sep.*
Voir aussi Césarienne
Affaiblissement : *Ant-t., Arg-n., Arn., Ars., Bry., Carb-v., China, Cocc., Gels., Kali bic., Nat-m., Sep., Sil., Verat.*
Voir aussi Épuisement
Affectueux (tempérament) : *Phos., Puls.*
Voir aussi Émotions
Agitation, physique : *Acon., Apis, Arg-n., Ars., Bell., Caust., Cimic., Coloc., Lyc., Merc., Rhus t., Sil., Sul., Verat.*
Voir aussi Émotions, agitation

Aliments :
aversions :
bière : *China, Nux v.*
chauds : *Lach., Phos., Puls., Verat.*
épicés : *China*
féculents : *Bry., China, Lyc., Coloc.*
fruit : *China, Ip., Phos., Puls.*
graisses, nourriture riche : *Bry., Calc., Carb-v., China, Hep., Ip., Merc., Nat-m., Puls., Sep., Spong.*
lait : *Bry., Calc., China, Sep., Staph.*
odeur de nourriture : *Ars., Cocc., Ip., Sep.*
œufs : *Sul.*
salés : *Merc., Sep.*
sucreries : *Caust., Merc.*
café : *Bell., Cham., China, Ip., Nux v., Phos.*
viande : *Arn., Bry., Calc., China, Kali bic., Nux v., puls., Sep., Sil., Sul.*
envies :
acides, aliments/boissons : *Acon., Ant-t., Bell., Bry., Kali bic., Verat.*
aigres/vinaigre : *Arn., Bell-p., Sep.*
amer : *Acon., Nat-m.*
chocolat : *Phos., Sep.*
citrons : *Bell.*
crème glacée : *Calc., Phos., Puls.*
fruits : *Verat.*
graisses : *Nux v., Sul.*
lait : *Calc., Hyp., Rhus t., Sil.*
œufs : *Calc., Puls.*
oignons : *All-c., Bell-p.*
relevés, aliments : *China, Phos., Sul.*
salé : *Arg-n, Carb-v., Caust., Nat-m., Phos., Verat.*
sucreries : *Arg-n., Calc., China, Ip., Lyc., Rhus t., Phos., Sep., Staph., Sul.*
intoxication alimentaire : *Ars., Carb-v., Urt-u.*
Voir aussi Boissons, envies

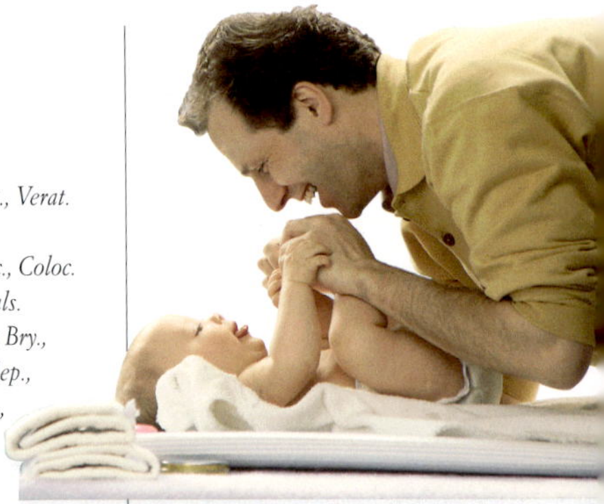

Allaitement : *Bry., Calc., Cal., Cham., Phyt., Puls., Sep., Sil., Urt-u.*
épuisement consécutif : *Ars., Carb-v., China*
excès de lait : *Calc.*
lactation insuffisante : *Calc., Puls., Urt-u.*
Voir aussi Mamelons
Allergiques (réactions) : *Apis, Rhus t., Urt-u.*
Ampoules de sang : *Arn.*
Amygdalite : *Acon., Apis., Ars., Bell., Hep., Ign., Kali bic., Lach., Lyc., Merc., Phos., Phyt., Puls., Sil., Sul.*
Voir aussi Gorge, maux de
Anticipation (anxiété par) : *Arg-n., Gels., Lyc.*
Voir aussi Émotions
Anxiété : *Acon., Arg-n., Ars., Bell., Bry., Calc., Carb-v., Caust., China, Cocc., Lyc., Phos., Puls., Rhus t., Sep., Spong., Sul.*
aggravée :
après minuit : *Ars.*
au lit : *Ars., Carb-v., Rhus t.*
au réveil : *Ars., Lach., Spong.*
en soirée : *Calc., Carb-v., Sep., Sul.*
par la solitude : *Ars., Phos.*
pendant la fièvre : *Acon., Ars., Ip., Sep.*
Voir aussi Émotions
Apparition :
brutale : *Acon., Apis, Bell., Canth., Coloc., Hep., Ip., Lach., Phyt., Verat.*
progressive : *Ant-t., Bry., Calc., Gels., Kali bic., Lyc.*

Articulations :
douloureuses : *Arn., Apis, Bell-p., Bry., Calc., Caul., China, Kali bic., Lach., Led., Phyt., Rhus t.,Ruta*
enflées : *Apis, Bry., Lach., Led., Puls., Rhus t.*
aggravation par le mouvement : *Bry., Led.*
amélioration par le mouvement : *Rhus t.*
inflammations : *Apis, Bry., China, Led., Rhus t., Ruta*

B

Blessures :
infectées : *Bell-p., Hep., Led., Sil.*
par perforation : *Hyp., Lach., Led.*
chirurgicales : *Cal., Staph., Hyp.*
Voir aussi Lésions
Boissons :
aversion pour : *Apis*
envies de :
alcools : *Acon., Arn., Lach., Led., Lyc., Nux v., Puls., Staph., Sep., Sul.*
bière : *Aloe, Arn., Bell., Caust., Cocc., Kali bic.*
boissons amères : *Arn., Ars., Cham.*
boissons chaudes : *Ars., Hyp.*
boissons citronnées : *Bell.*
boissons fraîches : *Acon., Ant-t., Arg-n., Ars., Bell., Calc., Caust., Cham., China, Cocc., Mag-p., Merc., Phos., Rhus t., Sep., Verat.*
café : *Nux v., Lach.*
eau glacée : *Phos., Verat.*
Bronchite : *Ant-t., Ars., Bry., Dros., Hep., Ip., Kali bic., Phos.*
Voir aussi Toux
Brûlures : *Cal., Canth., Caust., Urt-u.*
bénignes : *Urt-u.*
chimiques : *Caust.*
second degré : *Canth.*
troisième degré : *Caust.*

C

Catarrhe de poitrine : *Ant-t.*
Cauchemars : *Bell., Calc., Ign.*
Causes des affections :
accidents : *Arn., Bell-p., Hyp.*
bière : *Aloe, Kali bic., Nux v.*
chaud et froid : *Bell-p.*
choc brutal : *Acon.*
échauffement : *Acon., Bell., Bell-p., Bry., Lach., Nat-m., Puls.*
émotions :
anxiété par anticipation : *Arg-n., Gels., Lyc.*
choc, mauvaise nouvelle : *Gels.*
colère : *Caust., Coloc., Ip., Staph.*
indignation : *Staph.*
refoulée : *Staph.*
déception amoureuse : *Ign., Lach., Nat-m., Staph.*
perte, deuil : *Caust., Ign., Lach., Nat-m., Puls., Staph.*
peur : *Acon., Ign.*
excès de table/d'alcool : *Ip., Nux v., Sul.*
exposition prolongée à un vent froid et sec, ou au soleil: *Acon.*
intoxication alimentaire : *Ars.*
lésions : *Arn., Hyp., Voir aussi* Lésions
monoxyde de carbone (empoisonnement au) : *Carb-v.*
pertes de fluides : *Carb-v., China, Verat.*
refroidissement, frissons : *Acon., Bry., Bell-p., Hep., Merc., Nux v., Phos., Rhus t., Sep., Spong.*
surmenage : *Arn., Mag-p., Rhus t., Ruta, Sul.*
Césarienne, soins postopératoires : *Arn., Bell-p., Cal., Hyp., Staph.*
Chirurgie, après intervention : *Arn., Acon., Bell-p., China, Hyp., Staph.*
abdominale : *Arn., Bell-p., China, Staph.*
amputation : *Arn., Hyp.*
appendicite : *Arn., Rhus t.*
césarienne : *Arn., Bell-p., Cal., Hyp., Staph.*
colonne vertébrale : *Arn., Hyp.*
gynécologique : *Arn., Bell., Staph.*
ophtalmologique : *Arn. Led.*
orthopédique : *Arn., Ruta*
os : *Arn., Symph.*
prostate : *Arn., Staph.*
seins/extraction d'un nodule : *Arn., Ham.*
varices : *Arn., Led., Ham.*
Chirurgie, avant intervention : *Acon., Arn., Bell., Hyp., Phos.*
anxiété : *Arg-n., Gels.*
colonne vertébrale : *Hyp.*
peur de la mort : *Acon.*
Choc : *Acon., Arn., Hyp., Ign., Lach.*
postopératoire : *Acon.*
suite de couches : *Acon.*
Colère : *Ars., Bell., Bry., Cham., Hep., Ign., Lyc., Nat-m., Nux v., Sep., Staph., Sul.*
Voir aussi Émotions
Colique : *Acon., Bry., Calc., Cham., China, Coloc., Dios., Ip., Lyc., Mag-p., Nux v., Staph., Sul.*
aggravation :
après un repas : *Nux v.*
par les boissons fraîches, ou un chaud et froid : *Coloc.*
amélioration :
dans un lit chaud : *Nux v.*
en arquant le dos : *Dios., Nux v.*
en se pliant en deux : *Coloc., Mag-p.*
par des boissons chaudes : *Nux v.*
par la chaleur : *Mag-p.*
par la pression : *Coloc.*
chez le nourrisson : *Cham., Coloc., Dios., Lyc.*
douleurs de crampes : *Dios., Ip., Mag-p., Nux v., Staph., Coloc.*
par vagues : *Coloc.*
Conjonctivite : *Apis, Bell., Euph., Puls.*
Voir aussi Œil (affection)
Constipation : *Arg-n., Bry., Calc., Lyc., Nat-m., Sep., Sil., Nux v.*
Contractions : *voir* Accouchements
Coqueluche : *voir* Toux, coqueluche

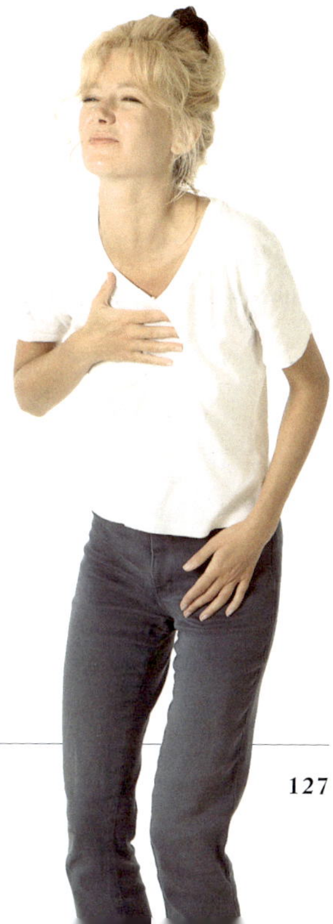

Coup de soleil : *voir* Peau
Coupures, écorchures, lacérations : *Cal.*
Courbatures et entorses : *Bry., Led., Rhus t., Ruta, voir* Douleur
Crampes abdominales : *Aloe, Ars., Bry., Carb-v., Cham., Cocc., Coloc., Lyc., Mag-p., Nux v., Verat.*
 améliorées :
  en se pliant en deux : *Coloc., Mag-p., Podo.*

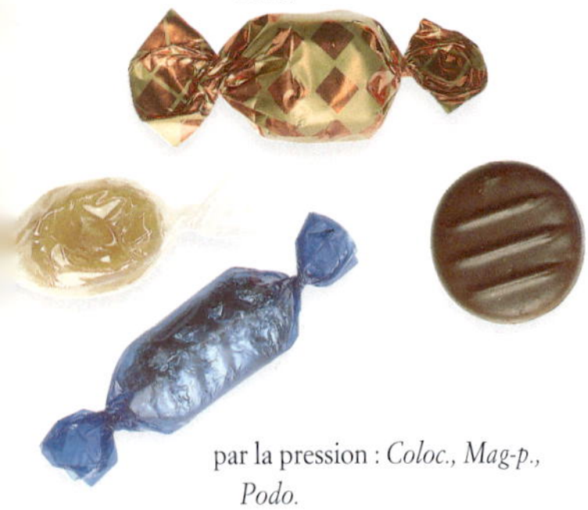

  par la pression : *Coloc., Mag-p., Podo.*
  penché en arrière, le dos arqué : *Dios., Nux v.*
  penché en avant : *Coloc., Mag-p.*
Croup : *Acon., Kali bic., Lach., Hep., Phos., Spong.*
 Voir aussi Toux
Cystite : *Acon., Apis, Ars., Canth., Caust., Lyc., Puls., Sep., Staph.*
 entre les mictions : *Staph.*
 miction, brûlures :
  après / en fin de : *Apis, Canth., Puls.*
  avant : *Canth.*
  pendant : *Apis., Ars., Canth., Caust., Puls.*
  urine sanguinolente : *Canth., Lyc.*

D

Décalage horaire : *Arn.*
Démangeaisons : *voir* Peau
Démangeaisons, piqûres : *Urt-u.*
Dents :
 abcès : *Hep., Merc., Sil.*
 douleurs : *Acon., Arn., Calc., Cham., Hep., Mag-p., Merc., Nux v., Puls., Rhus t., Sil., Staph.*
 extraction : *Arn., Hyp.*
  avec abcès : *voir* abcès dentaire
  avec saignement : *Arn., Cal., Phos.*
 gagnant les oreilles : *Hep., Kali bic., Merc., Nux v., Phyt.*
Diarrhée : *Acon., Aloe, Arg-n., Ars., Calc., Carb-v., China, Coloc., Gels., Kali bic., Merc., Nux v., Podo., Puls., Sil., Staph., Sul., Verat.*
 aliments non digérés : *Ars., Calc., Cin., Sil.*
 après :
  bière : *Aloe, Kali bic.*
  colère : *Coloc., Ip., Staph.*
  repas : *Ars., Ip., Nux v.*
  selles : *Calc.*
  sucreries : *Arg-n.*
 brûlante : *Ars., Carb-v., Sul.*
 explosive : *Podo., Verat.*
 grave, douloureuse : *Coloc., Verat.*
 indolore : *Aloe, Apis, China, Gels., Hep., Nat-m., Phos., Podo., Sil.*
 involontaire : *Aloe, Verat.*
 jaune/verdâtre : *Arg-n., Ars., Cham., Coloc., Gels., Ip., Merc., Puls., Verat.*
 liquide : *Arg-n., Ars., Calc., China, Nat-m., Phos., Puls., Rhus t., Sul., Verat.*
 poussée dentaire (avec) : *Calc., Cham., Podo., Sil., Sul.*
Dos, lésions : *voir* Lésion
Douleur d'oreilles : *Acon., Apis, Bell., Calc., Cham., Hep., Kali bic., Lach., Lyc., Mag-p., Merc., Nux v., Puls., Sil., Sul.*
 cause de l'affection : *Arg-n., Caust., Cham., Cocc., Coloc., Gels., Ign., Lyc., Nat-m., Nux v., Sep., Staph.*
 écoulement (avec) : *Hep., Kali bic., Lyc., Merc., Puls., Sil.*
 hypersensibilité au bruit : *Acon., Cham., Hep., Merc.*
Douleurs :
 aiguës : *Bry., Dros., Gels., Phyt., Rhus t., Ruta*
 aiguës, élancements : *Caul., Bell., China, Hep., Hyp., Merc., Led., Sep.*
 brûlantes : *Aloe, Apis, Ars., Bry., Canth., Caust., Hyp., Phos., Rhus t., Spong., Sul.*
 fulgurantes : *Bell., Bry., China, Sep.*
 coupantes : *Bell., Mag-p.*
 déchirantes : *Cham., Merc., Rhus t.*
 hypersensibilité à : *Cham., Ign., Lach., Nux v., Phos., Sep., Sil., Staph.*
 lancinantes : *Bell., China, Sep.*
 parle sans cesse de : *Mag-p.*
 piquantes : *Apis, Mag-p., Sil.*
 tiraillements : *Sep.*
 violentes, intenses : *Acon., Bell., Hep., Cham., Mag-p., Merc., Nux v.*

E

Échardes : *voir* Lésions, échardes
Échauffement : *Acon., Bell., Bell-p., Bry., Lach., Nat-m.*
Émotions :
 affection : *Phos., Puls.*
 agitation : *Acon., Apis, Arg-n., Ars., Bell., Caust., Cimic., Coloc., Dros., Lyc., Merc., Rhus t., Sil., Verat.*
 anticipation (anxiété par) : *Arg-n., Gels., Lyc.*
 anxiété : *Acon., Arg-n., Ars., Bell., Bry., Calc., Carb-v., Caust., China, Cocc., Ign., Lyc., Phos., Puls., Rhus t., Sep., Sil., Spong.*
 colère : *Ars., Bell., Bry., Cham., Coloc., Hep., Ign., Lyc., Nat-m., Nux v., Sep., Staph., Sul.*
 compassion : *Caust., Phos., Puls.*
 cris : *Bell., Cham., Hep., Ip.*
 déception amoureuse : *Ign., Nat-m., Staph.*
 douleur, parle de la : *Mag-p., Nux v.*
 indifférence, apathie : *Carb-v., China, Gels., Nat-m., Phos., Sep., Verat.*
 irritabilité : *Ant-t., Apis, Ars., Bry., Carb-v., Caust., Cham., Hep., Lyc., Mag-p., Nat-m., Nux v., Phos., Puls., Rhus t., Sil., Sep., Staph., Sul., Verat.*

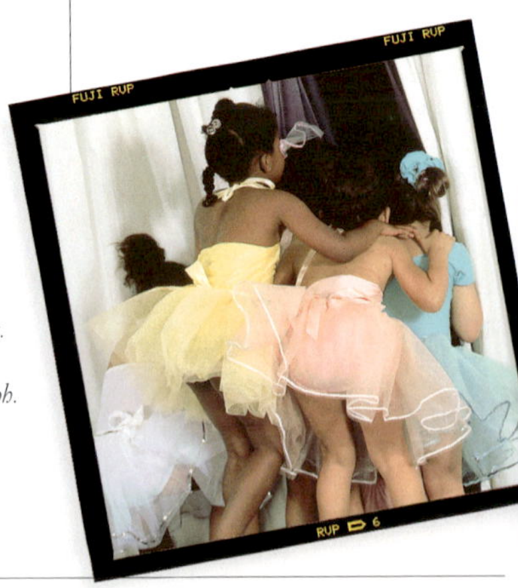

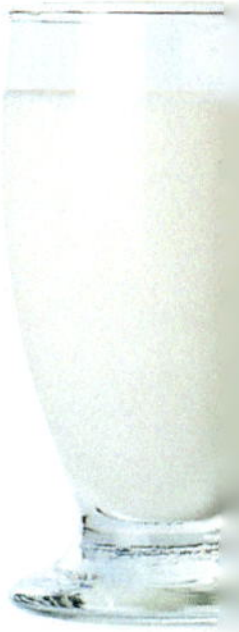

maison, désir de rentrer à la : *Bry.*
peur : *Acon., Apis, Ars., Arg-n., Arn., Calc., Ign., Lyc., Phos., Puls., Sil., Spong.*
de l'avion : *Acon., Arg-n.*
de la mort : *Acon., Apis., Ars., Calc., Cimic., Gels., Phos., Ruta*
de la solitude : *Apis, Arg-n., Ars., Lyc., Phos.*
du contact : *Arn.*
du noir : *Bell., Phos.*
porté, désir d'être : *Cham., Puls.*
querelleuse (humeur) : *Cham., Nux v., Sep.*
sanglots : *Apis, Calc., Carb-v., Caust., Ign., Lyc., Nat-m., Puls., Rhus t., Ruta, Sep., Spong., Verat.*
sanglots, pendant la fièvre : *Acon., Bell., Puls., Spong.*
sensibilité : *Ars., Bel., Cham., Hep., Ign., Lyc., Nat-m., Nux v., Phos., Puls., Sil., Staph.*
solitude, désir de : *Ant-t., Bry., Gels., Ign., Nat-m., Rhus t., Sep.*
trac des examens : *Arg-n., Gels., Lyc.*
tristesse : *Caust., Cimic., Ign., Nat-m., Rhus t.*
volubilité : *Lach.*

Enflure : *Apis, Led., Rhus t.*
Entorses et foulures : *Bry., Led., Rhus t., Ruta*
Épisiotomie : *Hyp., Staph.*
Épuisement : *Arn., Ars., Carb-v., China, Gels., Mag-p., Phos., Sep., Verat.*
agitation (associé à) : *Ars., Rhus t.*
vomissements et diarrhée (dû à) : *Verat.*
Érythème solaire : *voir* Peau
Estomac/troubles digestifs : *Acon., Arg-n., Ars., Bry., Calc., Carb-v., China, Coloc., Ign., Ip., Kali bic., Lyc., Mag-p., Nux v., Phos., Puls., Sep., Sil., Staph., Sul., Verat*
Voir aussi Abdomen ; Colique ; Indigestion
Éternuements : *All-c., Ars., Bry., Carb-v., Euph., Gels., Hep., Merc., Nat-m., Nux v., Phos., Puls., Rhus t., Sul.*
Éventer (besoin de s') : *Carb-v.*

F

Fièvre : *Acon., Ant-t., Apis, Ars., Bell., Bry., Cham., China, Dros., Gels., Hep., Ign., Ip., Lyc., Merc., Nat-m., Nux v., Phos., Puls., Rhus t., Sep., Sil., Sul., Verat.*
absence de sueur : *Ars., Bell., Bry., Gels.*
délires (avec) : *Bell.*
frissons (avec) : *Ars., Calc., Carb-v., China, Gels., Ip., Lach., Nux v., Puls., Verat.*
périodique : *Ars., China, Nat-m.*
sèche : *Acon., Apis, Bell., Bry., Nux v., Phos., Rhus t.*
soif (absence de) : *Bell., Gels., Phos.*
sueur abondante (avec) : *Acon., Ant-t., Ars., Bry., Calc., China, Hep., Merc., Phos.*
Flatulence : *Aloe, Arg-n., Carb-v., Cham., China, Lyc., Mag-p.*
postopératoire : *Carb-v., China*
Voir aussi Abdomen, ballonnement
Frilosité : *voir* Température du corps, frissons
Furoncles : *Hep., Lach., Sil.*

G

Ganglions, gonflement des : *Bell., Calc., Hep., Merc., Phyt., Rhus t., Sil.*
Voir aussi Gorge, douloureuse

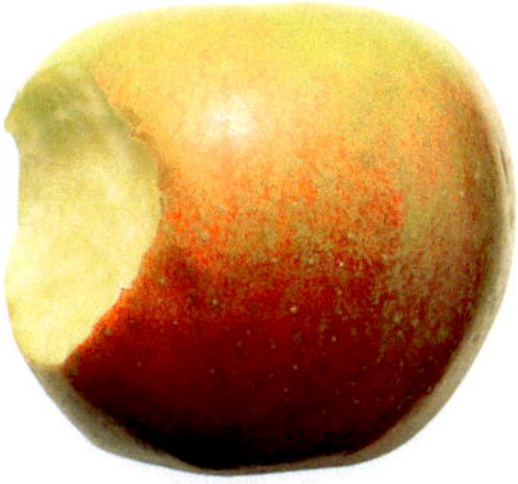

Gastro-entérites, dysenterie : *Aloe, Ars., China, Coloc., Merc., Verat.*
Gaz : *voir* Flatulence
Gorge, maux de : *Acon., All-c., Ant-t., Apis, Arg-n., Ars., Bell., Caust., Dros., Hep., Ign., Kali bic., Lach., Lyc., Merc., Phos., Puls., Rhus t., Spong.*
brûlante : *Acon., Apis, Ars., Caust., Merc., Nat-m., Spong., Sul.*
déglutition difficile :
douloureuse à vide : *Lach., Nux v.*
amélioration en avalant : *Ign.*
douloureuse : *Ant-t., Apis, Bell., Hep., Lach., Merc., Phyt., Spong.*
gorge enflée : *Apis, Ars., Hep., Kali bic., Lach., Lyc., Merc., Phos., Puls., Phyt.*
rouge : *Acon., Bell., Kali bic., Phyt.*
sèche : *Acon., Bell., Bry., Calc., Gels., Kali bic., Lyc., Merc., Nat-m., Phos., Puls., Rhus t., Sil., Spong., Sul.*
sensation de boule : *Gels., Ign., Lach., Lyc., Nat-m., Nux v., Phyt.*
ulcération : *Hep., Kali bic., Lyc., Merc., Phyt.*
Grippe : *Acon., Ars., Bry., Gels., Ip., Nux v., Rhus t., Sul.*
gastrique : *Ars., Bry., Ip., Nux v.*
Grossesse :
aggravation générale pendant : *Caul., Cimic., Cocc., Ip., Kali bic., Lach., Puls., Rhus t., Staph.*
hémorroïdes :
après : *Ham., Ign., Lach., Podo., Puls., Sep., Sul.*
pendant : *Ham., Lach., Nat-m., Nux v., Sep., Sul.*
nausée : *voir* Nausée
varices, pendant : *Bell-p., Ham., Puls.*
vomissements : *voir* Vomissements
Gueule de bois : *voir* Excès

H

Haleine (mauvaise) : *Ars., Hep., Merc., Puls., Sil.*
Hallucinations :
pendant la fièvre : *Bell.*
Hémorragies : *Arn., Bell-p., China, Dros., Lach., Phos.*
Hémorroïdes : *Aloe, Ham., Hyp., Ign., Nux v., Sep.*
En application externe : *Ham.*
Heures : *voir* Modalités, heures
Hypersensibilité : *Acon., Apis, Ars., Bell., Cham., China, Hep., Ign., Lach., Mag-p., Merc., Nat-m., Nux v., Phos., Puls., Sil., Staph.*
à la douleur : *voir* Douleurs, hypersensibilité

I

Indigestion : *Aloe, Arg-n., Ars., Calc., Carb-v., China, Ign., Lyc., Nat-m., Nux v., Puls., Sul.*

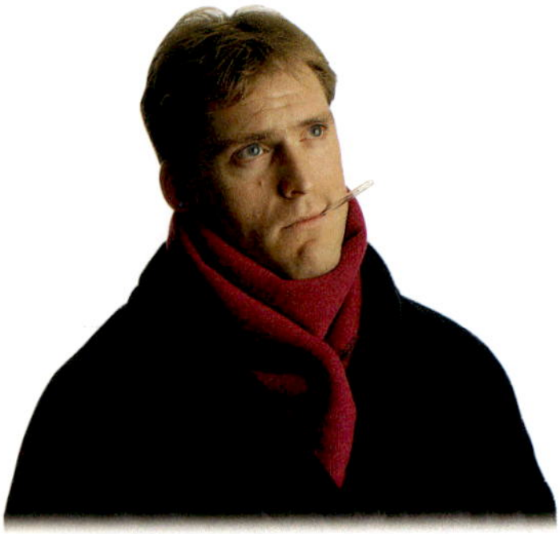

Insolation : *Bell., Lach., Nat-m.*
Insomnie : *Ars., Cham., Ign., Lyc., Nux v., Rhus t.*
Irritabilité : *voir* Émotions

L

Laryngite : *Acon., Arg-n., Bell., Calc., Caust., Hep., Kali bic., Phos., Puls., Spong.*
Voir aussi Gorge, maux de
Latéralité :
droite : *Apis, Bell., Canth., Caust., Hep., Lyc., Mag-p., Puls.*
gauche : *Kali bic., Lach., Sep.*
Lésions :
articulaires : *Arn., Bry., Calc., Rhus t., Ruta*
blessures : *Arn., Calc., Led., Sil., Staph.*
choc (après un) : *Acon., Arn.*
colonne vertébrale, doigts : *Hyp.*
doigts, terminaisons : *Hyp.*
échardes, corps étrangers : *Hep., Hyp., Sil.*
externes : *Arn., Cal., Hyp., Led., Ruta, Sil.*
internes : *Arn., Bell-p., Staph.*
meurtrissures : *Arn., Bell-p., Ham., Ruta*
nerveuses : *Arn., Hyp.*
osseuses : *Arn., Calc., Ruta, Symph.*
saignement abondant : *Acon., Bell., Lach., Phos.*
sports, efforts : *Arn., Bry., Led., Rhus t., Ruta, Symph.*
Lésions à la tête : *Arn., Hyp.*

M

Mal des transports : *Cocc., Nux v., Sep., Staph.*
Mamelons :
crevasses : *Calc., Cal.*
inflammations : *Cham.*
ulcération : *Sil.*
Mammite : *voir* Seins
Maux de tête : *Acon., All-c., Arg-n., Arn., Bell., Bry., China, Gels., Hep., Ign., Ip., Kali bic., Lach., Lyc., Nat-m., Nux v., Phos., Puls., Mag-p., Merc., Rhus t., Sep., Sil., Sul.*
amélioration en se tenant la tête : *Bry., Nat-m., Puls.*
éclater (sensation) : *Acon., Bell., Bry., China, Lach., Nux v., Puls., Sep.*
fatigue oculaire (dus à) : *Bry., Lyc., Nat-m., Nux v., Ruta, Sil.*
intolérables : *Bry., Nat-m.*
lancinants : *Acon., Ars., Bell., China, Ign., Lach., Lyc., Nat-m., Phos., Puls., Sep., Sil., Sul.*
lésion à la tête (dus à) : *Arn.*
mouvement (en) : *Bell., Bry., Hep., Nat-m., Sil.*
nausée (accompagnés de) : *Cocc., Ip., Nux v., Sul.*
soleil (dus au) : *Acon., Bell., Bry., Lach., Nat-m., Nux v.*
toussant (en) : *Bry., Lyc., Nat-m., Phos., Sul.*
vomissements (suivis de) : *Arg-n.*
Voir aussi Migraines
Meurtrissures : *Arn., Ham., Ruta*
externes : *Arn., Ham.*
internes : *Bell-p., Ruta*
Miction :
fréquente : *Apis., Canth., Caust., Gels., Lyc., Merc., Nux v., Puls., Staph.*
involontaire en toussant ou en éternuant : *Caust., Sep.*
Voir aussi Cystite
Migraine : *Arg-n., Bell., Gels., Ign., Ip., Kali bic., Lach., Nat-m.*
vision trouble : *Gels., Lach.*
Modalités, aggravation :
alcool : *Cham., Lach., Led., Nux v.*
aliments/boissons : *Aloe, Arg-n., Arn., Ars., Cocc., Ip., Nat-m., Nux v., Staph.*
bain : *Sul.*
bruit : *Bell., Cham., China, Sil.*
chaleur : *Apis, Ars., Bry., Carb-v., Cimic., Dros., Euph., Ip., Lach., Led., Lyc., Merc., Nat-m., Puls., Sul.*
chaud :
boissons : *Phos.*
pièce : *Ant-t., Apis, Arg-n., Bry., Carb-v., Puls., Sul.*
contact : *Acon., Apis, Arn., Bell., Bell-p., Bry., Canth., Cham., China, Ham., Hyp., Ign., Lach., Led., Mag-p., Nux v., Phos., Sep., Sil., Staph.*
courants d'air : *Bell., Caust., China, Euph., Rhus t., Sil., Sul.*
découvert : *Hep., Mag-p., Nux v., Rhus t., Sil.*
en toussant : *Bry.*
froid : *Ars., Bell-p., Caust., Cham., China, Cimic., Hyp., Mag-p., Merc., Nux v., Phos., Puls., Rhus t., Ruta., Sep., Sil., Staph.*
bain : *Bell-p., Mag-p., Sil., Urt-u.*
boissons : *Ars., Bell-p., Canth., Mag-p., Rhus t., Sil., Verat.*
humide : *All-c., Calc., Cimic., Gels., Kali bic., Mag-p., Merc., Phyt., Rhus t., Sil.*
sec : *Acon., Caust., Hep., Ip., Mag-p., Spong.*
fruits : *China, Ip., Verat.*
heures :
minuit : *Acon., Dros.*
1 à 2 heures : *Ars.*
2 à 3 heures : *Kali bic.*
4 heures : *Caust., Nux v.*
tôt le matin : *Aloe, Sul.*
matinée : *Nat-m.*
11 heures : *Sul.*
15 heures : *Apis*
16 à 20 heures : *Lyc.*
21 heures : *Bry.*
soirée : *All-c., Puls.*
nuit : *Hep., Led., Mag-p., Merc., Phyt., Rhus t., Ruta, Sep., Sul.*
humidité : *Ant-t., Ars., Calc., Gels., Ip., Merc., Rhus t.*
lait : *Calc., China, Mag-p., Sil.*
mouvement : *Bry., Caul., China, Cimic., Cocc., Gels., Hyp., Led., Phyt., Spong.*
premier mouvement : *Rhus t., Ruta*
odeur : *Ip.*
Voir aussi Nausée
orages : *Phos.*
penché en avant : *Bry.*
perte de fluides : *Carb-v., China, Verat.*

plein air : *Caul., Cocc., Hep., Merc., Nux v., Sil., Sul.*
position allongée : *Dros., Merc., Rhus t., Ruta*
premiers mouvements : *Rhus t.*
pression : *Apis, Coloc., Hep., Hyp., Lach., Lyc., Merc.*
repos : *Puls., Rhus t., Ruta, Sep.*
soleil : *Bell., Gels., Nat-m.*
sommeil : *Arn., Euph., Lach., Spong.*
sucreries : *Arg-n.*
surmenage : *Ars., Calc., Carb-v., Cocc., Nat-m., Staph., Sul.*
tabac : *Ign., Nux v., Spong.*
temps chaud : *Acon., Aloe, Apis, Bell., Bry., Gels., Kali bic., Lach., Nat-m., Podo., Puls.*
tête mouillée (avoir la) : *Bell.*
transpiration : *Gels., China, Merc., Verat.*
Voir aussi Causes des affections

Modalités, amélioration :
air :
frais (fenêtres ouvertes) : *Acon., Arg-n., Carb-v., Lach., Lyc., Puls., Rhus t., Sul.*
extérieur (dehors) : *All-c., Aloe, Bry., Carb-v., Dros., Ip., Lach., Puls., Sul.*
applications chaudes : *Ars., Bry., Rhus t.*
avaler : *Ign., Lach.*
bains : *Euph. (bains d'œil), Puls.*
chaleur : *Ars., Calc., Canth., Caul., Caust., China, Hep., Ign., Kali bic., Mag-p., Nux v., Rhus t., Ruta, Sep., Sil., Staph.*
changement de position : *Arn., Rhus t.*
chaud :
lit : *Ars., Caust., Hep., Lyc., Mag-p., Rhus t.*
boissons : *Hep., Lyc., Nux v., Rhus t., Spong., Verat.*
compagnie : *Arg-n., Ars.*
écoulements : *Lach., Nux v.*
éventé (être) : *Carb-v., Dros., Ip., Lach.*
exercice, énergique : *Sep.*
fraîcheur : *All-c., Aloe, Apis, Arg-n., Led., Phos.*
froid :
applications : *Apis, Bell-p., Led.*
bains : *Arn., Led.*
boissons : *All-c., Aloe, Caust., Ip., Lach., Phos., Phyt., Puls.*
humidité : *Caust.*
massage : *Canth., Urt-u.*
miction : *Gels., Sil.*
mouvement :
continu : *Rhus t.*
lent : *Ars., Bell-p., Caust., Cimic., Kali bic., Lyc., Mag-p., Puls., Rhus t., Ruta, Sul.*
énergique : *Sep.*
occupation, activité : *Sep.*
porté (être) : *Cham.*
position couchée : *Arn., Cocc., Euph.*
au repos : *Hyp.*
sans bouger : *Bry., Led.*
pression : *Bry., Coloc., Dros., Mag-p., Sep.*
forte : *China, Lach., Mag-p., Sil.*
renvois : *Carb-v, Lyc.*
repas : *Phos., Sep.*
repos : *Acon., Bell., Bry., Canth., Led., Merc., Nat-m., Staph.*
respiration profonde : *Ign.*
sanglots : *Puls.*
sommeil : *Phos.*
sueur : *Gels., Nat-m., Rhus t.*
temps humide : *Hep., Nux v.*
temps sec : *Bry., Calc., Caust., Phyt., Sul.*
vêtements lâches : *Carb-v., China, Lach.*

Muscles/os : *Apis, Bry., Calc., Led., Lach., Mag-p., Phyt., Rhus t., Ruta*
Voir aussi Lésions ; Articulations

N

Nausée : *Ant-t., Cocc., Coloc., Ip., Nux v., Phos., Puls., Sep., Staph., Verat.*
faim (causée par) : *Ign.*
grossesse : *Cimic., Cocc., Kali bic., Puls., Sep.*
repas, amélioration par : *Sep.*
saignement (avec) : *Ip.*

Nerfs : *Bell., Gels., Hyp., Mag-p.*

Nervosité : *Arg-n., Ars., China, Cocc., Ign., Rhus t.*
Voir aussi Émotions, anxiété

Névralgies : *Acon., Bell., Caust., Cham., Mag-p., Nux v.*

Nez :
bouché : *All-c., Ars., Bry., Calc., Carb-v., Gels., Hep., Ip., Kali bic., Lyc., Merc., Nat-m., Nux-v., Phos., Puls., Sul.*
écoulements :
abondants : *All-c., Ars., Kali bic., Merc., Nux v., Phos.*
blancs : *Nat-m.*
brûlants : *All-c., Ars., Euph., Gels., Lyc., Merc., Sul.*
épais : *Hep., Kali bic.*
filandreux : *Kali bic.*
fluides, aqueux : *All-c., Ars., Gels., Nat-m., Sul.*
jaunes : *Calc., Kali bic., Lyc., Merc., Phos.*
malodorants : *Hep., Kali bic., Merc.*
non irritants : *All-c., Puls.*
verdâtres : *Kali bic., Merc., Phos.*

Nourrissons :
abattement après un accouchement long : *Carb-v.*
diarrhée : *Calc., Cham., Podo., Sil., Sul.*
érythème fessier : *Cal., Sul.*
poussée dentaire : *Acon., Calc., Cham., Mag-p., Phyt., Sulf.*
rétention d'urine chez les nouveau- nés : *Acon.*

O

Œil :
écoulement :
abondant : *All-c., Arg-n.*
brûlant : *Caust., Euph., Merc., Sul.*
doux, non irritant : *All-c., Bry.*
purulent : *Arg-n., Calc., Hep., Lyc., Merc., Puls.*
fatigue oculaire : *Arg-n., Ruta*

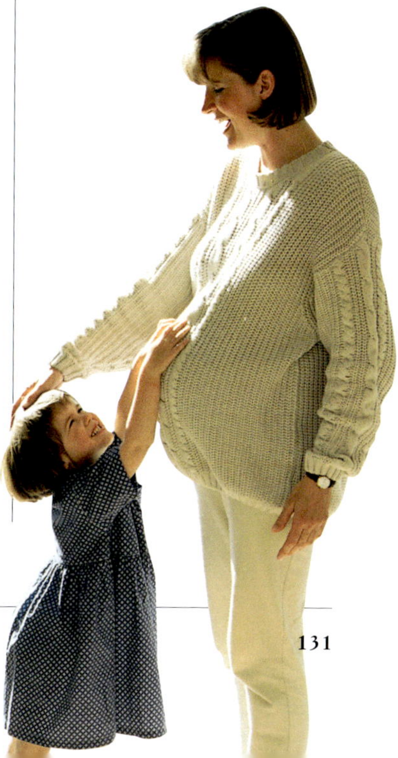

inflammation : *All-c., Apis, Arg-n., Bell., Caust., Euph., Gels., Mag-p., Merc., Puls., Rhus t., Ruta, Sul.*
troubles après une lésion : *Arn., Led., Ruta, Symph.*
Oreillons : *Acon., Apis, Bell., Carb-v., Lach., Lyc., Merc., Phyt., Puls., Rhus t., Staph., Sul.*
Organes génitaux masculins : *Canth., Carb-v., Caust., Kali bic., Puls., Rhus t., Staph.*
Voir aussi Prostate, affections
Os :
douleurs : *voir* Lésions, osseuses
fractures : *Arn., Ruta, Symph.*
Otite moyenne : *Bell., Cham., Hep., Lyc., Merc., Puls., Rhus t.*
Voir aussi Douleur d'oreilles

P

Peau ébouillantée : *voir* Brûlures
Peau : *Apis, Cal., Hep., Lach., Puls., Rhus t., Sil., Sul., Urt-u*
bleue/violacée : *Carb-v., Lach.*
chaude : *Apis, Bell., Gels.*
contusions : *Arn., Ham., Ruta*
coup de soleil : *Cal., Urt-u.*
grave : *Urt-u. Voir aussi* Brûlures
léger : *Cal.*
démangeaisons : *Apis, Canth., Gels., Rhus t., Sul., Urt-u.*
froide : *Carb-v., Led., Verat.*
luisante : *Apis., Bell.*
rouge : *Acon., Apis, Bell., Rhus t., Puls., Sul.*
Peine : *voir* Émotions
Piqûres et morsures : *Apis, Hyp., Led., Rhus t., Urt-u.*
douleurs lancinantes : *Hyp.*
froides au toucher : *Led.*
rouges, chaudes, enflées : *Apis*
Piqûres :
démangeaisons piquantes : *Urt-u.*
Voir aussi Piqûres et morsures
Prostate, affections : *Apis, Caust., Kali bic., Puls., Rhus t., Staph.*
Voir aussi Organes génitaux masculins
Pus : *voir* Sécrétions, pus

R

Rectum, relâchement : *Aloe*
Renvois : *Arg-n., Calc., Carb-v., Cham., China, Cocc., Ip., Lyc., Mag-p., Nat-m., Nux v., Phos., Puls.*
Rhume des foins : *All-c., Ars., Euph., Kali bic., Nat-m., Nux v., Sul.*
Voir aussi Nez, écoulements ; Œil, écoulements ; Rhumes, symptômes
Rhume : *Acon., All-c., Ars., Bell., Bry., Calc., Carb-v., Euph., Gels.*
œil, nez, gorge : *Hep., Kali bic., Lyc., Nat-m., Merc., Puls.*
Voir aussi Douleur d'oreilles
Rougeole : *Acon., Apis, Arn., Ars., Bell., Bry., Carb-v., Cham., China, Gels., Puls., Rhus t., Sul.*
Rubéole : *Bell., Puls.*

S

Saignement de nez : *Arn., Carb-v., Ham., Lach., Phos.*
coqueluche (accompagnant la) : *Arn., Dros., Ip., Phos., Puls., Sul.*
Salivation abondante : *Merc., Verat.*
Sèche :
toux : *voir* Toux
membranes muqueuses : *Bry., Spong.*
gorge : *voir* Gorge, maux de, sèche
Sécheresse, général : *Ars., Bell., Bry., Nat-m.*
Sécrétions, général :
abondantes : *China, Hep., Merc., Nat-m., Sil.*
adhérentes : *Kali bic., Lyc.*
brûlantes : *Ars., Merc.*
claires : *Nat-m.*
douces, non irritantes : *Puls.*
épaisses : *Kali bic., Lyc., Merc., Puls.*
excoriantes, âcres : *Ars., Merc.*
filantes comme du blanc d'œuf : *Nat-m.*
fluides : *Ars., Merc., Nat-m., Sul.*
jaunes : *Lyc., Kali bic., Merc., Puls., Sep., Sul.*
malodorantes : *Ars., Carb-v., Hep., Kali bic., Lyc., Merc., Sil., Sul.*
pus : *Arg-n., Hep., Merc., Sil.*
sanguinolentes : *Bry., Merc., Phos., Rhus t.*
verdâtres : *Kali bic., Puls., Merc.*
Seins :
allaitement : *Phyt.*
douloureux : *Bell., Bry., Merc., Sil.*
durs, chauds : *Bell., Bry.*
enflés : *Urt-u.*
engorgés : *Bell., Bry.*
inflammations, mammites : *Bell., Bry., Hep., Merc., Phyt., Sil., Sul.*
lésions : *Bell-p.*
rouges, striés : *Bell.*
Selles : *Acon., Arg-n., Ars., Bry., Caust., Cham., China, Lyc., Merc., Nux v., Sil., Verat.*
dures : *Calc., Bry., Sil.*
envies soudaines : *Aloe*
expulsion difficile : *Ign.*
liquides : *voir* Diarrhée
longues : *Calc.*
molles : *Aloe, Cham., China, Podo.*
nauséabondes : *Ars., Carb-v., Merc., Sil., Sul.*
sèches : *Bry., Sil.*
Sensibilité : *voir* Hypersensibilité
Sinus : *voir* Rhumes, *voir* Maux de tête, *voir* Nez, écoulements
Soif : *Acon., Ars., Bell., Bry., Cham., Mag-p., Merc., Nat-m., Phos., Rhus t., Sil., Spong., Sul., Verat.*
Voir aussi Boissons, désir de
Soif, absence de : *Ant-t., Apis, Gels., Ip., Puls., Verat.*
Soins dentaires :
après : *Arn., Cal., Hyp., Phos.*
avant : *Acon., Hyp.*
Sommeil, troubles du : *Acon., Calc., Ign., Rhus t.*
Voir aussi Insomnie

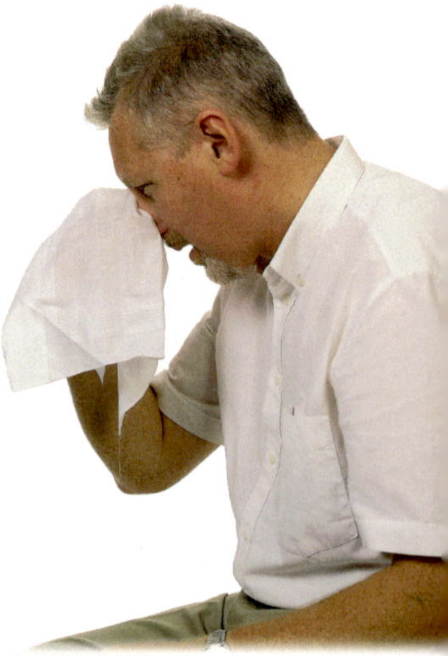

T

Tabac :
aggravation par : *Ign., Nux v., Spong.*
aversion : *Arn., Ant-t., Calc., Ign., Lach., Lyc., Nat-m., Nux v., Phos., Puls., Sul.*
désirs : *Nux v.*
douleur abdominale améliorée par : *Coloc.*

Température du corps, général :
chaleur : *Apis, Arg-n., Puls., Sul.*
frissons : *Ant-t., Ars., Calc., Carb-v., Hep., Kali bic., Mag-p., Merc., Nux v., Phos., Sep., Sil., Verat.*

Tétanos : *voir* Blessures, perforation

Toux : *Acon., All-c., Ant-t., Bry., Calc., Carv-v., Caust., Euph., Hep., Ign., Ip., Kali bic., Phos., Puls., Sep., Spong., Sul.*
aboyante : *Acon., Bell., Bry., Dros., Hep., Spong.*
chatouillement : *Acon., All-c., Bell., Bry., Calc., Caust., Cham., Dros., Ign., Ip., Kali bic., Lach., Lyc., Nat-m., Nux v., Phos., Puls., Rhus t., Spong.*
coqueluche : *Ant-t., Arn., Bell., Carb-v., Dros., Ip.*
crépitante : *Ant-t., Caust., Hep., Ip., Lyc.*
difficultés respiratoires : *Ant-t., Ars., Carb-v., Dros., Ip., Lyc., Nux v., Phos., Spong.*
douloureuse : *Acon., All-c., Bry., Caust., Hep., Lyc., Spong.*
en se tenant les côtes : *Arn., Bry., Dros.*
glaires :
abondantes : *Ars., Calc., Carb-v., Euph., Hep., Kali bic., Lyc., Phos., Puls.*
épaisses : *Carb-v., Hep., Kali bic., Sil.*
jaunes : *Calc., Carb-v., Hep., Kali bic., Lyc., Phos., Puls., Sep.*
grasse : *Ars., Hep., Ip., Sep.*
improductive : *Ant-t., Ars., Bry., Bell., Calc., Caust., Cham., Dros., Ign., Ip., Sep., Spong.*
incessante : *Carb-v., Dros., Ip., Spong.*
nausée (avec) : *Ant-t., Ip., Puls.*
poitrine, douleur en toussant : *Arn., Bell., Bry., Caust., Dros., Gels., Ign., Kali bic., Phos., Spong.*
productive : *Carb-v., Euph., Hep., Kali bic., Lyc., Sep.*
rauque : *Acon., Caust., Ip., Spong.*
sèche : *Acon., Ars., Bell., Bry., Calc., Caust., Cham., Dros., Gels., Hep., Ign., Ip., Lyc., Nux v., Phos., Puls., Spong., Sul.*
suffocante : *Ant-t., Carb-v., Dros., Hep., Lach., Nux v., Sul.*
vomissements (avec) : *Ant-t., Bry., Dros., Hep., Ip., Kali bic.*
Voir aussi Sécrétions

Transpiration : *Calc., Merc., Sil., Verat.*
abondante : *Ant-t., Ars., Calc., Carb-v., China, Hep., Lyc., Merc., Phos., Sep., Sil., Sul., Verat.*
absence pendant la fièvre : *Ars., Bel., Bry., Gels.*
chaude : *Acon., Cham., Ign., Ip., Nux v., Sep.*
froide : *Ant-t., Ars., Carb-v., China, Cocc., Hep., Ip., Lyc., Merc., Sep., Verat.*

U

Urine :
après intervention chirurgicale ou travail (accouchement) : *Lyc., Nat-m.*
après un accouchement : *Arn., Caust., Sep., Staph.*
rétention : *Acon., Apis, Ars., Caust., Nat-m.*
sanguinolente : *Canth., Lyc.*

Urticaire : *Apis, Ars., Rhus t., Urt-u.*

V

Varicelle : *Apis, Merc., Puls., Rhus t., Sul.*

Varices, varicosités : *Bell-p., Ham.*

Vertige : *Cocc., Staph.*
Voir aussi Mal des transports

Vertiges, avec nausée : *Cocc., Staph.*

Vessie (troubles de la) : *voir* Cystite

Visage :
bleu : *Ant-t., Carb-v., Dros., Ip., Lach., Verat.*
bouffi, enflé : *Apis, Bry.*
chaud : *Acon., Arn., Bell., Bry., Dros.*
froid : *Ant-t., Carb-v., Verat.*
pâle : *Acon., Ant-t., Apis, Ars., Calc., Carb-v., Cham., China, Ip., Lyc., Verat.*
rouge : *Acon., Apis, Bell., Bry., Cham., Gels., Lach., Phos., Rhus t., Sul.*

Voix, enrouée : *voir* Laryngites

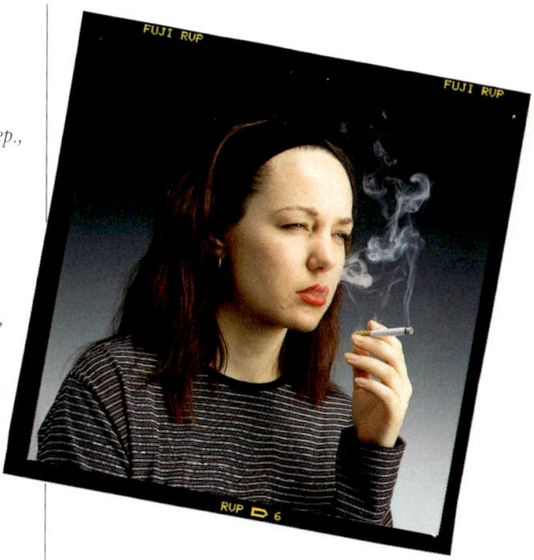

Vomissements : *Acon., Ant-t., Ars., Bell., Bry., Calc., Cham., China, Coloc., Ign., Ip., Kali bic., Verat.*
amers : *Cham.*
bilieux : *Ars., Cham., Ip., Nux v., Phos., Sep., Verat.*
colère (après une) : *Cham., Coloc., Ip., Nux v.*
de lait : *Calc., Sil.*
diarrhée (accompagnant la) : *Ars., Nux v., Verat.*
envie impossible à satisfaire : *Ant-t., Nux v.*
grossesse (pendant la) : *Cocc., Kali bic., Ip., Nux v., Sep.*
jaunes, aqueux : *Kali bic., Phos., Verat.*
maux de tête (suivis de) : *Arg-n., Ip.*
toux (après la): *Ant-t., Carb-v., Dros., Ip.*
Voir aussi Intoxication alimentaire ; Nausée ; Mal des transports

Z

Zona : *Apis, Ars., Canth., Caust., Hep., Kali bic., Lach., Merc., Nat-m., Rhus t., Sul.*

La pharmacie familiale

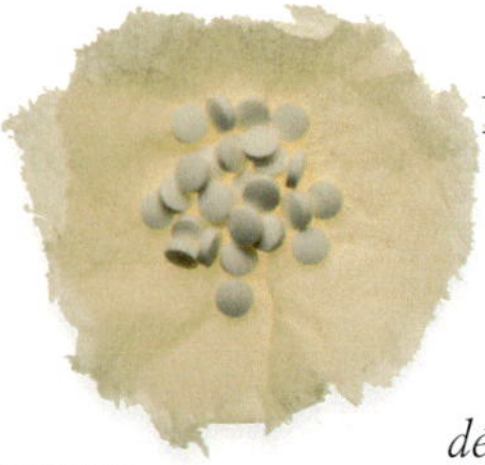
COMPRIMÉS

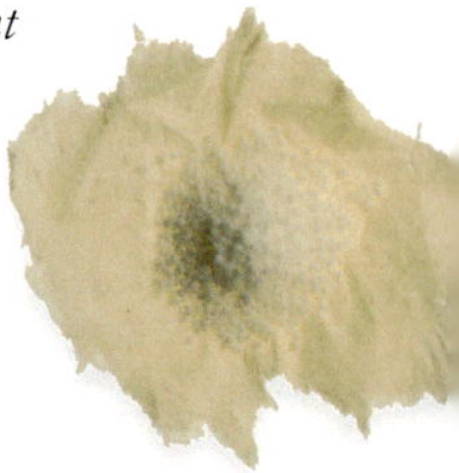
GLOBULES

LES REMÈDES *homéopathiques compléteront judicieusement l'armoire à pharmacie familiale : vous pourrez ainsi les avoir sous la main en toute situation. Bien que certains s'adressent à des affections particulières, tous les remèdes décrits dans cet ouvrage sont couramment utilisés :* Arnica, *par exemple, offre un tel éventail d'applications que vous en aurez certainement besoin de plus d'un tube à la maison.*

REMÈDES

Tous les remèdes (de 4 CH à 30 CH) sont délivrés dans la plupart des pharmacies. Certains laboratoires proposent par l'intermédiaire des pharmaciens des « kits », assortiments de remèdes sur des thèmes précis : kit « examens », « grossesse », « voyage », etc.

FORME GALÉNIQUE

Comprimés

On suce les comprimés environ 5 minutes avant de les mâcher.

Il existe également des comprimés obtenus par trituration ; placés sous la langue, ils se dissolvent facilement.

Dose globules

De la taille d'une graine de coquelicot, ils se dissolvent aisément dans la bouche d'un bébé.

Poudres

À placer également sous la langue.

Tous ces médicaments sont préparés par imprégnation des principes actifs dans du lactose.

Granules de saccharose

Ils ne contiennent aucun élément du lait, et conviennent donc aux patients allergiques aux produits laitiers.

Solutions

Les remèdes en solution se présentent sous forme de gouttes buvables.

Crèmes, onguents, lotions

À usage externe uniquement, ces produits peuvent être fixés sur une base de cire d'abeille, pour les utilisateurs qui ne supportent pas la lanoline.

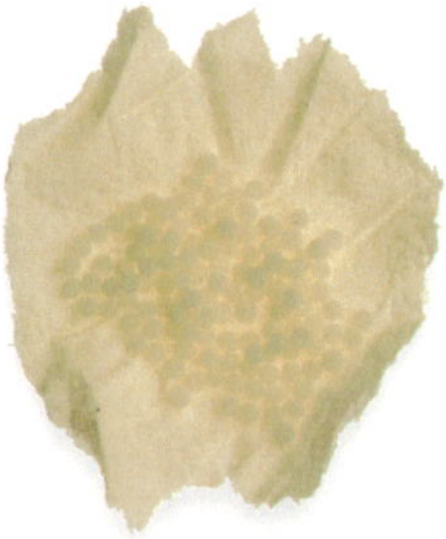
GRANULES

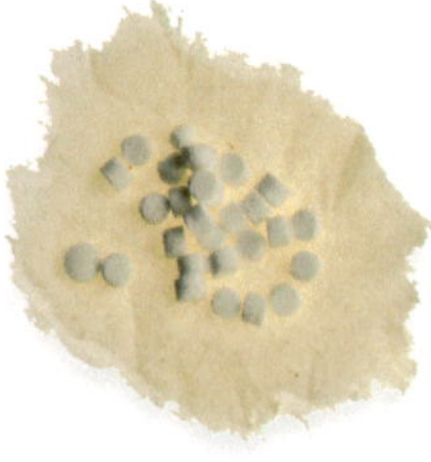
COMPRIMÉS OBTENUS PAR TRITURATION

OÙ TROUVER VOS REMÈDES ?

En pharmacie. Celles-ci proposent également des trousses ou coffrets de rangement de plusieurs formats conçus par les laboratoires.

PRISE DES REMÈDES

Les médicaments se présentent en petits flacons ou en tubes, contenant des pilules de saccharose imprégnées de la teinture à la dilution voulue. La prise est extrêmement simple : il suffit de laisser les granules se dissoudre lentement sous ou sur la langue. En principe, il est conseillé de les absorber la bouche « propre » : vous n'avez rien eu dans la bouche au cours des 15 à 20 minutes précédant la prise, de même qu'au cours des 15 à 20 minutes suivant la prise, afin qu'aucune substance ne puisse interférer avec l'action du remède. N'en tenez pas compte en cas d'urgence – le remède agira de toute façon. Essayez toujours de manipuler le médicament le moins possible.

DES REMÈDES POUR LA FAMILLE

Voici les principaux remèdes – classés par grandes catégories – qui peuvent s'avérer particulièrement utiles dans votre armoire à pharmacie. Outre les remèdes à usage interne, pensez également à ceux qui peuvent s'employer en applications locales.

Affections aiguës : Ces remèdes sont indiqués en cas de rhumes, toux, maux de gorge, indigestion, nausée, diarrhée, inflammations, maladies infantiles, etc. *Aconitum napellus, Allium cepa, Aloe, Antimonium tartaricum, Apis, Argentum nitricum, Arnica, Arsenicum, Belladonna, Bryonia, Calcarea carbonica, Cantharis, Carbo vegetabilis, Causticum, Chamomilla, China, Colocynthis, Dioscorea, Drosera, Euphrasia, Gelsemium, Hamamelis, Hepar sulfuris calcareum, Ignatia, Ipecacuanha, Kali bichromium, Lachesis, Lycopodium, Magnesium phosphoricum, Mercurius, Natrum muriaticum, Nux vomica, Phosphorus, Phytolacca, Podophyllum, Pulsatilla, Rhus toxicodendron, Sepia, Silicea, Spongia, Staphysagria, Sulfur, Urtica urens, Veratrum album*

Premier secours : Ce groupe de remèdes est particulièrement utile en cas de lésions et d'accidents bénins du type contusions, coups, chutes, entorses, courbatures, coupures, plaies et fractures, etc. Un assortiment destiné à tous, particulièrement aux enfants et aux sportifs. *Aconitum napellus, Apis, Arnica*, en usage interne et en pommade (sur des contusions, mais jamais sur des plaies ouvertes) ; *Calendula*, en crème, teinture, gel ou onguent ; *Cantharis, Carbo vegetabilis, Causticum, Hamamelis* en remède à usage interne et en crème ou en teinture ; *Hypericum, Ledum, Rhus toxicodendron, Ruta, Staphysagria, Symphytum, Urtica urens* à usage interne et en crème ou teinture.

Disponibles également sous forme de crème à usage externe, des miscellanées associant par exemple *Hypericum* et *Calendula,* ou encore *Urtica* et *Calendula.*

Accouchements : Ces remèdes apportent une aide précieuse pendant l'accouchement et en suite de couches. Vous constaterez que certains d'entre eux figurent également dans les autres catégories, en raison de leur large spectre d'application. *Aconitum napellus, Arnica, Belladonna, Calendula, Caulophyllum, Cimicifuga, Gelsemium, Ignatia, Hypericum, Pulsatilla, Rhus toxicodendron, Sepia, Staphysagria.*

Trousse de voyage : Un nécessaire de voyage à emporter avec vous. Cette liste est très succincte, mais vous pouvez l'enrichir si vous êtes sensible à certaines affections particulières nécessitant d'autres remèdes. *Aconitum napellus* (peur intense, peur de l'avion, choc de toute nature, premiers signes de refroidissement, diarrhée due à une chaleur excessive), *Aloe* (diarrhée du voyageur, si les symptômes concordent), *Apis* (piqûres d'insectes), *Arnica* (traumatisme, épuisement dû au décalage horaire, ne voyagez jamais sans lui), *Arsenicum* (le grand remède des intoxications alimentaires), *Belladonna* (malaises consécutifs à un coup de soleil, comme la migraine), *Calendula* (plaies cutanées, coups de soleil), *Carbo vegetabilis* (abattement brutal après inhalation de gaz d'échappement), *Cocculus indicus* (mal des transports), *Gelsemium* (peur de l'avion, si les symptômes concordent), *Hypericum* (remède d'urgence pour les lésions des tissus nerveux), *Ledum palustre* (piqûres d'insectes, blessures par perforation, particulièrement en cas de risque de tétanos), *Nux vomica* (excès de table ; gueule de bois), *Podophyllum* (diarrhée, si les symptômes concordent), *Rhus toxicodendron* (entorses, courbatures, urticaire), *Symphytum* (fracture osseuse, lésion oculaire), *Urtica urens* (urticaire).

Dilutions : L'idéal serait de disposer de remèdes à la fois en 6 CH et en 30 CH. Le dosage à utiliser dépend de la gravité des symptômes (reportez-vous au chapitre sur le dosage). 6 CH est la dilution la plus courante en pharmacie. Cependant, la haute dilution 30 CH est conseillée si vous préférez vous limiter à une seule formule.

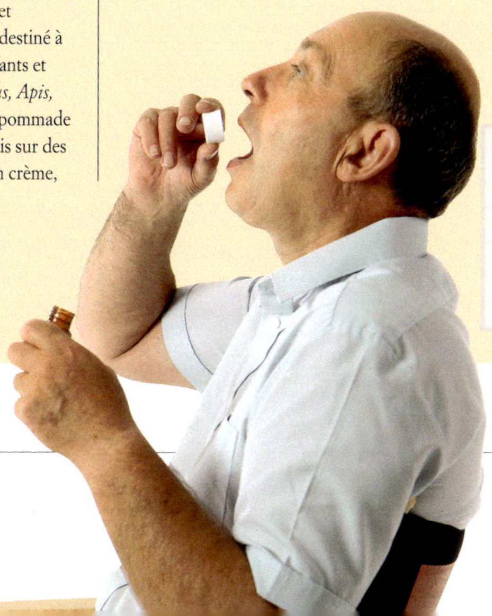

À DROITE *Évitez de touchez les remèdes. Lors de la prise, versez précautionneusement le granule dans le bouchon du flacon ou du tube.*

AVERTISSEMENT

Stockez vos remèdes à l'abri des rayons du soleil et des odeurs fortes.

Étude de cas

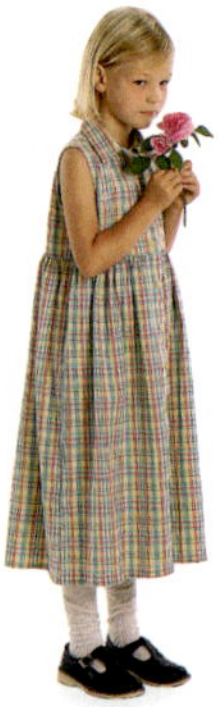

CETTE ÉTUDE DE CAS *vous indique comment procéder en cas d'urgence ou de crise. Sachez isoler les symptômes les plus importants, en identifiant clairement leurs caractéristiques. Soyez attentif à la description que vous fait le malade. Où a-t-il mal ? Comment ? Qu'est-ce qui peut le soulager ? Une pression ? La chaleur ou le froid ? Observez attentivement son état, notamment s'il s'agit d'un enfant : degré d'agitation, couleur du visage, humeur générale, etc. Répertoriez ensuite les symptômes les plus manifestes.*

À GAUCHE *Votre fille est habituellement calme et facile, sans craintes particulières.*

Votre fille se réveille aux premières heures du jour en criant, manifestement sous l'effet d'une douleur intense.

Lorsqu'elle s'est mise au lit la veille au soir, elle allait parfaitement bien. Vous remarquez que son visage est très rouge, et que tout son corps est chaud, au point que vous sentez la chaleur irradier de toute sa personne. Elle a de toute évidence une forte fièvre, sans pour autant transpirer.

Elle met sa main sur l'oreille droite, indiquant ainsi le siège de la douleur. Très agitée, elle se découvre, refuse votre réconfort, vous repousse, rejette la boisson que vous lui proposez.

À travers les larmes, elle crie quelque chose sur les araignées qui sont tout autour de son lit et qui lui font peur. Habituellement, c'est une enfant rieuse, indépendante et de tempérament facile et doux.

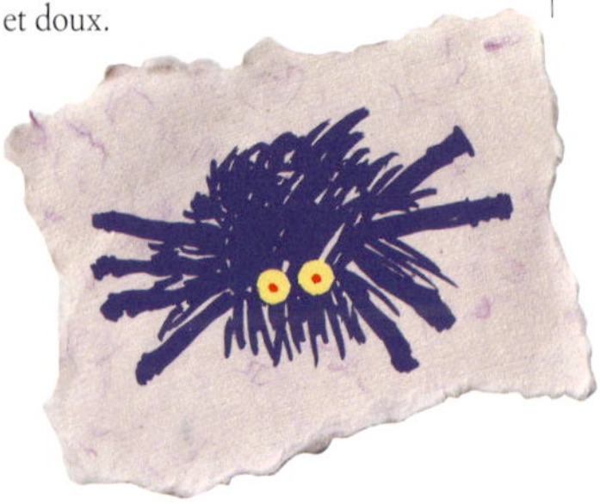

Il est probable qu'elle souffre d'une inflammation de l'oreille. Quels sont les symptômes ?

- Elle allait parfaitement bien la veille au soir, et souffre à présent d'une forte fièvre
- Très chaude, le visage rouge, elle ne transpire pas
- Elle est en proie à une douleur intense, due à une infection de l'oreille
- Son humeur est massacrante.
- Elle ne veut rien boire
- Il semble qu'elle croie voir des araignées sur son lit

À DROITE *Elle garde la main sur l'oreille, indiquant le siège de la douleur.*

CI-DESSUS ET À GAUCHE *Elle a peur d'araignées qui rampent sur son lit.*

Comment se formulent ces symptômes dans le langage du répertoire ?

- Apparition brutale
- Fièvre sèche, face rouge (deux symptômes)
- Douleur d'oreille
- Humeur coléreuse, ou agitée
- Absence de soif
- Hallucinations et terreur nocturne pendant la fièvre

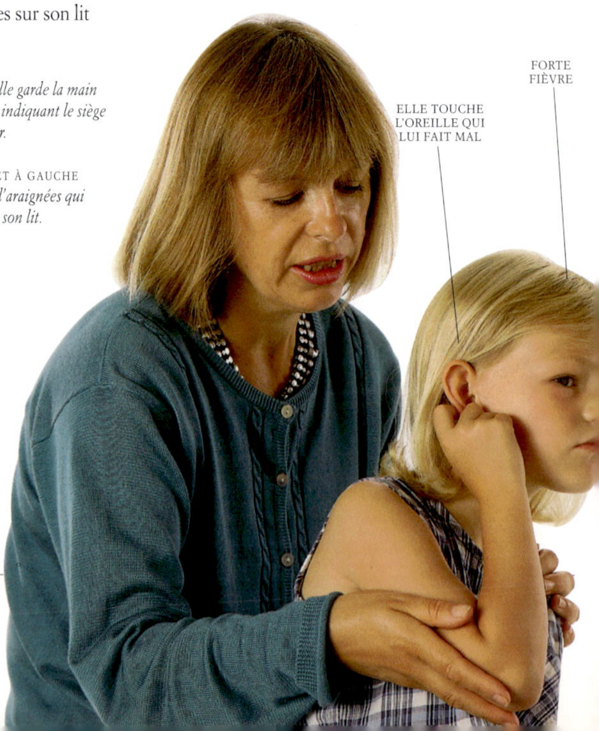

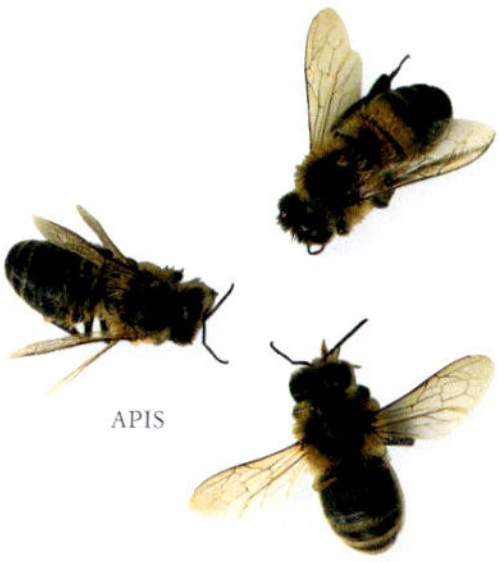

APIS

CI-DESSUS ET À DROITE *Les symptômes décrits ici semblent désigner* Apis *ou* Belladonna.

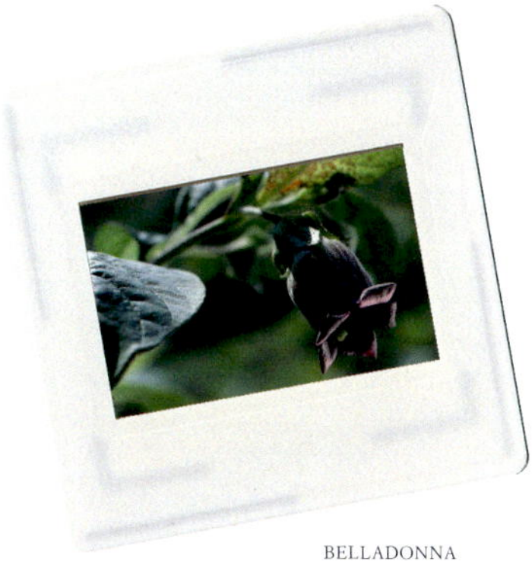

BELLADONNA

Vous êtes en présence de symptômes marqués et précis. Si vous les recherchez dans le Répertoire thérapeutique, vous trouverez les remèdes suivants :

1 Apparition soudaine : *Acon., Apis, Bell., Canth., Coloc., Hep., Ip., Lach., Phyt., Verat.*

2 Fièvre sèche : *Acon., Apis, Bell., Bry., Nux v., Phos., Rhus t.* (Le symptôme « Fièvre » renvoie à beaucoup de remèdes, et ne vous sera d'aucune utilité sans la précision « Fièvre, sèche ».

3 Visage, rouge : *Acon., Apis, Bell., Bry., Cham., Gels., Lach., Phos., Rhus t., Sul.*

4 Mal d'oreille : *Acon., Apis, Bell., Calc., Cham., Hep., Kali bic., Lach., Lyc., Mag-p., Merc., Nux v., Puls., Sil., Sul.*

5 Émotions, colère : *Ars., Bell., Bry., Cham., Coloc., Hep., Ign., Lyc., Nat-m., Nux v., Sep., Staph., Sul.*

6 Absence de soif : *Ant-t., Apis, Gels., Ip., Puls., Verat.*

7 Hallucinations pendant la fièvre : *Bell.*

Belladonna semble être le meilleur remède, puisqu'il est indiqué dans 6 symptômes sur 7, et que c'est le seul désigné par le dernier symptôme.

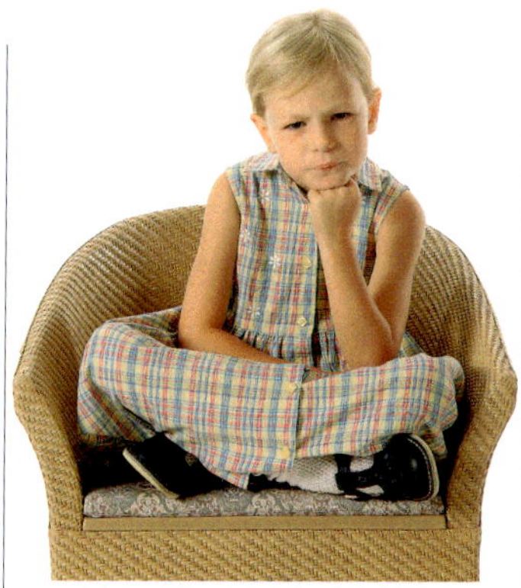

CI-DESSUS *Votre fille veut rester seule et refuse une main réconfortante.*

Lisez alors la description complète de *Belladonna* dans la Matière médicale : elle confirme votre choix. Le tableau du remède concorde avec les symptômes constatés sur la plupart des points importants.

Vous lisez également que le sujet *Bell.* a soif, sauf lorsqu'il a de la fièvre.

Si vous n'aviez utilisé que les trois premiers symptômes, les remèdes indiqués auraient été :

Acon., Apis, et *Bell.* Si votre fille n'avait pas eu d'hallucinations (douce comme elle l'est, vous auriez pu ne pas le remarquer), comment auriez-vous fait votre choix parmi ces trois remèdes ?

Dans description d'*Aconitum*, vous lisez que l'humeur est plus craintive, moins coléreuse ou agitée. *Aconitum* serait plus assoiffé, d'une soif brûlante.

Apis ressemble à *Belladonna* sur de nombreux points : mal à l'oreille droite, apparition brutale, rougeur, état inflammatoire avec chaleur sèche, absence de soif (aversion pour l'eau), humeur agitée et irritable. Vous décidez d'administrer une dose d'*Apis* 30 CH toutes les demi-heures, car la maladie évolue rapidement et la douleur est intense, mais après trois doses, vous ne constatez aucune amélioration. Vous optez alors pour *Belladonna* 30 CH. Votre fille se calme au bout d'un quart d'heure, plutôt somnolente. C'est une réaction positive ; vous cessez l'administration du remède. Elle s'endort enfin, et vous aussi ! Le matin suivant, vous notez une légère rechute, et vous donnez une nouvelle dose de *Belladonna*. La fièvre est tombée, mais votre fille n'est toujours pas dans son assiette. Continuez en n'administrant le remède que si le rétablissement semble se ralentir ou s'interrompre.

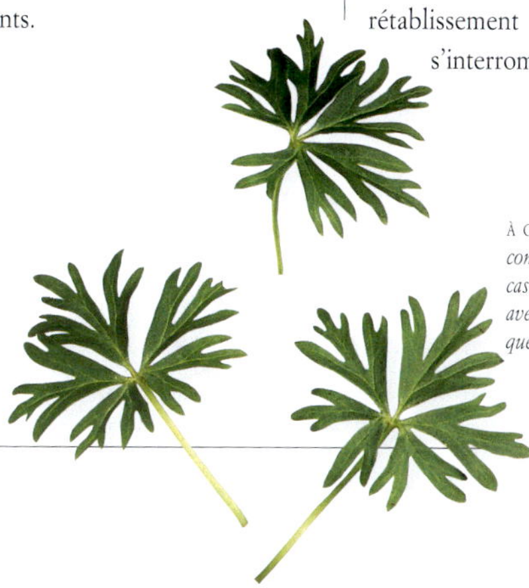

À GAUCHE Aconitum *conviendrait dans un cas analogue à celui-ci, mais avec une humeur plus craintive que coléreuse.*

Glossaire

A

Abcès : production localisée de pus causée par des micro-organismes, généralement douloureuse et caractérisée par une zone rouge, chaude et enflée.
Abdomen : partie du corps située entre la poitrine et le pelvis.
Âcre : irritant, excoriant (qui écorche la peau), amer.
Aggravation : on constate une aggravation des symptômes lorsque l'état du malade empire.
Aigu : caractérisé par une apparition brutale et de courte durée.
Appendicite : inflammation de l'appendice.
Aversion : dégoût intense, généralement pour la nourriture ou les boissons.
Avortement : interruption volontaire ou accidentelle de la grossesse avant son terme.

B

Blessure par perforation : blessure profonde par pénétration d'un instrument pointu.

C

Catarrhe : inflammation chronique des muqueuses, caractérisée par un écoulement constant de mucus épais.
Césarienne : délivrance du fœtus par incision dans la paroi abdominale.
Choc : résultat d'influences brutales et bouleversantes, physiques ou psychiques ; désigne aussi un état d'abattement caractérisé par la pâleur, la transpiration, une peau froide, un pouls faible et rapide, accompagné de défaillance, de vertiges et de nausée.
Chronique : persistant sur une longue durée ; se dit d'un état qui ne change pas ou très peu.
Coccyx : os situé à l'extrémité inférieure de la colonne vertébrale.
Colique : douleur abdominale aiguë mais intermittente qui apparaît puis disparaît progressivement.
Commotion : état résultant d'un choc ou d'un coup violent.
Conjonctivite : inflammation de la conjonctive, muqueuse tapissant l'intérieur des paupières ; « œil de lapin ».
Constipation : transit intestinal anormalement difficile et peu fréquent.
Coqueluche : maladie infectieuse caractérisée par le coryza, la bronchite et une toux spasmodique violente ; quintes de toux violentes se terminant par un sifflement respiratoire ; croup.
Courbature : douleur due à un effort musculaire excessif.
Crachat : mucosité rejetée par la bouche.
Crampe : contraction musculaire spasmodique et douloureuse.
Croup : état inflammatoire du larynx et de la trachée, généralement chez l'enfant, caractérisé par des spasmes laryngés, une respiration asphyxiée, pénible et bruyante.
Curetage : grattage des tissus d'une cavité, telle que l'utérus.
Cystite : inflammation de la vessie.

D

Diarrhée : évacuation fréquente de selles molles et liquides.
Distension : gonflement anormal.
Dynamisation : en homéopathie, étape du processus de préparation d'un remède consistant à agiter vigoureusement une partie du principe actif dans un solvant.

E

Écoulement : sécrétion ou substance émanant du corps.
Entorse : lésion du ligament articulaire ; la région affectée est enflée, décolorée et douloureuse.
Envie : préférence marquée, généralement pour un type d'aliment ou de boisson.
Épisiotomie : incision du périnée lors de l'accouchement, destinée à prévenir une déchirure.
Expérimentation : procédure consistant à tester une substance médicinale sur un sujet sain pour déterminer les symptômes qu'elle provoque.

F

Fièvre : élévation anormale de la température du corps.
Flatulence : air ou gaz accumulé dans l'estomac ou dans les intestins ; expulsé par le haut ou par le bas.
Furoncle : inflammation aiguë d'un follicule pileux.

G

Gastrique : relatif à l'estomac.
Gastro-entérite : inflammation des muqueuses de l'estomac et de l'intestin grêle due à une intoxication alimentaire ou à une présence microbienne.
Génital : relatif aux organes de reproduction.
Glaire : sécrétion de mucus expectorée des poumons.
Glande : organe ou structure apte à produire une sécrétion, comme les glandes mammaires ou salivaires ; les glandes lymphatiques ne produisent pas de sécrétion ; leur rôle est de filtrer la lymphe.

H

Hémorragie : perte de sang due à la rupture d'un vaisseau sanguin.
Hémorroïde : veine variqueuse sur le pourtour de l'anus.
Hyperactivité : activité excessive et manque de concentration.
Hypocondriaque : inquiet à l'excès à propos de sa santé.

I

Incision : opération consistant à pratiquer une coupure avec un instrument tranchant.
Indigestion : sensation de malaise dans l'estomac ou dans l'abdomen.
Inflammation : réaction d'un tissu protecteur à une lésion, une infection ou une irritation ; la région concernée est chaude, rouge, enflée et généralement douloureuse.
Insomnie : troubles du sommeil ; incapacité à s'endormir.

L

Lacération : déchirure des tissus par un instrument non tranchant.
Lactose : sucre contenu dans le lait.
Laryngite : inflammation du larynx.
Larynx : organe de la voix, situé au-dessus de la trachée.
Luette : petite masse de chair molle et conique pendant au centre du voile du palais au fond de la gorge.
Luxation : dislocation ou déboîtement de deux extrémités osseuses qui ne sont plus en contact l'une avec l'autre.

M

Macéré : trempé à froid dans un liquide pour en extraire les constituants solubles.
Mammaire : relatif au sein.
Mammite : inflammation du sein.
Matière médicale : recueil d'informations sur les origines et les propriétés des médicaments.
Ménopause : fin de la fonction de reproduction et cessation des règles.
Modalité : facteur ou circonstance entraînant l'aggravation ou l'amélioration d'un symptôme.
Muguet : infection fongique de la gorge ou du vagin.

N

Nausée : envie de vomir, sensation de haut-le-cœur.
Névralgie : affection d'un nerf causant une douleur intense.

O

Orchite : inflammation du testicule.
Oreillons : infection aiguë de la glande salivaire parotide provoquant un gonflement de la face, du cou et, le cas échéant, d'autres organes.
Otite moyenne : inflammation de l'oreille moyenne.

P

Paralysie : perte des fonctions nerveuses d'une partie du corps.
Péridurale : injection d'un anesthésiant local dans la région du bassin, à la jonction des nerfs spinaux et du cordon spinal, pratiquée en vue d'un accouchement ou d'une opération chirurgicale.
Périoste : membrane qui recouvre l'os.
Péritonite : inflammation du péritoine, la membrane tapissant l'intérieur de l'abdomen et des cavités pelviennes.
Pharynx : cavité située au fond de la gorge.
Photophobie : intolérance de l'œil à la lumière.
Posologie : fréquence d'administration du remède.
Prostatite : inflammation de la prostate.
Prurit vulvaire : démangeaison de la vulve, l'organe génital féminin externe.
Puissance : degré de dilution et de dynamisation d'un remède homéopathique.
Pus : liquide formé lors de certaines infections contenant des bactéries et des globules blancs.

R

Remède : terme d'usage propre à l'homéopathie pour désigner les médicaments.
Répertoire thérapeuthique : répertoire des symptômes indiquant les remèdes connus capables de produire ou de soigner ces symptômes.
Respiratoire : relatif à la respiration ; le système respiratoire comprend le nez, le pharynx, le larynx, la trachée, les bronches et les poumons.
Rhumatisme : affection des tissus conjonctifs, généralement douloureuse, se manifestant par une raideur et un gonflement musculaire et articulatoire.
Rougeole : maladie infectieuse et virale aiguë, se manifestant par des fièvres, des éruptions cutanées et une inflammation des muqueuses.
Rubéole : fièvre infectieuse éruptive et aiguë, à lésions cutanées rosâtres, et présence de ganglions dans le cou ; généralement bénigne, la rubéole peut provoquer une malformation du fœtus si elle est contractée dans les premiers mois de la grossesse.

S

Sciatique : douleur dans le nerf sciatique, qui part du fessier vers l'arrière de la cuisse, le mollet et le pied.
Septique : qui produit la putréfaction, l'infection bactérienne due à une maladie.
Sinusite : inflammation des sinus.
Spasme : contraction musculaire brutale, violente et involontaire.
Symptôme : changement sensible des perceptions et des fonctions physiques ou mentales, révélateur d'une affection ou d'une lésion.

T

Terrain : prédisposition du sujet à succomber plus particulièrement à certains facteurs d'affection.
Tissu fibreux : tissu conjonctif, présent dans différentes parties du corps.
Trachée : conduit respiratoire situé entre le larynx et les bronches.
Traitement de fond : traitement qui tient compte de la totalité des symptômes d'un individu : passé médical, portrait génétique, symptômes physiques et psychiques.
Traumatisme : blessure ou lésion physique ; expérience déstabilisante entraînant un bouleversement émotionnel ou psychologique.
Trituration : broyage d'une substance dans le but de la rendre soluble.

U

Ulcère : plaie ouverte sur la surface interne ou externe du corps.
Urticaire : réaction allergique cutanée se traduisant par des poussées brutales de petites excroissances roses sur la peau accompagnées de démangeaisons.

V

Varice : veine dilatée ; le relâchement valvulaire ainsi provoqué inverse le flux sanguin.
Varicelle : maladie infectieuse aiguë provoquée par un virus, se traduisant par un abattement fébrile et l'éruption caractéristique de vésicules ou de cloques qui forment des croûtes.

Z

Zona : maladie aiguë d'origine virale caractérisée par une douleur intense et la production de vésicules extrêmement sensibles sur une région cutanée le long du trajet d'un nerf.

Bibliographie

BENABDALLAH (Mourad),
Homéopathie, une médecine pour tous,
éd. Ellébore, 1992.

BOËDEC (Martine),
L'Homéopathie au quotidien,
éd. J'ai lu, 1993.

BOIRON (Michèle), Payre-Ficot (Alain),
Homéopathie : le conseil au quotidien,
éd. Boiron, 1996.

BOULET (Jacques),
Dictionnaire de l'homéopathie,
éd. du Rocher, 1998.

BOULET (Jacques),
Se soigner par l'homéopathie : la consultation, le médicament, les conseils pratiques,
éd. du Rocher, 1996.

CHÉLY (Pierre),
Soignez-vous facilement par l'homéopathie,
éd. Delachaux et Niestlé, 1990.

CHEMOUNY (Bernard),
Le Guide de l'homéopathie,
éd. O. Jacob, 1997.

DOGNA MICHEL, *Prenez en main votre santé*, 2003, *Élixirs minéraux et huiles dynamisées*, 2001, Guy Trédaniel Éditeur

DUBOIS (Jean-Claude),
Homéopathie et médecine chinoise,
éd. Maisonneuve, 1992.

FABROCINI (Vincenzo),
Le Grand Livre de l'homéopathie familiale,
éd. De Vecchi, 1998.

FALALA (Gérard), FLORIN (Marie-Paule),
Soulager et guérir par l'homéopathie,
éd. Boiron, 1993.

FROCHISSE P.,
Je me soigne par l'homéopathie,
éd. Homéomédia, 1993.

GARDENAL (Martine),
Guide pratique homéopathie et sports,
éd. C. Geiss, 1994.

HAHNEMANN (Samuel),
Aux origines de l'homéopathie : essai sur un nouveau principe pour connaître les vertus curatives des substances médicinales,
éd. Boiron, 1998.

GRAY BILL, *L'homéopathie enfin prouvée !*, Guy Trédaniel Éditeur, 2002

HORVILLEUR (Alain),
L'Homéopathie pour mes enfants,
éd. Hachette, 1992.

HORVILLEUR (Alain),
101 conseils pour vous soigner par l'homéopathie,
éd. Hachette, 1997.

JOLY (Thierry),
Homéo enfant : tout sur les maladies de l'enfance et leur traitement, des conseils pratiques, votre guide de santé homéopathique,
éd. Hachette, 1994.

KENT (James Tyler),
Répertoire de Kent,
éd. Similia, 1998.

LEDUC (Herman),
Pourquoi je soigne mon enfant par homéopathie,
éd. Marabout, 1998.

PACAUD (Gérard),
Se soigner seul par l'homéopathie,
éd. Marabout, 1994.

PACAUD (Gérard),
La Révolution homéopathique,
éd. Marabout, 1996.

PACAUD (Gérard),
Guide de l'homéopathie familiale,
éd. Marabout, 1996.

PACAUD (Gérard),
Le Livre de bord de l'homéopathie,
éd. Marabout, 1998.

PAUL ALAIN, *Se soigner par l'homéopathie au troisième millénaire*, Le Courrier du Livre, 2004

POMMIER (Louis),
Dictionnaire homéopathique,
éd. Le livre de poche, 1997.

POPOWSKI P. & SCIMECA D., *Élever et soigner son enfant autrement*, Le Courrier du livre, 2003

RUASSE (Jean-Pierre),
L'Indispensable en homéopathie : la matière médicale simple et le répertoire de base,
éd. IPREDIS, 1992.

RUASSE (Jean-Pierre),
Indications et application pratique de l'homéopathie : du malade au médicament,
éd. IPREDIS, 1998.

SAREMBAUD (Alain), POITEVIN (Bernard),
Médicaments à usage homéopathique : dictionnaire pratique,
éd. Masson, 1996.

SERVAIS (Philippe M.),
Le Choix de l'homéopathie : ce presque rien qui vous guérit,
éd. Denoël, 1992.

SOUTHER (Keith),
Homéopathie : corps et âme,
éd. Courrier du Livre, 1995.

TETAU (Jean-Manuel)
PIGEOT (Charles-André),
Homéo femme,
éd. Hachette, 1994.

TÉTAU (Max),
Homéominceur,
éd. Hachette, 1992.

TANGUAY Y. S.,
Guide de traitements d'urgence en homéopathie familiale,
éd. Arôme et santé, 1994.

VANNIER (Pierre),
L'Homéopathie,
éd. PUF, 1984.

VITHOULKAS (Georges),
La Science de l'homéopathie,
éd. du Rocher, 1993.

Adresses utiles

ADIMED, Association de défense et d'information des utilisateurs de l'homéopathie
2, rue d'Isly
75008 PARIS
Tél. 01 43 87 88 59

Association odonto-stomatologique d'homéopathie
19, avenue de la République
91300 MASSY
Tél. 01 69 20 02 60

Dispensaire Hahnemann (Centre de soins/Spécialisation en homéopathie)
1, rue Vergniaud
75013 PARIS
Tél. 01 45 80 15 03

Société d'ophtalmologie homéopathique
7, rue Chevert
75007 PARIS
Tél. 01 45 51 58 19

Syndicat de la médecine homéopathique
43, rue de la Belle-Image
94700 Maison-Alfort
Tél : 01 43 96 59 45

Université Paris-Nord
Faculté de médecine de Bobigny
Département universitaire de médecines naturelles
(Formation/Spécialisation en ostéopathie, acupuncture, auriculothérapie, homéopathie, phytothérapie, naturophatie)
74, rue Marcel-Cachin
93012 BOBIGNY CEDEX
Tél. 01 48 38 76 14

Index

A

B

C

D

P

Q

R

S

T

U

V